非药而愈

吃出健康的秘密

徐 嘉————著

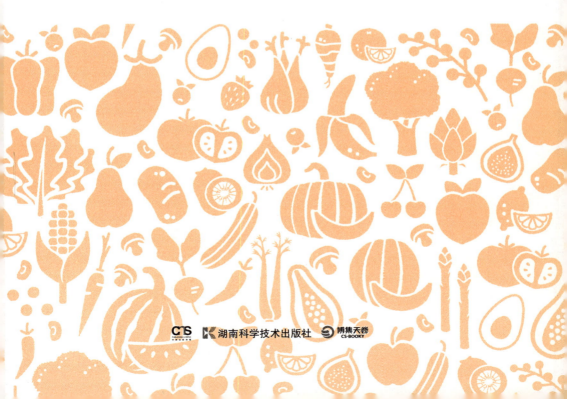

湖南科学技术出版社　博集天卷

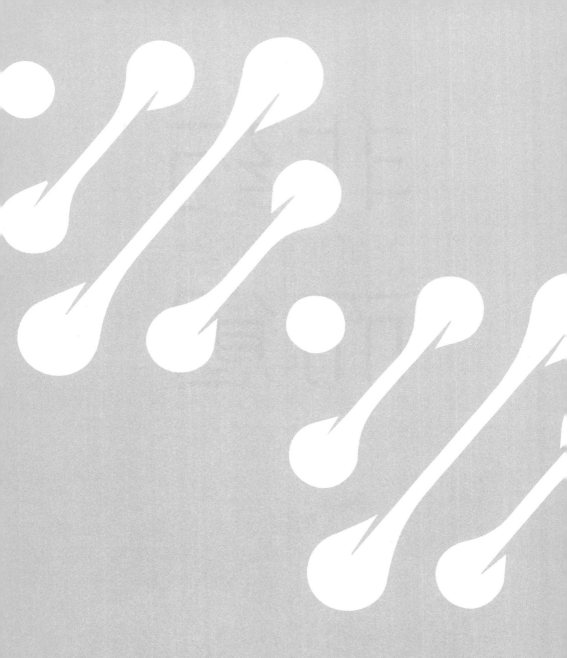

非 药 而 愈

吃出健康的秘密

为学日益，为道日损。损之又损，以至于无为。无为而无不为。

选自《道德经·德经·第四十八章》

当我们在饮食上开始做减法，并且不断地做减法时，我们就会发现，很多病症可能会不治而愈。低脂全植物的理念源自西方，但是这样的理念也能在中国的传统文化里找到源头。

我创作《非药而愈》的初衷，只是想把多年来巡讲中常见问题的答案写成文字，便于在巡讲中分享，提高工作效率。后来发现，写作不仅帮助我总结了过去的思路，也给了我静心思考、提升认知的机会。更没有想到的是，书的形式使得这种减法饮食的思维体系更系统、更广泛地传播。

《非药而愈》出版以后，来自世界各地的志愿者一起发起了社群和读书会。随后我们开始了一年两次的线上"21 天健康挑战"，手把手帮助想尝试低脂全植物饮食方法，而又不知如何开始的体验者体验21 天的健康饮食。2020 年开始，我们举办了四届"国际营养与生活方式医学峰会"，全网观看人次超过 100 万。2021 年，我们开始了每年 365 天的线上直播，为低脂全植物的体验者提供每天的线上陪伴和分享。

在这几年里，低脂全植物的体验者几乎每一天都在见证奇迹的发生。从"三高（高血压、高血糖、高脂血症）"的快速逆转到严重病症的神奇康复，从疑难杂症的简单自愈到恢复年轻的完美肌肤，我们唯一要做到的就是遵循全植物的营养和健康的生活方式。

这一版《非药而愈：吃出健康的秘密》更加集中在疗愈的机制上，增加了一些基础营养学的内容。我们对一些文章做了重新归类，收纳了若干篇新文章。因为很多题目还没有机会成文，新的数据和内容还在不断地产生，所以我们永远做不到最全面。书是我们和读者交流的工具，如果这一版能对一些读者有帮助，我们就非常欣慰了。

无论是之前的《非药而愈：一场席卷全球的餐桌革命》，还是这本《非药而愈：吃出健康的秘密》，都得到了太多伙伴的默默无私的帮助，尤其是负责编辑、直播、社群管理、翻译、美食制作和电脑技术支持的伙伴提供了关键的协助。在此，我对大家表示深深的感谢。

另外，特别要感谢本书的读者，是你们给这本书赋予了它的价值；你们的收获和体验，使它生机焕发；你们提出的问题，也使它在未来越发完善；你们的支持和传播，使它更加耀眼。

当然，更要感恩的是我们的时代。我一直觉得，我们这一代人真的很幸运，我们坐在一出大变革历史剧的第一排，舞台的每一个角落我们都一览无余，剧情每一集的发展我们都可以真实地感知到，甚至可以参与其中。

在饮食、生活方式方面，健康的植物饮食的趋势已经势不可当。在过去的几年里，联合国、欧洲议会等国际组织，以及美国等多个国家的政府机构，纷纷出台了关于植物性饮食的政策和法律，以提升对健康和可持续饮食的认知度。欧美多个国家和地区的医学会和营养协会等专业组织都提出了出奇一致的鼓励植物性饮食的营养指南。在我国，媒体已经开始对植物性饮食做越来越多的报道，更多的医生在倡导植物性饮食的好处，越来越多的人开始接受全植物饮食的健康理念。

相信在不久的将来，健康素食将在全世界成为主流。

营养学危机

当代营养学乃至医学，最大的问题是加法思维。我们认为病是缺乏某些营养素导致的，所以我们总问，得了这种病，应该补什么？但是除了极少数情况，大多数疾病都是吃多吃错的结果。因此，加法的手段不能真正治疗我们的疾病。

我们家里的营养品堆成山，血脂还是降不下来；高血压的病人吃一辈子降压药，最后还是死于高血压的并发症；我们做越来越多的手术，但是病人得到的只是短暂的缓解。于是医院越盖越多，病人越治越多。

我们只有通过做减法，断除导致疾病的根源，才可能真正解决现代病的问题。

加法思维是外求的表现，大家都忘记了我们是本自具足的，忘记了与生俱来的自愈力才是那个终极的疗愈能力。为什么我们拥有这个力量却不能利用？这是因为我们每天都在不断地用错误的饮食和生活方式伤害自己。只有停止自我伤害，我们的自愈能力才会发挥作用。所以开启自愈力的钥匙，就是做减法，停止自我伤害。

也许我们不愿承认，加法是贪欲的表现，也会吸引来更多的贪欲。在商业利益的驱动下，健康可以变成买卖，大众健康被看成大市场。但是大市场里是找不到健康的，因为符合商业逻辑的事情，不一定符合健康规律。所以金钱往往换不来健康，我们必须回归健康的本质。

相信你的自愈力

西方医学奠基人希波克拉底认为，每个人的身体里面都有一位医生，我们只需协助他工作。人体自我疗愈的能力是病人康复最强大的力量。

经常有人问我："徐博士，健康饮食是不是万灵药？"我回答："健康饮食不能治疗任何疾病，它唯一能做到的，是帮助我们停止自我伤害。然后，身体的自愈能力自会疗愈你。"

当今社会的疾病，无论是心脏病、糖尿病，还是癌症、自身免疫性疾病，在大多数情况下都是自我伤害的结果。只有停止自我伤害，我们与生俱来的自愈力才能发挥作用；只要停止自我伤害，我们的自愈力就会开始发挥作用。

科学数据表明，按照本书介绍的健康饮食执行2~4周，糖尿病病人即可减药或停药，高脂血症病人的血脂大幅下降，高血压的症状显著缓解，超重的情况显著改善，身体的抗癌能力成倍地提高，类风湿关节炎的症状显著减轻。

这就好比一个黑暗的房间，不管黑暗了多久，当你把遮住阳光的窗帘拉开的一瞬间，房间的每一个角落都会被照亮。

当疾病缠身的时候，我们四处寻找那根救命的稻草：我们吃药，找偏方治疗，进补营养品，做手术，甚至求神拜佛。可是，我们经常得不到治愈的良方，吃了药不见效，切了肿瘤又长回来。我们忘了健康的钥匙在我们自己手里。我们内在的自愈力才是使疾病康复的关键。

每个人都是自己健康的第一责任人。没有任何其他人或事物可以为我们的健康负责。当我们生病了，没有人可以替我们生病、吃药、打针、做手术，甚至去死。我们是唯一为自己的行为承担后果的人，我们必须为自己负责。所以我们只能专注于自己，相信我们与生俱来的自愈能力。医生能做的只是帮助我们自愈而已。

既然是第一责任人，我们的态度就决定了结果。

很多人跟我说："健康饮食很好，但是我爱吃××，能不能少吃一点？""我需要应酬，能不能偶尔吃一点？""健康的食物太贵……"

吃不吃，吃多少是每个人自己的权利，但是如果不把产生疾病的源头去除，就很难获得真正健康的身体。就好比水龙头不拧紧，地板上就会不断地有水，我们就需要不断地拖地。我们习惯了做生意，和自己的健康也要讨价还价。不严格执行健康的饮食计划，伤害的是自己的健康。如果我们在行动上打折，我们的健康程度也会打折。

西方社会你死我活的丛林法则影响了现代医学的思想体系。我们视疾病为敌人。我们不断地与疾病抗争，要战胜疾病。但是癌细胞也是我们的细胞，长了结石的胆囊仍然是我们自己的器官。如果我们把自己的细胞、组织、器官都当成敌人，最终受伤害的也是我们自己。

疾病是危机，也是身体给我们的信号，说明我们的生活方式、情志状态要改变了，因此它是我们成长的机会，是必须通过的功课。如果一场大病之后我们没有做任何饮食和行为习惯上的调整与改变，我们的病就白生了。更严重的问题会在后面等着我们。

生病之后，我们更要反思自己做了些什么自我伤害的事，并且要付诸行动去停止这些自我伤害的行为。

治病如同治水。大禹治水时，汲取了父亲鲧的教训，用疏导替代拦堵，历经十三年最终完成治水大业。战国蜀郡太守李冰遵循"道法自然""天人合一"的思想，建成千古工程都江堰，福泽百世。

善待疾病，学会和自己的身体对话，感谢身体多年来对我们随心所欲的消耗毫无抱怨地承载；心疼身体一次又一次地被我们忽视，累到无力承担直至倒下。

研究还发现，乐观的心态可以降低罹患心脏病的风险，促进心脏病康复，降低血压，减少呼吸系统感染，并提升身体的总体健康值。

身体有强大的自愈力，我们只要给它提供自愈的条件。自愈的条件只有两个：停止自我伤害和保持正念。希波克拉底说，如果一个人希望得到健康，必须首先问自己，是否已经准备好断除造成疾病的原因。

只有准备好了，我们才有可能帮助到自己。

目
录

Contents

第三章 低脂全植物饮食如何保证营养均衡

第四章 吃出现代都市常见病的自愈力

第九章　皮肤健康的误区

第十章　低脂全植物饮食实践指南

第十一章　徐博士答疑解惑

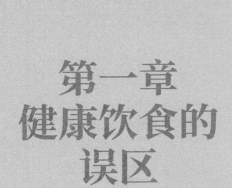

第一章
健康饮食的
误区

非 药 而 愈

吃出健康的秘密

病从口入。吃对很多人来说，是很感性、私密的事。一旦吃错了，我们的身体就会出现问题。在慢性病高发的现代社会，理性的科学膳食尤为重要。本书自始至终以逻辑和数据诠释健康的饮食方式。当我们吃对了，很多吃出来的疾病就有非药而愈的可能。

1.1　美国膳食指南背后那些你可能不知道的事

2020 年 12 月，美国农业部发布了《美国居民膳食指南（2020—2025）》。该指南强调，"在保证膳食营养的前提下，胆固醇（C）的摄入量越低越好"。新版膳食指南关于胆固醇的描述，在一定程度上避免了前一版膳食指南的自相矛盾之处。

2016 年 1 月发布的《美国居民膳食指南（2015—2020）》，一方面建议，尽量避免从膳食中获取胆固醇，另一方面又取消了多年来一直强调的每天 300 毫克的胆固醇上限。于是爱听关于坏习惯的好消息的人们就说，《美国居民膳食指南》给胆固醇平反了。

为什么这么重要的国家级文件可以有这么明显的前后矛盾呢？《美国居民膳食指南》的每一句话背后都有哪些力量在相互平衡呢？

让我们从《美国居民膳食指南》的历史开始说起。

《美国居民膳食指南》背后的公益与利益

自从 1894 年美国官方首次在《农夫公报》上发表膳食营养建议，美国肉类消费一路飙升，随之心脏病、糖尿病、癌症等"富贵病"逐渐成为居民死亡的主要病因。1980 年起，美国开启了 5 年一版的居民膳食指南修订模式。

居民膳食指南不仅关乎民生，还关乎诸多农产品生产者和食品行业的利益。指南的内容决定了营养教育、学校午餐、食品救济，以及其他社会福利项目资金的去向。所以，《美国居民膳食指南》的每一次修订，都被各个利益方视为影响政策的机会。

1999 年 12 月，一起法律诉讼引发了司法部对农业部等 3 家膳食指南发布单位的调查。因为在美国膳食指南咨询委员会的 11 位代表中，有 6 位代表与肉蛋奶企业有经济利益联系，其中一些人是食品集团的前官员。

2000 年 12 月美国法院裁决，美国农业部与卫生和公众服务部在组织美国膳食指南咨询委员会的过程中，违反了联邦法律，挑选和食品行业有已知经济利益联系的人员作为美国膳食指南咨询委员会的成员。

这起案件的终审判决确立了膳食指南要为人民，而不是为利益服务的原则。

在 2015 年膳食指南科学报告发布以前，美国肉蛋奶业面临科学数据和舆论的多重危机。

美国肉类消费呈多年连续下滑的趋势。相较于 2007 年的消费顶峰，2011 年美国的肉类消费已经下滑了 20%，是 30 年来美国肉类消费最低的一年。

重要原因之一是，癌症研究所研究后，认为加工肉制品和红肉分别是 1 类致癌物和 2A 类非常可能的致癌物。美国心脏病学会（ACC）主席金·艾伦·威廉姆斯明确鼓励民众放弃肉类，认为全食物、植物性饮食可以消除 99% 的心脏病。美国营养协会在 2009 年也发表了立场性文件，支持植物性饮食的科学性。

在这个背景下，美国膳食指南咨询委员会根据一项很有争议的荟萃研究，取消了前指南中限制胆固醇摄入量的文字。这无疑对肉蛋奶企业是一剂回春药。但是这个征求意见稿在美国社会引起了强烈反对，多个学术和专业组织提出不同的意见。在社会舆论的压力下，美国膳食指南咨询委员会在最终版的《美国居民膳食指南（2015—2020）》中加上了那句"尽量避免从膳食中获取胆固醇"。

膳食金字塔的修订史

20 世纪 80 年代，美国政府聘请营养教育专家路易丝·莱特博士组建团队，研发一个能更直观地表达膳食指南内容的视觉工具。这就是 1992 年推出的第一版食物金字塔的前身。

令莱特博士遗憾的是，虽然最终推出的食物金字塔在视觉上采纳了她团队的建议，其内容却与他们的推荐大相径庭，多处都留下了不同利益方修改的痕迹，很多地方甚至被改得面目全非。

在执行政府的膳食推荐时，其真相更加令人难以置信。美国的很多政策受到企业游说的影响，农业是游说最多的十个行业之一。1995—2005年之间，美国政府对农业一共补贴了 700 亿美元，其中 520 亿给了肉蛋奶和饲料行业，蔬菜水果只得到不足 1%。这个比例刚好和食物金字塔推荐的比例相反。随之而来的是，1990—2005 年，虽然美国人整体上增加了运动量，但是美国的肥胖率从 12% 猛增到 25%。

2005 年，新版食物金字塔出炉，之前的多层结构变成堆在一起的楔形结构（如下图）。这下老百姓更加不知道应该怎么吃了。

有趣的是，设计这版食物金字塔的公共关系公司，同时也效力于麦当

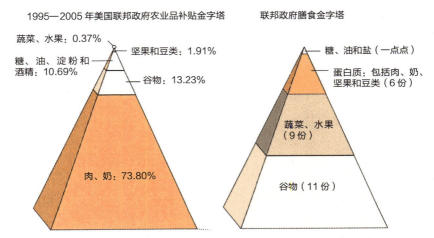

1995—2005 年美国联邦政府农业品补贴金字塔

蔬菜、水果：0.37%

糖、油、淀粉和酒精：10.69%

坚果和豆类：1.91%

谷物：13.23%

肉、奶：73.80%

联邦政府膳食金字塔

糖、油和盐（一点点）

蛋白质：包括肉、奶、坚果和豆类（6 份）

蔬菜、水果（9 份）

谷物（11 份）

美国联邦政府农产品补贴金字塔与联邦政府膳食金字塔对比图（图源：Physicians Committee for Responsible Medicine）

劳和零食协会。用莱特博士的话说，美国人民的营养需求再一次被拍卖给了出价最高的一方。

健康饮食的曙光初现

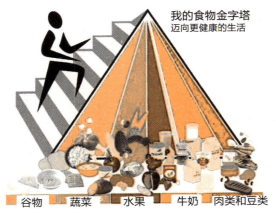

我的食物金字塔
迈向更健康的生活

谷物　蔬菜　水果　牛奶　肉类和豆类

令人疑惑的美国 2005 年版食物金字塔（图源：My Pyramid.gov）

值得欣慰的是，总的来说，最近10年美国的膳食政策越来越透明化。

2009年，非营利组织美国责任医师协会推出了基于科学数据、没有经济利益冲突的"能量餐盘"。这张图把基于蔬、果、豆、谷的膳食结构简单明了地表达了出来，令人眼前一亮。

2011年，在当时的美国"第一夫人"米歇尔·奥巴马的推动下，美国农业部摒弃了已经使用了20年的食物金字塔，并用"我的餐盘"取而代之。蔬菜、水果、谷类和蛋白质的布局和责任医师协会的能量餐盘几乎完全一样。虽然旁边加了一杯奶，但是在解释文字中说明了可以选择植物奶。

2016年初，《美国居民膳食指南（2015—2020）》出炉。该版本最大的亮点是，把植物性膳食列为推荐的健康饮食模式之一，并首次提出饮食与环境的关系。

同年5月，中国国家卫生和计划生育委员会与中国营养学会联合发布《中国居民膳食指南（2016）》，同时也提出了中国化的居民平衡膳食餐盘。其四分的太极结构酷似"我的餐盘"和"能量餐盘"。

《中国居民膳食指南》始于1989年。1997年的第一次修订提出了5层膳食宝塔结构。2007年第二次更新，在之前的膳食宝塔旁边加了水和运动。

《中国居民膳食指南（2016）》同时给出宝塔和餐盘的视觉选项，并且

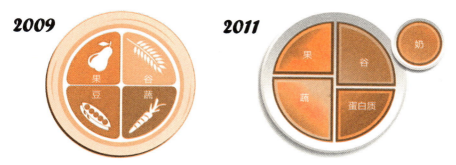

2009年美国责任医师协会推出的"能量餐盘"（图源：Physicians Committee for Responsible Medicine）

2011年美国农业部的"我的餐盘"（图源：myplate.gov）

首次推出了素食人群的营养需求，这无疑是巨大的进步。

在国家大力提倡预防为主的《"健康中国 2030"规划纲要》下，相信健康饮食的春天马上就会到来。

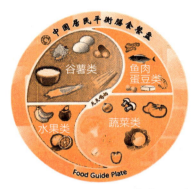

2016 年中国国家卫生和计划生育委员会与中国营养学会发布的中国居民平衡膳食餐盘（图源：中国营养学会官网）

1.2　你在吃食物，还是在伤害自己呢？

自从呱呱坠地，我们做的第一个动作就是吃奶。所以吃是一种本能，甚至是最重要的本能，因为这个动作维系我们的生命。可是你有没有想过，什么样的东西才能成为食物？食物应该具备或不具备什么特性？

食物、药物、毒药的区别

专家喜欢在电视上讲各种食物的营养价值，但是很少提它们的副作用。食物有副作用吗？

有人说，有副作用的不就是药物了吗？我同意。俗话说"是药三分毒"，也就是说我们用某一种药治病时，是因为它有药效的一面，但是其药效的另一面是毒性。从中医角度来说，有的食物是存在一定的"偏性"的，而正确利用这些偏性可以调理我们的身体，这样食物就有了药用价值。这叫"药食同源"。如果一种东西吃了只有害处没有好处，我们称之为毒药。

在营养学范畴中，食物中的某些成分有营养和伤害双重特性。比如，胆固醇是身体所需的，但是过多会造成伤害。那么，含有这些成分的食物应不应该吃呢？

有些食物同时含有营养成分和有害成分（不同于上面说的一个成分的两面性），这些有害物质的毒性不像毒药那么明显，毒性发挥的速度没那么快。那么，这些食物我们应不应该吃呢？

有一点是肯定的，药物不同于食物，是不能随便吃的，要根据医嘱在特定的情况下服用。而毒药是不可以吃的。最好的情况是像西方医学奠基人希波克拉底说的那样，（对生病的人来说）让食物成为药物。

我需要这份食物吗？

今天我们要构建一个逻辑体系，帮助我们回答上面那些不简单的问题。

当我们拿到食物后，问自己的第一个问题应该是："我需要这份食物吗？"如果我们的身体不需要这份食物，那么吃它对我们的身体没有帮助，甚至有伤害。

现在太多人无意识地吃，没节制地吃，为了口味吃，为了贪欲吃，总之，不是为了身体健康吃。另一种过食情况是因为不舍得，怕浪费，强迫自己吃。如果吃饱了，身体不需要了，多吃也一样是浪费，甚至影响健康。肥胖和很多其他病痛都是因为没有搞清楚这个问题。

如果我们不需要就不要吃，因为这时的吃是一种自我伤害。

这份食物健康（有毒）吗？

如果我们对第一个问题的答案是"是，我需要"，并不表示就可以吃了。下一个问题要问自己，"这份食物健康（有毒）吗？"

希波克拉底说，医生首先要"Do no harm"，也就是"不伤害"。显然现代医学在某些方面已经偏离了其鼻祖提出的基本原则。连医生都不可以做有伤害的治疗，我们就更不应该吃有副作用的食物了，毕竟食物我们天天都在吃。尤其伤害有很多是累加的，有些是不可逆的，还有一些是伤害程度不能确定的。

对于不能确定的风险，有一个保守原则，即在推出一个新产品或程序时，如果其最终效果有争议或不明确，我们应该选择不推。这个原则意在强调，我们不能为了其他因素，比如经济利益，放下社会责任。在欧洲的法律体系中，保守原则是基本的要求。所以，如果对自己和家人负责的话，对于有明显两面性，或有争议的食物，明智的选择是避免。

但是在实际生活中很多人，包括健康教育工作者，只强调一种食物有什么营养，却只字不提它的问题和已知的副作用。这就好像对其副作用"选择性失明"。这种情况之所以发生，是因为他们被自己的偏好、立场或利益关系影响了，失去了客观性。在做健康教育时，这是大忌。

有没有替代食物？

如果我们需要，食物也没有副作用，就可以吃了。如果有副作用，我们要问自己第三个问题："有没有可替代的食物？"毕竟我们首先要保证健康地活着，才能谈到做其他事。

因此在没有办法的情况下，比如，在我们需要进食，但目前仅有的食物有副作用，同时又没有可替代的食物时，为了生存，我们还是要吃，同时明确地知道这种食物对我们有伤害。此时，我们是不得已而吃。

更多的情况下，我们可以找到可替代的食物。当替代食物没有毒，或者毒性小得多时，我们就选择替代食物。

这样我们就建立了吃的逻辑。这个逻辑的出发点是在自我伤害最小化的情况下，满足身体的需要。这一点在当今社会尤其重要，因为绝大多数的疾病都是自我伤害的结果。

假如你面前有个鸡蛋

让我们举一个鸡蛋的例子来说明如何运用这个逻辑。

假如我们面前有一个鸡蛋。首先我们要问自己，我需要吃东西吗？如果不饿，已经吃饱了，我们选择拒绝这个鸡蛋，以及其他所有食物，因为我们不需要。如果我们真的饿了，需要吃东西，那么问自己第二个问题：鸡蛋健康（有毒）吗？答案是，鸡蛋中的成分与心血管疾病、糖尿病、癌症都有很大关系。（关于鸡蛋的副作用我们会在后面的内容中详述。）所以，我们还不能做吃它的决定。**这时我们问自己第三个问题：有没有其他食物可以替代鸡蛋？**实际上很多没有副作用，或者副作用小得多的植物性食物都可以替代鸡蛋。鸡蛋不是必须吃的食物。没有人因为不吃鸡蛋而死或生病。所以，我们决定选择其他更健康的可以替代它的食物，如豆腐。

当一辆烧汽油的车加了柴油，它会出现冒烟、发出咚咚的爆裂声、打不着火等一系列状况。其实，这些状况都是加错了油的结果。一旦我们用汽油替代柴油，我们的汽车又可以正常地行驶了，和没有使用柴油之前一样。

同样，我们的身体是为吃植物性食物而设计的。因为摄入动物制品极有可能会造成自我伤害，甚至有了心脏病、糖尿病、癌症等现代疾病。只有我们停止自我伤害，回归为身体设计的食物，我们的身体才可能健康起来。

所以，我们如果吃不健康的食物的话，就不要抱怨为什么我们得了这样或那样的疾病，不要抱怨命不好。停止在饮食上自我伤害，是走向健康的第一步。

今天问问自己："我在吃食物，还是在伤害自己呢？"

1.3 当代饮食结构的问题

肉类是新的烟草？

汉代的《盐铁论》记载："古者庶人粝食藜藿，非乡饮酒腠腊祭祀无酒肉。"也就是说吃肉是权贵的身份象征，老百姓只能在年节祭祀时才有肉吃。

随着经济的发展，现在许多普通百姓也都不愁吃肉了。根据报道，中国的人均肉类消费 2019 年比 1961 年翻了 16 倍，2018 年中国肉类消费总量位居世界第一。

2015 年，世界卫生组织旗下的国际癌症研究机构宣布，加工肉制品是 1 类致癌物，同在 1 类致癌物列表的有烟草、石棉等；牛肉、羊肉和猪肉等红肉类紧随其后，是 2A 类非常可能的致癌物，和其在同一列表的有草甘膦。来自 10 个国家的 22 名专家对红肉和加工肉制品的研究证明，基于有限的证据，食用红肉可导致癌症；并有足够的理论证据表明红肉具有致癌性。报告称红肉主要可导致结肠癌，也可能引起胰腺癌和前列腺癌；同样基于足够的证据，食用加工肉制品可导致大肠癌。

而当今我国男性恶性肿瘤发病前五位的癌症中，有四个与红肉和加工肉制品可靠相关（肺癌、胃癌、食管癌、结直肠癌）；女性恶性肿瘤发病前五位中，有三个与红肉和加工肉制品可靠相关（肺癌、胃癌、结直肠癌）。

肉类与癌症相关是无可争辩的事实。肉类可能通过多种分子生理机制诱发或促进癌症，包括但不限于：

（1）高铁血红素在肠道内促进致癌物亚硝胺类化合物的形成；

（2）高铁血红素导致体内铁过量，产生诱发突变的自由基；

（3）肉制品在高温烹饪中产生致癌物杂环胺类；

（4）红肉含有哺乳类动物抗原 N- 羟乙酰神经氨酸（Neu5Gc），在癌组织里表达并促进癌细胞生长；

（5）肉类含有较多的促进机体炎症发生的物质——晚期糖基化终末产物（AGE）；

（6）肉类蛋白和脂肪促进肠道非益生菌生长，促进炎症发生；

（7）肠道非益生菌把卵磷脂转化为血浆氧化三甲胺（TMAO），而 TMAO 与结直肠癌相关；

（8）肉类蛋白和脂肪在肠道内被非益生菌转化为致癌物次级胆汁酸；

（9）动物蛋白比植物蛋白含有更多癌细胞喜欢的蛋氨酸；

（10）动物蛋白升高体内促癌因子胰岛素样生长因子 -1（IGF-1）；

（11）肉类含有促进癌症的胆固醇；

（12）肉类富集多种促癌的环境毒素；

（13）肉类促进身体肥胖，而变肥胖会升高多种癌症的风险。

实际上，关于红肉和加工肉制品致癌的警告，于 2007 年已经被世界癌症研究基金组织发布过。次年，来自德国和比利时的专家在养殖业的权威杂志《肉科学》中就提醒肉类加工业同行："肉联厂唯一存在的理由是提供方便的肉产品。但是（根据世界癌症研究基金会的结论），在不损害公共健康的前提下，是否可以继续合理地工业化大量生产这些消费品，已经成为该产业不可忽视的最大挑战。"

除了增加多项癌症风险，肉类还与当代社会许多高发疾病密切相关。根据多项研究可知，过多摄入红肉和加工肉制品会显著增加糖尿病、中风、冠心病和心衰的风险。

根据中国居民平衡膳食宝塔，每人每天要摄入 50~75 克肉类（仅指肉类，不包括鱼、蛋、奶）。2018 年，中国居民人均每天仅猪肉就吃掉近 110 克。这个摄入量已经被很多研究证明可以促进多种疾病。世界卫生组织更是认为"风险随肉类摄入量而增加，但是现有数据并不能得出是否存在肉类摄入安全量的结论"。

那么不吃肉，人体所需营养够不够呢？

美国营养与饮食学会是世界上最大的食品与营养学专业组织，在其关于素食的立场性文件中说：

对所有年龄和生理阶段的人群，包括孕妇、哺乳期妇女、婴儿、儿童、青年，或者对饮食有要求的人群，比如运动员，吃规划好的素食，即便全植物，也很健康，可以提供充足的营养，并且对防治一些疾病有健康益处。

关于如何规划健康素食，请见后文。实际上，植物饮食（即素食）正在日益成为国际主流时尚。

吃鱼能降低冠心病发病率？

20 世纪 70 年代，丹麦科学家发现，格陵兰因纽特人冠心病的发病率比较低。因为因纽特人的食物以深海鱼类为主，于是他们认为这是降低冠心病的主要原因。

一传十，十传百，后来这个理论被全球各大媒体广为传播，推动形成了很多饮食观念，比如，吃鱼和鱼油补品，进行原始饮食、生酮饮食等，甚至，有人把美国 2015 年取消胆固醇限制也与这个理论联系起来。

40 年以后，更严谨地审视丹麦科学家的原始文章和他们引用的文献，我们惊讶地发现，其数据来源于非常不可靠的零星的县志记录。后来的临床证据表明，因纽特人的冠心病发病率和其他人群没有不同，他们脑梗死和肾癌的发病率反而更高。他们的总死亡率是非因纽特人的 2 倍，预期寿命比其他丹麦人低 10 年。这种饮食只能称为"危险饮食"。

那么吃鱼和鱼油到底对身体有没有益处呢？它们所含的 ω–3 脂肪酸不是可以降低炎症、保护心脏吗？

牛津大学的研究学者们经过实验，对比服用鱼油的人群与不服补剂的病人，发现日服 1 克 ω–3 脂肪酸补剂的病人在全因死亡率和心血管发病率上并没有任何显著的保护优势的显现。

可见，一些得出鱼油有益结论的研究是有主观偏倚的。看来不仅仅普通老百姓对鱼油的认知会失之偏颇，在科学界的专业研究中，失去客观性的情况也经常发生。

ω–3 脂肪酸的重要性是毋庸置疑的，其保护性抗炎机制已经被越来越多的科学研究所揭示。但是鱼和鱼油都是混合物，除了抗炎的 ω–3 脂肪酸，它们还含有其他促进炎症、心脏病和其他多种疾病的成分，比如胆固醇、动物饱和脂肪酸、动物蛋白、三甲胺（TMA）、重金属污染物、有机环境污染物，甚至放射性污染物。综合的效果反而可能是有害健康的。

吃鱼能降低心血管疾病风险吗？

首先，鱼含有大量的胆固醇、饱和脂肪酸，不含膳食纤维，所含物质都会促进动脉硬化。其次，鱼还是三甲胺和氧化三甲胺的主要食物来源。三甲胺入血后，被肝脏转化为代谢毒素氧化三甲胺。氧化三甲胺是近年来发现的最重要的心血管风险因素之一。比起摄入肉类，摄入鱼类让血液和尿液中的氧化三甲胺的含量升高更多，并有强的剂量效应关系。

再次，鱼类富含饱和脂肪酸和不含膳食纤维的特性又给肠道非益生菌的增长提供了有利条件，导致肠漏以及系统性炎症，也是促进动脉硬化的关键因素之一。有研究表明，相较于椰子油和亚麻籽油，摄入鱼肝油之后数小时，体内炎症指标会显著升高。而植物来源的油脂对炎症的促进不明显。

中枢神经系统的细胞含有较多的DHA（二十二碳六烯酸）。由于鱼类是DHA的丰富来源，所以父母往往给孩子吃很多鱼，或者在怀孕期间就开始多吃鱼，期待培养一个聪明的宝宝。可是我们忽视了很重要的一点，鱼是环境毒素富集最多的食物之一。很多富集物是神经毒素，尤其汞，对儿童的神经发育有破坏作用。

研究发现，吃鱼可以升高血液汞浓度，反之停止吃鱼可以降低血汞。

韩国母幼环境健康研究对于553对母幼做了调查。发现母亲在孕晚期的血汞每提高一倍，后代5岁时的语言能力和智商各下降2.4。母亲吃鱼吸收的毒素不仅对孩子的智力会产生影响，也会对他们的情绪、血压以及体重造成显著的负面影响。这些影响甚至一直持续到后代的成人期。除了汞污染，鱼类摄入也可能通过肠道菌群及其代谢产物，影响大脑的发育和功能。

总之，DHA对于大脑发育很重要。但是补充非动物来源的DHA，比如海藻DHA，或者在低脂全植物饮食的膳食结构下，摄入含亚麻酸的种子，靠自身转化DHA，可能比鱼或鱼油更健康。

自身免疫性疾病是一大类与肠漏相关的疾病。一项美国研究发现，膳食汞摄入与肌萎缩侧索硬化（ALS）（可能是自身免疫性疾病）直接相关。除了富集大量的汞，已知的鱼体内富集的环境毒素还包括多氯联苯、二噁英等有机污染物，砷、铅等类金属或重金属，还包括钋、铯等天然放射性物质。对于生活在美国五大湖周围的女性身体健康状况的研究发现，摄入湖鱼的年数与子宫肌瘤的患病风险显著相关：摄入年数每增加10年，患病风险增加20%。另外，子宫肌瘤的发病还与湖中的多氯联苯污染相关。

动物蛋白是鱼的另一大问题。虽然 ω−3 脂肪酸对于癌症有抑制作用，动物蛋白却促进癌症。综合效果使得鱼类与总体癌症风险关系不大（和普通人的饮食相比）。但是个别癌症，如前列腺癌和成人 T 细胞白血病，与鱼类摄入有较明确的相关性。

动物蛋白对骨骼、肾脏都有不利的影响。当糖尿病、肾病初期病人摄入金枪鱼后，肾小球滤过率显著升高，这表明肾脏在超负荷地工作，试图排出毒素；相反，对于晚期病人，摄入金枪鱼反而导致肾小球滤过率显著下降，说明肾脏的功能短期内即受到严重的损伤。

这些研究结果充分表明，虽然鱼类含有降低炎症的 ω−3 脂肪酸，但是其他不利成分的作用可能超过 ω−3 脂肪酸带来的益处，导致和人们预期相反的结果。

为什么一些研究发现，摄入鱼类会降低某些癌症、心血管疾病等疾病的风险？比较都是相对的。如果把鱼和肉比，鱼的健康风险更低，因为鱼所含的 ω−3 脂肪酸，抵消了部分不利成分的副作用。

当社会的平均饮食以肉为主，那么吃鱼会降低这些疾病的风险。但是降低风险并不表示是最理想的情况。一项研究发现，在纯素食、蛋奶素、鱼素、半素（不吃红肉）、非素食的膳食结构谱系中，越接近于纯素食，各类疾病的风险越低。健康的纯植物性饮食总体上是最健康的。

鸡蛋是最有营养的食物？

常听人们说，鸡蛋含有丰富的蛋白质、必需脂肪酸、维生素、矿物质、卵磷脂……鸡蛋是最有营养的食物。

对于发育中的鸡胚胎，这句话是千真万确的。鸡蛋产下来的唯一目的就是在 21 天中孵化出一只小鸡。在孵化过程中，鸡胚胎没有其他的营养来源。因此，一个鸡蛋里面含有胚胎迅速生长成为小鸡所需的所有营养物质。

但是对人来说，这些营养可能是致命的。鸡蛋是胆固醇含量最高的食物之一。一个中等大小的鸡蛋含有 200 毫克左右的胆固醇。这已经是美国心脏协会（AHA）对高脂血症病人建议的每天最高摄入量。同时，鸡蛋不含可以帮助胆固醇排出的膳食纤维。鸡蛋 60% 的热量来自脂肪，其中 30% 是饱和脂肪酸。摄入饱和脂肪酸会促进我们的身体合成更多内源性的胆固醇。

胆固醇与饱和脂肪摄入的综合指数是预测冠心病死亡率最好的指标之一，与冠心病的死亡率呈正相关性。

鸡蛋与糖尿病

鸡蛋中富含的脂肪，特别是其中的饱和脂肪酸，可能是摄入鸡蛋会促进糖尿病的原因之一。细胞内脂肪含量增加与其细胞膜上胰岛素受体数目减少，对胰岛素不敏感有关。比如，医学上会通过胆胰分流与十二指肠切换术减少脂肪吸收，可以有效地逆转糖尿病。

鸡蛋的脂肪（尤其是其中的饱和脂肪酸）及动物蛋白也是促进肠道非益生菌生长、引起肠漏的主要因素。肠漏导致肠道毒素入血，诱发系统性炎症和异常的免疫反应。

鸡蛋与癌症

鸡蛋与癌症的相关性可能与其富含蛋氨酸和动物蛋白相关。高蛋氨酸的环境促进癌细胞生长；而摄入动物蛋白可提高体内胰岛素样生长因子 IGF-1 的浓度，而高水平的 IGF-1 可能诱发癌症。

而且，鸡蛋富含卵磷脂，卵磷脂的组成成分中也有胆碱。摄入的卵磷脂、胆碱以及膳食中摄入的 L 型肉碱在肠道菌群的作用下生成三甲胺，三甲胺在肝脏中通过代谢生成氧化三甲胺。全基因组研究发现，氧化三甲胺与结直肠癌密切相关。

鸡蛋与食物中毒

近年来，鸡蛋引起的沙门菌感染在全球范围内极为常见。在欧洲，沙门菌是第二大人畜共患病原菌，也是导致腹泻等食源性疾病暴发的最常见原因之一。而吃半熟的或生的鸡蛋易感染沙门菌。

为了便于透过氧气，本来就脆弱的鸡蛋壳表面有很多小孔，这也给细菌，尤其是沙门菌的生长提供了便利。在高密度养殖的条件下，鸡蛋成了沙门菌的最佳宿主。

动物性食物对于环境毒素的富集作用也发生在鸡蛋中。鸡饲料中不容易分解，又不容易排出的环境毒素，如二噁英、重金属等会随进食次数增加不断浓缩在鸡肉和鸡蛋里。关于富集作用，请见后文。

需要注意的是，鸡蛋所含的营养素和所具备的烹饪特性可以很容易地用植物性食材替代。大豆制品如豆腐、黄豆饼，以及亚麻籽、鹰嘴豆等富含优质蛋白质和必需脂肪酸。

此外，香蕉和以上植物性食材，在某些烹饪过程中可以替代鸡蛋，达到所需的质感和口味。

喝牛奶真的补钙吗？

不论男女，20~25 岁时人的骨密度达到峰值。40 岁以后，人的激素水平开始下降，这样就导致骨质的加速流失。为了避免骨质疏松，人类发明了一个词，叫"补钙"，它泛指一切意在帮助骨骼的行为。可以说，我国人民是地球上最重视补钙的族群了。可是关于补钙有太多不同，甚至相互矛盾的说法。

喝牛奶可能补钙效果没那么好

因为钙含量高，牛奶一直被认为是补钙佳品，甚至有"一天一杯奶，强壮中国人"的说法。可是临床数据并不能支持这种说法。

哈佛大学有一项研究历时 10 年，涉及 7.7 万名护士。研究人员发现，每周喝一杯或不到一杯牛奶的人和每周至少喝两杯的人相比，手臂或髋部的骨折次数并无明显差异。研究小组还对 33 万名从事健康工作的男性进行了类似调查，依旧发现牛奶对骨折的概率似乎没有任何影响。总之，研究表明，喝牛奶对于长期保护骨骼几乎没有作用。

为什么牛奶不能补钙，牛奶不是含有很多钙吗？的确，牛奶是钙含量最高的食物之一，而且有不错的钙吸收率。但是一种食物对身体钙平衡的作用还取决于其对钙排出的影响。牛奶除了含钙，还含有动物蛋白。有研究发现，当我们开始摄入动物蛋白，尿液里就开始流失钙。世界范围内的调查数据表明，一个国家的髋骨骨折率随着牛奶消费水平的升高而升高。

牛奶所含的动物蛋白在体内造成酸性代谢环境，帮助钙的流失，所以喝奶补进来的钙基本都流失掉了。

值得注意的是，虽然牛奶对骨骼没有显著益处，但是摄入过多可能会提高前列腺癌、非霍奇金淋巴瘤、1 型糖尿病等罹患风险。牛奶也是常见的儿童过敏症的食物性过敏原。

所以，喝牛奶可能得不偿失。

钙补剂无益

牛奶不能补钙，那么市面上的各种钙制剂，如碳酸钙、柠檬酸钙、葡萄糖酸钙等，能不能补钙呢？

对于青春期女孩，研究发现服用钙补剂对骨骼的发育没有长期帮助。成人或年长者服用钙补剂，经多次分析证明不会降低骨折率。过量服用钙补剂或不易吸收的钙补剂会增加因消化道问题而住院的概率，并且过量服用钙补剂或提高肾结石的发生率（17%）和心肌梗死的风险（20%~40%）。所以，钙补剂无益，过量反而有害。

维生素 D 很重要

保持健康的维生素 D 水平对于钙的代谢至关重要。自然情况下，维生素 D 是皮肤在阳光紫外线照射下产生的。由于越来越多的现代人整天在室内工作和学习，缺乏维生素 D 的现象越来越普遍。

研究表明，低血清维生素 D 水平显著升高骨折风险。当血清维生素 D 水平低于 20 纳摩 / 升，骨折率显著升高。

较高纬度的地区，冬、春季节日照减少，更易出现缺乏维生素 D 现象。首都医科大学的一项研究发现，招募的北京市城区的 100 名健康育龄妇女中，夏季测量数据显示，仅有 30% 的女性维生素 D 水平充分达标，而冬季所有参与研究女性的维生素 D 水平均未达标，此外，有 11% 的人被测出患有维生素 D 缺乏症。

澳大利亚和新西兰骨骼与矿物质协会的立场性文件指出，在暴露手臂或更多皮肤的情况下，每天 6~50 分钟日晒（日中前后，长短取决于纬度和皮肤暴露程度），足以维持健康的维生素 D 水平。

有人认为，缺乏维生素 D 的症状也可以通过口服一定量的维生素 D_3 在半年内有效逆转。但是多项荟萃分析的结果表明，维生素 D 补剂对骨折率的影响并不确定。

综合现有数据，为了保持 50 纳摩 / 升的血清维生素 D 水平的正常标准，强烈建议通过每天日晒获取天然维生素 D。实在做不到，可以通过口服补剂达标。但是补剂不是最佳方案。

补钙佳品：蔬菜和豆类

蔬菜、豆类等钙含量与吸收率（和牛奶对比）

食物	每份量 / 克	钙含量 / 毫克	吸收率 /%	每份吸收量 / 毫克	相当于 240 毫升牛奶所需份数
牛奶	240	300	32.1	96.3	1
烤杏仁	28	80	21.2	17	5.7
黑斑豆	86	44.7	17	7.6	12.7
红豆	172	40.5	17	6.9	14
白豆	110	113	17	19.2	5
芝麻仁	28	37	20.8	7.7	12.2
豆浆	120	5	31	1.6	60.4
石膏豆腐	126	258	31	80	1.2
西蓝花	71	35	52.5	18.4	5.2
抱子甘蓝	78	19	63.8	12.1	8
大白菜	85	79	53.8	42.5	2.3
卷心菜	75	25	64.9	16.2	5.9
花椰菜	62	17	68.6	11.7	8.2
羽衣甘蓝	65	47	58.8	27.6	3.5
芥菜青	72	64	57.8	37	2.6
萝卜	50	14	74.4	10.4	9.2
菠菜	90	122	5.1	6.2	15.5
萝卜缨	72	99	51.6	51.1	1.9

深绿色蔬菜和豆类有很高的钙含量和钙吸收率。而且豆类食材有利于骨骼的保持。

洛马林达大学的学者对于 3 万人的研究发现，每天摄入豆类比每周摄入不到一次豆类的受试者，髋关节骨折的风险降低 64%。

研究发现，每天摄入蔬菜可以降低骨折风险 25%。在大型队列研究中，以蔬果豆谷为核心的饮食模式降低骨折风险 34%。反之少吃蔬菜和水果，显著增加髋骨骨折风险。

可见健康的饮食模式不仅仅对心血管系统很重要，对骨骼的健康也很重要。

其他生活方式因素

骨骼是一个动态平衡。一方面，成骨细胞不断产生新的骨基质；另一方面，破骨细胞负责骨吸收。这个过程叫骨骼重塑。酒精对成骨细胞的活性和增殖有抑制作用；而吸烟对于骨骼重塑、钙吸收、激素调节等生理过程均有不利的影响，最终导致骨质疏松。

研究分析发现，缺乏运动、吸烟、饮酒对骨骼都有明确的负面影响。

其他因素

咖啡、茶： 多项近年的研究发现，总体上每天一杯咖啡不会造成大量骨质流失。但是年长女士喝咖啡可能会稍稍增加近端股骨皮质骨流失的风险。上海市第九人民医院的专家综合分析 14 份饮食及髋关节骨折的研究，涉及 20 万人数据，结果发现有饮茶习惯的人，骨折风险大减。

盐： 研究表明，高钠与骨质疏松存在一定关系，高盐饮食会增加骨质疏松的风险。

碳酸饮料： 这类研究不多，但是现有的数据倾向于碳酸饮料不利于青少年骨骼发育。

雌激素： 多项研究分析发现，激素替代疗法降低骨折率，但是增加血栓发生概率。

到底怎么补钙？

以下是综合现有文献，截至 2021 年 1 月的建议：

（1）保持蔬果豆谷的饮食结构，多吃深绿色蔬菜和豆类；

（2）晒太阳，如果不能保证充足日晒时，请补充维生素 D；

（3）运动；

（4）戒烟酒；

（5）可以喝茶，女士避免咖啡；

（6）不推荐奶制品、钙补剂、碳酸饮料、雌激素疗法。

科学证明，人体的钙代谢是一个高度自我调控的过程。即使生了多个孩子的母亲，骨折率和其他女士也没有显著区别。当身体需要时，钙吸收和排出会做相应的调整。

人体有天然的自愈力，只要我们尊重自然，不持续自我伤害，我们的身体就会自动趋于健康。

避免化肥农药残留物的伤害

国家统计局的数据显示，从 2001 年到 2013 年，我国化学农药产量从 69.6 万吨上升到 319 万吨。2015 年，农药使用量达 180.69 万吨，比 1996 年增长 58.04%。

大量化学品的使用造成农业污染。根据国土资源部和环保部 2014 年的联合报告，全国土壤镉超标率达 7%，总土壤超标率达 16%，耕地点超标率达 19%。标准是人定的，由于可能存在的认识局限性，这些化学品的使用对人体的影响程度可能更高……很多农药不仅污染农作物的表面，还会被农作物吸收，进入其内部。

磷肥中的镉含量很高。中国科学院的研究表明，相对于其他土地利用类型的土壤，菜地、稻田、果园的镉含量显著较高，表现出一定的积累特征。研究分析发现，磷肥的使用可显著提高作物的镉含量。摄入被镉污染的食物可提高肾脏损伤，骨密度降低和细胞癌变的风险。

农药的危害

科学报告的综述研究表明，有机磷农药与神经毒性、遗传毒性和生殖毒性等有很强的关联。成人食用喷洒过农药的食物会提高患糖尿病和帕金森病的风险。

在农业生产中，使用最广泛的农药是有机磷制剂。在除草剂和杀虫剂的名单上，有机磷都赫然在目。近年的研究发现，有机磷农药可能造成多方面的健康风险。超过30项流行病学研究以及动物和细胞培养实验研究结果表明，婴儿出生前接触有机磷，即使是目前认为安全的水平，也会影响婴儿大脑的发育，导致其低智商、学习和记忆能力不足。另一项研究发现，日常接触的杀虫剂会导致儿童肺呼吸功能下降，其危害等同于吸二手烟。对住在农场附近的儿童因受到身体中有机磷农药代谢物的影响，肺呼吸功能已大大减弱。美国加州大学伯克利分校的研究表明，如果孕妇怀孕期间尿液中的农药残留成分较多，那么所产婴儿到5岁时就更容易出现多动症。

2015年，世界卫生组织下属的国际癌症研究机构，组织来自11个国家的17位专家，在法国里昂对5种有机磷农药进行了评估：杀虫威和对硫磷被评为2B级，即可能的致癌物；草甘膦、马拉硫磷和二嗪农被定为2A类，即非常可能的致癌物。涉及的癌症包括淋巴癌、白血病、肺癌、前列腺癌。

转基因作物

草甘膦被称为"转基因伴侣"，把它同时浇到杂草和经过抗除草剂转基因技术（HT）处理的作物上时，草死苗不死。于是人工除草的成本省去了。经过HT处理的玉米和大豆的种植大大降低了饲料生产的成本。

另一种抗虫害转基因技术（BT）可使被转作物表达一种能杀死害虫的细菌毒素，从而减少杀虫剂的使用。这种毒素的机制是，在昆虫中肠上皮细胞表面形成漏洞，最终导致害虫死亡。

在美国，长期以来转基因作物的安全性研究一直由企业自己进行，数据也由企业保管。2009年，法国科学家做的第三方独立研究发现，含有草甘膦的配方可导致人脐带静脉细胞在24小时内全部死亡。同期一项意大利研究发现，小鼠吃了经过BT处理的玉米MON810后，血清炎症指标飙升，淋巴细胞亚群结构出现变化。

跟进的毒理研究，用三种常见转基因玉米 NK603（HT），MON810（BT），MON863（BT）喂养大鼠 5~14 周，发现显著的肝、肾损伤。这些数据发表之后，引起了社会对转基因安全广泛的关注。

2014 年，美国艾奥瓦州的科学家对比市面 31 种大豆，发现转基因大豆比非转基因或有机种植的大豆，所含的草甘膦及其代谢物氨甲基膦酸（AMPA）高出上百倍。根据同年的另一项科学报告，草甘膦浓度在转基因作物种植地区居住、食用非有机作物，以及患有慢性病的人群尿液中，显著地升高。

更多的研究结果显示，草甘膦与患麸质敏感性肠病（乳糜泻）、自闭症、乳腺癌、非霍奇金淋巴瘤，以及男士精子浓度降低都有密切的关联。

国际上，尤其是欧盟地区，要求独立安全性研究的呼声越来越高。

2017 年欧盟委员会延长草甘膦准许证五年，遭到欧洲议会的反对。议会要求独立的科学研究，而不是产业操控的研究。2018 年，一家第三方机构拉马兹尼研究所（Ramazzini Institute）递交了第一份转基因安全性全方位研究的初步结果。

在这项研究里，母鼠及其子鼠每天被喂养"安全浓度"1.75 毫克 / 千克体重的饲料。从子鼠出生前 6 天到出生后 6~13 周获得的数据表明，草甘膦组子鼠的肠道菌群发生显著变化，其生殖内分泌和甲状腺内分泌系统出现紊乱。这项预计 5 年的研究仍然在进行中……

关于转基因作物及草甘膦除草剂的安全性问题的争论仍在继续。但是现有数据表明，遵循保守原则是对健康负责任的做法。

富集效应：农药残留物与环境毒素

有些农药不易降解，是长期环境污染物。它们造成的污染可能会存在于多年后种植的作物上，而且还会在食物链中富集。

富集作用是指食物所含的毒素容易摄入，不易排出和分解，就会随着时间的推移、进食的次数增加而积累在动物体内。

富集作用会随着动物在食物链中的位置上升，并以几何级数放大。比如，因为富集作用，浮游生物所含的环境毒素有机氯类杀虫剂滴滴涕（DDT）的浓度，比水域DDT浓度高出上万倍，而小鱼体内的DDT浓度高于浮游生物体内的十几倍，吃小鱼的大鱼体内的更高，以此类推。处于海洋食物链最顶端的鲨鱼是环境毒素含量最高的。吃鱼翅的人要三思了！

养殖动物，比如猪，在它的一生5个月当中（没错，5个月可以长到90~120千克），每天都在吃含有农药和各种环境污染物的饲料。猪的一生要吃几百斤饲料，其中排不出、代谢不掉的农药代谢产物和环境毒素就会富集在猪的体内，这些毒素很难通过日常手段清除。

动物制品中富集量较高的环境污染物包括有机氯化合物，如多氯联苯、PCDDs（多氯二苯并二噁英）、二噁英、DDT，以及PBDEs（多溴联苯醚）、塑化剂、重金属等。

去除蔬果的农药残留物的方法

进入食物内部的农残（农药残留物的简称）很难去除，但我们可通过简单的日常方法去除食物表面的大部分农残。当前施用最多的农药包括有机磷和有机氯两大类。

对于有机磷农药，使用5%的醋酸、食碱或食盐溶液浸泡10分钟后再清洗，可以非常有效地去除（去除率达到或接近100%）。而自来水清洗10分钟只能去除12%~13%。

去除有机氯农药，酸性和碱性溶液比食盐或过氧化氢溶液更有效。酸性溶液中，醋的效果不如柠檬酸或维生素C溶液；而5%的苏打水比食醋的效果更好（可达90%）。自来水的去除能力只有10%。

环保酵素稀释液在非严格设计的实验条件下，也被验证可以有效地去除农残。

有机食物与自然农耕

如果有条件，选择有机或生态种植的食物，可以减少农残及其他环境毒素的摄入。

有机农耕在生产中利用全自然、非合成的物质，不采用基因工程获得的生物及其产品，不使用化学合成的农药、化肥、生长调节剂、饲料添加剂等，并采取生态、可持续的方法，如轮种、间种、生态控虫等手段。

一项基于 300 余篇国际论文的荟萃分析发现，比起有机作物，普通作物的杀虫剂检出率平均高出 4 倍。一项美国研究在一年中的两个季节，连续 5 天用纯有机食物替代 3~11 岁儿童的普通饮食。结果这 5 天中，儿童尿液的有机磷代谢物降至背景水平。

要注意的是，使用过养殖场动物粪便的作物不是真正的有机作物，因为这些粪便含有激素、抗生素、重金属等养殖添加物。此外，在土地从传统种植到有机种植的转化期间，作物的农残含量可能会短暂高于未转化、使用农药的作物。

随着人们对食品安全越来越重视，近年来各国对有机食品的需求在迅速增长。自 2000 年以来，全球有机产业规模已经增长 10 倍，达到 2000 亿美元。在《“健康中国 2030”规划纲要》战略下，有机产业必将在未来的 10 年内像素食一样成为引领食品行业的主要动力之一。

荤素搭配：是科学还是伪科学？

“荤素搭配”是最没有信息量的词之一。谁的饮食不是荤素搭配呀，除非你是那不到 1% 的纯素食者。正因为如此，它也是影响最深远的词之一，因为其直接效果是鼓励大家接受现状，不做任何改变。

不改变的结果是，我们的病人越来越多，医院越盖越多。因为现代病大都是吃出来的。

"想当然"不是科学

不管是养生节目里的专家还是社区讲师，不管是营养师还是普通老百姓，"荤素搭配"总是挂在嘴边。

此前在美国华盛顿召开的国际营养医学年会上，一位资深营养专家在台上介绍关于抗衰老的研究。她把营养素研究分析得很全面。当然，她发现吃得越素越有利于抗衰老。但是仔细看她的食谱设计，鸡肉赫然在目。课后我问她，有什么依据要在食谱里加入鸡肉。她就开始支支吾吾，闪烁其词。到最后我发现，没有什么科学原因，仅仅是习惯性地加进去了而已。

连最严格的学术研究都会受到个人饮食习惯的影响，就更不用说日常生活了。我们的工作和生活往往被没有数据支持的看法或偏好所左右，这就是"想当然"。凭"想当然"，我们很容易得出错误的结论和判断。

"搭配"进来的是什么

其实主张荤素搭配的人也有他们的逻辑：荤食提供一些营养素，素食提供另外一些营养素，搭配在一起，营养可能会更齐全。根据这个逻辑，我们也可以说：荤食里面有一些不健康物质，素食里面有另外一些不健康物质，搭配在一起，会不会更不健康？

所以"想当然"是得不到客观结论的，我们需要做的是深入分析一下：到底荤食和素食在我们的膳食结构里各搭配了什么东西，这些东西对我们的健康有没有益。

植物性食物可以提供什么？碳水化合物、蛋白质、不饱和脂肪酸；维生素、矿物质；膳食纤维；抗氧化剂、植物化学物质……这些重要的营养素，植物性食物都可以提供。

动物性食物可以搭配什么？

胆固醇：堵塞我们的血管……

饱和脂肪酸、反式脂肪酸：导致糖尿病、肥胖、心血管疾病、肠漏综合征……

动物蛋白：促进癌症、钙流失、肾结石……

激素、抗生素、重金属……

当然，动物性食物也会提供维生素 B、维生素 D 和 ω-3 不饱和脂肪酸，这些对健康很重要，但是科学合理的全植物饮食完全可以满足我们的需求。

由此看来，动物性食物并没有搭配进来多少植物性食物不能提供的营养，反而搭配的大部分是不健康物质！

最佳饮食结构

著名的洛马林达大学研究涉及近 10 万人，发现糖尿病、高血压、肥胖、癌症、代谢综合征的发病率，随纯素食、蛋奶素、鱼素、"半素"、非素食的膳食结构趋势递增。换句话说，荤素搭配充其量仅仅处于这个谱系的中间而已，并不是最佳的饮食结构。

有研究指出，20 世纪 70 年代时中国普遍的饮食结构更接近于低脂素食。他发现，即使某些地区的膳食中加入很少量的动物性食物，都会对癌症等多项健康指标造成很大影响。因此，健康、科学、合理的饮食结构是全植物性饮食。其实，很多最有贡献的营养学家都持这种观点。

"少吃点肉"意味着什么

有篇发表在美国某医学杂志上的论文，在得出素食更健康的结论后，继续写道：可是普通老百姓不会接受植物性饮食，所以还是忘了这件事吧！（言下之意：不用给他们"素食更健康"的建议了。）这句话可是出自一个医生之笔！

医生应该是健康饮食的引领者。医生有义务把健康、科学、合理的饮食结构告诉病人。能否做到，做到多少，这是病人的事。我们没有权利替病人做选择。我们不能因为自己的饮食偏好而失去客观性。或许这位医生的想法很有代表性，荤素搭配才大行其道。

"少吃点肉"的意思是"少吃点不健康的食物"。

一项涉及 14 万人的研究发现，72% 的心脏病突发发生在胆固醇浓度低于 5.2 毫摩 / 升的范围，而零风险的胆固醇要低于 4.0 毫摩 / 升。也就是说，即使人们的体检胆固醇读数"正常"（低于 5.2 毫摩 / 升），仍然有很多人会死于心脏病。

20 世纪 70 年代，我国人均总胆固醇为 3.3 毫摩 / 升，85% 低于 4.0 毫摩 / 升。那时我们的饮食接近于低脂全植物饮食。

越来越多的医生主张植物饮食

退一万步说，假设我们的目的是要引导大家调整一下饮食结构，多吃些植物饮食，也应该倡导全植物饮食。

荤素搭配可以指 10% 的荤食、90% 的素食，也可以指 90% 的荤食、10% 的素食。宣传荤素搭配无异于告诉大家要维持现状。这是不改变生活方式的最好借口。

即使人们完全同意我们的全植物饮食建议，在执行中，多数人会做或多或少的修改，也不一定做得到完全遵循建议。所以作为健康教育工作者，我们不用担心大家吃全植物了，卖肉的会丢了工作，而更应该担心的是大家不做任何改变。

这就好比宣传戒烟，如果我们建议吸烟者少抽，我们的建议是无效的，因为少抽无法定量；即使定量，也是简单地被习惯和烟瘾牵着走。

说穿了,"荤素搭配"不过是给我们的口腹之欲找借口罢了。正是在这种自我放纵思想的指导下,我们的营养教育没有结果,病人还是越来越多,国家不堪重负,老百姓依然病不堪言。

拿我国居民第一大死亡病因心血管疾病来说,低脂全植物饮食是唯一一种被科学证明可以逆转疾病发展趋势而治愈心血管疾病的方法。既然如此,低脂全植物饮食是不是应该成为我们最基本的饮食模式呢?

鉴于无可辩驳的临床证据,美国大型托管医疗机构凯撒医疗集团建议其体系下面的所有医生向病人介绍素食的重要性,不管那个医生本人吃不吃素。

作为健康天使,医生首先就应该做表率,选择最健康的饮食。现在,美国有数百名不但自己践行,而且使用植物性饮食治疗疾病的医生。

在中国,用植物饮食治疗疾病的临床医生也越来越多。不远的将来,我们将真正回归医学鼻祖教导我们的:

"夫杀生求生,去生更远。"(孙思邈)

"让食物成为药物。"(希波克拉底)

1.4 富贵病不是因为缺营养

我经常听到的一类问题是:

"我有高血压,缺什么营养?""我是糖尿病病人,应该补什么?"

在物质贫乏的年代,营养不良可能是人民健康问题的主要原因;现在物质丰盛了,营养供应越来越充足,随之富贵病越来越流行。因此要重获健康,我们需要做减法,而不是加法。

加法思维是当今社会面对健康问题的主流思维。我们去探望病人总是提着补品礼物去的,病人生病了,一定得吃些有营养的,补一补身体!我们去看病也是一定要医生给我们开个药,挂个点滴,做个手术什么的。如果不这样做，好像就没办法把病治好。

在这种思维的指导下，我们在医疗上投入了大量资源。例如，从2002年到2012年10年期间，我国的心脏支架手术猛增了20倍，市场规模达到数百亿元。可是从2005年到2008年，我国的冠心病死亡率却迅速增高！这说明心脏支架手术并没有降低冠心病的死亡率。

其实这不难理解，今天这根血管堵了，安一个支架，明天另一根血管仍然可能会堵。如果血管堵塞的原因不去除，心脏支架手术充其量只是个暂时的缓解方法而已。

我们不否认心脏支架在一些情况下的必要性，但是如果以为安了支架心脏病就治好了，就大错特错了。同样，我们不否认降糖药和降压药在某些时候的必要性，可是这些药不能给我们真正的健康，因为高血糖病人不是因为没吃降糖药而得病的，高血压病也不是因为没吃降压药而得病的。

造成血管堵塞、高血糖、高血压的根本病因要去除，我们才有可能重获健康。这就好比开着水龙头去拖地，不管怎么拖，地也是拖不干的！我们必须关掉水龙头，因为关上水龙头是使地板真正变干的唯一途径。

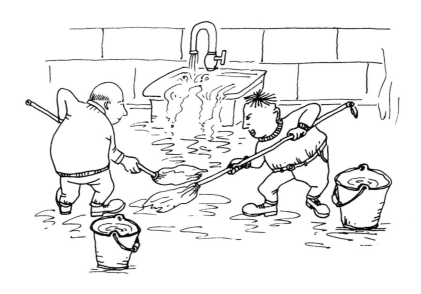

那么"三高"、慢性病的水龙头在哪里？大量数据说明，在于动物性饮食。从20世纪70年代末开始，我国的动物性食物消费在30多年里猛增了十几倍，同期糖尿病发病率也增加了十几倍，心脏病、癌症、肥胖症等富贵病的发病率也都成倍地增加。

如果关掉动物性食物这个水龙头，我们能不能逆转疾病，重获健康呢？答案是肯定的。在一项研究中，70%的服用降糖药的病人在低脂素食26天后，摆脱了对药物的依赖。

美国克利夫兰医学中心的埃塞斯汀医生通过低脂全植物饮食，逆转了很多严重的心脏病病人的病情。他们原来堵塞的冠状动脉完全疏通了，他们不再需要靠药物控制病情。

当我们运用减法原则，不吃不该吃的食物，停止自我伤害，我们与生俱来的自愈力的作用就显现出来了。相反，不断做加法的结果是，病人越治越多，医院越开越多，我们的医疗系统不堪重负，病人和家庭用尽钱财也治不好病。心脏病病人吃一辈子药也治不好心脏病，糖尿病病人治疗一辈子，仍会死于糖尿病并发症。

实际上我们身体的需求并不多，蔬菜、水果、全谷物、豆类等大自然赐予的食物，足以提供我们需要的所有营养。我们需要的只是放下对"缺乏营养"的恐惧。

归根结底，不停地做加法的思想是我们的贪欲在作怪。我们总觉得不够，总觉得自己亏了，总是从自己以外找解决疾病的方法，忘记了从自己身上找原因，忘记了我们才是自己健康的第一责任人。

当我们觉醒过来，转念之间，我们突然发现，重要的不是吃什么，而是不吃什么。

1.5　你的健康银行还剩多少钱?

"离开剂量谈毒性都是耍流氓。"这句话在很多场景下是对的,但世界卫生组织告诉我们,香烟、酒精、加工肉制品是 1 类致癌物,没有安全量!

2012 年,世界卫生组织下属的国际癌症研究机构把香烟归入 1 类致癌物。对于多项队列研究的荟萃分析说明,吸烟对于心血管疾病和癌症没有安全量。男人每天一支烟,患冠心病和中风风险分别提高 48% 和 25%;女人每天一支烟,其风险分别提高 57% 和 31%。世界卫生组织持续呼吁,每天都应该是无烟日。

2014 年,国际癌症研究所在"世界癌症报告"中指出,对于癌症,酒精的安全量是 0。

2015 年,世界卫生组织把加工肉制品定义为 1 类致癌物;红肉为 2A 类非常可能的致癌物。(健康)风险随(红)肉类摄入增加而增加,现有数据不能得出有安全量的结论。

可以说,中国人是全世界最讲究养生的民族。可是你知道吗? 全球每 100 个癌症死亡病例中,我国占 27 个,远远高于我国人口占世界人口的比例。这说明,我们在癌症防控方面远远落后于世界平均水平。

吸烟、吃红肉、喝酒;逢年过节送礼送 1 类致癌物;大张旗鼓为 1 类致癌物做广告,谈多少养生,花多少钱养生都白搭。

不是说少量饮酒,适量吃肉是有益健康的吗? 抱歉,科学数据不能支持这种说法。

2018 年,比尔·盖茨基金会资助的,涉及 195 个国家、近 600 项长期研究的荟萃分析进一步确认,任何量的酒精摄入都要以生命的健康作为代价。2018 年发表的大规模荟萃研究发现,肉类与 37 种健康风险成剂量效应关系,与其中 21 种疾病显著相关。

当然，量少肯定比量大更安全一些，但是不抽不喝不吃才真正安全。一块肉、一支烟、一杯酒，勿以恶小而为之。

我们每个人出生那天都自带了一个健康银行。这个银行的初始存款因人而异，但是没有人知道自己的银行里面存了多少钱。出生后的每一天，我们都在不停地向这个银行里存钱或取钱。

随着时间的流逝，当我们做有益于健康的事时，我们会为健康银行带来更多的存款；当我们做损害健康的事时，我们只会加速银行里的存款减少。

如果我们不断地做减分的事，我们不知道，下一次账号里是否还有钱可取？当我们得了重疾，我们才意识到，银行里的存款不多了。这时候哪怕是做一点点损害健康的事，都可能导致破产。当然，这时候马上改变，仍然有可能挽回，只不过我们只能加分不能减分了。最好不要等到这一天。

经常有人问我，徐博士，孩子能不能吃点肉？难道孩子就可以自我伤害吗？童年时期是培养人的健康习惯最关键的时期。错过了，可能就错过了为健康投资的最佳时间窗口。

还有一件事我怎么也搞不懂，为什么很多人认为长大以后就可以喝酒了……成人就可以自我伤害了吗？岁数大了不是更没有资本做损害健康的事了吗？

我们提倡减法生活，就是要减掉那些自我伤害，减少从健康银行里"取款"的事。只有这样，我们的健康银行才能维持得更长久。

一些人的垃圾可能是另一些人的食物。根据富尔曼医生的营养密度计算，动物性食物、精米精面和食用油属于垃圾食品。饮食结构中，"10%的垃圾 +90% 的食物"，和 "90% 的垃圾 +10% 的食物"，你要哪一种？我相信你一定回答，我要 100% 的食物。荤素搭配无异于垃圾和食物的混合。

均衡饮食不是搭配垃圾和食物，而是在食物里面均衡，在蔬菜、水果、豆类、全谷物里面均衡。

有一种说法，"时间是癌症最主要的风险因素"。同样的逻辑，我可以说，时间是所有疾病最主要的风险因素，人出生后的死亡概率是100%。一个类似的观点是，在治不好一个病的时候，我们把原因归结于基因的遗传。

物理学告诉我们，熵增（趋于无序状态）是必然趋势。但我们可以让时间成为健康的朋友，因为生命有自组织的能力，健康银行可以通过不断做"存款"的事，不做"取款"的事而改善。同样，我们也可以聚焦那些我们可以掌控的因素，比如，我们的生活方式和心态，因为每个人都有自愈力，等待你通过停止自我伤害来展现。

我喜欢华为那首歌（华为消费者业务品牌主题曲"Dream It Possible"）中的一句："Everything we were don't make us who we are."（我们的过去不重要，重要的是当下。）。

走出习惯，走出舒适圈，做出改变，停止自我伤害。

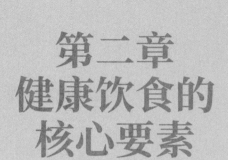

第二章
健康饮食的
核心要素

非 药 而 愈

吃出健康的秘密

健康饮食的核心是停止自我伤害，所以不吃什么比吃什么更重要。不吃什么是做减法的过程。饮食上做减法就是要减掉可能造成伤害的食物，余下的都可以吃。

2.1 健康饮食的核心要素——低脂全植物饮食

根据大量的临床营养学证据，低脂全植物饮食是最佳的健康膳食方案。

低脂全植物饮食即低脂肪的全植物饮食。它包括几个概念：首先，它是纯植物性的饮食，不含任何动物性的食物成分，比如，肉、蛋、奶等；其次，它是全食物，也就是说，要尽量避免深度加工食物，吃保持本来的状态的食物；再次，要保持低脂肪，包括尽量避免食用油，高脂肪的坚果、种子和豆类也要严格控制。

2009 年，美国责任医师协会推出了以蔬果豆谷为基础的能量餐盘，这个餐盘第一次用最直观的方式展示了，健康饮食的四大要素，蔬菜、水果、豆类和谷类。

蔬菜富含多种维生素、矿物质、植物化学物质等营养成分。蔬菜包括：叶菜，如卷心菜、菠菜、羽衣甘蓝等；根类蔬菜，如萝卜、胡萝卜、甜菜根等；瓜茄类蔬菜，如番茄、茄子、西葫芦等；茎类蔬菜，如芹菜、

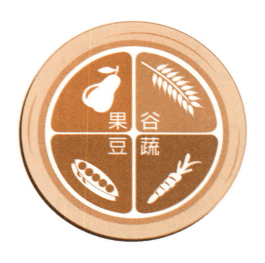

芦笋、莴笋等，以及芽苗类蔬菜；等等。

十字花科的蔬菜是食用最普遍的蔬菜种类，而且在营养学里有着特殊的地位。它们富含抗癌抗炎的物质——萝卜硫素。常见的十字花科蔬菜包括：卷心菜、芥菜、大白菜、小白菜、萝卜、胡萝卜、羽衣甘蓝、西蓝花、花椰菜、菜心等。

水果富含维生素 C 等抗氧化剂，是防癌抗衰老的主力食材，包括苹果、橙子、西瓜、葡萄、枣等，以及很多热带水果，如香蕉、榴梿、杧果、火龙果等。抗氧化剂含量最高的水果包括：蓝莓、草莓、树莓、黑莓、石榴等。

豆类是很好的蛋白质来源，其特点是都有豆荚。常见的豆类食物包括大豆（黄豆、黑黄豆）、花生，以及红豆、绿豆、芸豆、鹰嘴豆、小扁豆、蚕豆等。根据脂肪含量的多少，豆类又分为高脂豆类和低脂豆类，大豆和花生是高脂豆类，其他豆类几乎都属于低脂豆类，含有较高的碳水化合物和膳食纤维。

谷类食物是草类植物的种子。其特点是含有较高比例的碳水化合物，同时也是重要的蛋白质来源。谷类包括最常见的主粮，如大米、小麦、玉米，也包括大麦、小米、荞麦、燕麦、黑麦、高粱、糯米、薏米等。藜麦被誉为最完美的食物，虽然不属于谷类，但是其营养成分类似于谷类，无麸质，纤维含量高，血糖指数（GI）低，蛋白质含量高，氨基酸配比接近完美。

薯类包括南瓜、红薯、土豆、芋头、山药等。这些食物的碳水化合物和蛋白质单位含量低于谷类，同时含有更多蔬菜的特征：富含抗氧化物、植物化学物质等。因此薯类是部分替代谷类的很好选择。

此外菌藻类和少量的坚果和含油种子，都可以是健康饮食的一部分。菌藻类富含各种维生素和矿物质；坚果类含有健康脂肪、植物化学物质和矿物质。但是这些不是每日必需的。（我们建议每天摄入天然的 ω-3 脂肪酸。亚麻籽、紫苏籽等是首选，但是也可以口服海藻 DHA，绿色蔬菜也是优质 ω-3 脂肪酸的来源。）

健康餐盘的核心是不吃动物性食物。低脂全植物饮食——健康饮食的核心要素，在于停止自我伤害。因此关键在于不吃什么，而不在于吃什么。不吃什么就是做减法，停止自我伤害，断除疾病的源头；而吃什么，是在不停止自我伤害的情况下做加法，不会有长期的效果。

本篇之后的章节将详细地介绍健康饮食核心要素的具体含义。

健康饮食核心要素：低脂植物饮食

整体健康 = 饮食 + 睡眠、运动、阳光 + 心态

　　　　　　精　　　　　气　　　　　神

· 吃植物，不吃动物
· 无油烹饪，坚果不超过一小把
· 吃全食物，避免精加工（糖、白米、白面）
· 吃饱：蔬 + 果 + 豆 + 全谷物　均衡搭配
· 补充：维生素 B_{12}、ω-3 脂肪酸、维生素 D

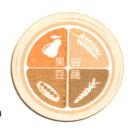

用四句话来概括健康饮食核心要素：

蔬果豆谷盘中餐，
肉鱼蛋奶绝不沾，
吃饱低脂全食物，
B_{12} 阳光 $\omega-3$。

2.2　吃植物，不吃动物

健康饮食的关键在于做减法，停止自我伤害。大量的临床研究已经证明，动物性的食物是造成自我伤害的最大原因。因此停止吃动物性的食物，吃植物性的食物，是健康饮食核心要素的根本点。

动物性的食物包括肉、蛋、奶。

肉不光指红肉（即哺乳类的肉），如猪肉、牛肉、羊肉，也包括禽类的肉，如鸡肉、鸭肉，两栖和爬行动物的肉，如青蛙、蛇和龟，以及水生动物的肉，如鱼、虾、蚌、蟹、海参等。

蛋不光包括鸡蛋，也包括鸭蛋、鹌鹑蛋、爬行动物的蛋等。

奶不光包括牛奶，也包括羊奶、驼奶等，还包括各种奶类制品，如酸奶、奶酪、黄油等。

总之，所有来自动物的食物都是动物性的食物。它们都有共同的特点：脂肪含量高，含有胆固醇、动物蛋白、饱和脂肪酸，以及一些富集的环境毒素，还可能含有养殖过程中随饲料添加的有害成分。虽然这些制品可能含有某些人体需要的营养素，但是这并不能抵消其有害成分对身体造成的伤害，因此出于安全的考虑，我们都要尽量避免摄入可能对身体造成伤害的食物。

根据现有证据和权威立场，合理规划的植物性饮食可以完全满足我们的营养需求。以蔬菜、水果、豆类和全谷物为中心的营养结构不但可以提供充足的热量、蛋白质、碳水化合物、脂肪、维生素、矿物质，还能提供动物性食物不能提供的膳食纤维、高抗氧化剂、植物化学物质等；同时还避免了动物性食物所含的诸多不利于健康的因素。

根据营养学家乔·富尔曼（Joe Fuhrman）提出的总营养密集度指标（ANDI）的概念（后来被美国疾病控制中心所采纳），可以计算常见食物的ANDI，再把这些食物排序。结果发现，排在最前端，营养密度最高的食物是深绿色蔬菜。所以我们一定要多吃深绿色蔬菜，建议每天摄入相当于煮熟后一大碗的绿叶蔬菜，可以生吃，也可以熟吃。绿色蔬菜是铁、钙、胡萝卜素、叶酸、多种维生素和矿物质，以及膳食纤维和优质脂肪的理想来源。

排在下面的就是非绿色非淀粉类蔬菜，豆类、水果、淀粉类蔬菜、全谷类和坚果种子。较高营养密度的食物，有一个共同的特点，那就是它们都是植物性的。

相反，鱼、肉、蛋、奶、精制谷类、精制油和精制甜品等，它们的共同特点是，高热量、低营养。这种食品又叫垃圾食品，垃圾食品应该进入垃圾桶，而不应该进入我们的嘴巴，否则我们的身体就变成垃圾桶了。

有些人不理解，为什么鸡蛋和牛奶也被列为垃圾食品？它们不是最有营养的食物吗？这些食物可能含有某些营养素，但是同时含有较高的脂肪，按单位热量摄入来计算，营养密度就不高了。更重要的是，这些食物含有明确伤害健康的成分，所以应当列为垃圾食品。

2.3 避免摄入大量脂肪

经常有人问我，什么是最好的油？我的回答是，尽量不要吃油。尽量从全食物中获取我们所需要的脂肪，而不是精制的油。这也是全食物概念的一部分。

油被榨出来时，已经损失了种子里面多半重要的营养成分，包括膳食纤维、木酚素等，剩下的是高纯度、高热量的脂肪混合物。这种混合物中的不饱和脂肪成分很容易被氧化，如果再加热一下，更会加速产生损害健康、促进炎症的自由基。

不管是动物油还是植物油，都由饱和脂肪酸和不饱和脂肪酸组成。一般来说，动物油中饱和脂肪酸含量要高得多，植物油的饱和脂肪酸含量比较低。有几个例外，椰子油、棕榈油、氢化植物油是植物油中饱和脂肪酸含量高的，它们和动物油一样在常温下是固体状态。

饱和脂肪酸会升高血液胆固醇，促进动脉硬化；还会促进肠道非益生菌、肠漏以及系统性炎症。因此任何一种含有饱和脂肪酸的食物，我们都应该尽量地少吃，包括植物。当我们摄入油脂越多，摄入的饱和脂肪酸越多。

有很多无油制作的方法，比如，用水来代替油炒菜，或生吃，或用蒸煮的方式来烹饪，都是更健康的制作方式。

那么脂溶性的营养素，比如，胡萝卜素，是不是需要和油脂一起吃才能够吸收？胡萝卜素存在于植物细胞的色素体内，细胞表面的细胞壁会影响其吸收效率。有几个方法都可以帮助提高胡萝卜素的吸收率，比如，增加食物的油脂含量，破壁搅拌，以及烹饪煮烂。

实际上，一根胡萝卜所含的胡萝卜素非常多，我们即使只吸收其中一部分就已经足够一天所需了，因此我们没有必要达到最佳的吸收效率。加油烹饪胡萝卜，虽然胡萝卜素的吸收率提高了，但是同时引入了对身体有害的成分，得不偿失。

我喜欢把胡萝卜、亚麻籽和其他水果蔬菜一起放在破壁搅拌机里打成蔬果昔，亚麻籽打碎后释放的优质脂肪可以帮助胡萝卜素的吸收，同时打破胡萝卜的细胞壁，也会提高胡萝卜素的吸收率。有必要的时候加热到40 ℃左右，胡萝卜素的吸收率会进一步提高。

坚果、种子以及高脂豆类，如花生，属于高脂肪的食物，虽然其中的脂肪存在于最天然的状态，也不要多吃。这是因为所有天然的脂肪都是混合物，都含有一定量的饱和脂肪酸。另外，摄入较大量的脂肪也不利于体重的控制。

这类食物建议健康人每天不要吃超过一小把（约 25 克），可以把它们和调味料一样对待。但是如果有亚健康问题，可以暂时停用所有高脂的食物，甚至连大豆、鳄梨及其制品也要严格地控制摄入量。

2.4 吃全食物，不吃精加工

精制油、精制谷类和精制甜品，在加工的过程中，丢掉了大部分营养成分，留下的主要是热量，因此属于高热量、低营养的垃圾食品。

更健康的方式是吃全食物。全食物指：食物加工越少越好，越接近于原始的状态越好，越完整越好。比如，我们要尽量吃糙米，不吃精米；吃橘子，不喝橘子汁；吃蔬果昔，避免蔬果汁；吃亚麻籽，不吃亚麻籽油。

全谷物和精制谷物

谷类所含的 B 族维生素、矿物质和膳食纤维，主要存在于谷皮和糊粉层中。对于某些营养素，如 B 族维生素，谷类是最重要的膳食来源。我国有些地方的习俗，就是喜欢把面粉和大米加工得非常精细，去掉谷皮，甚至糊粉层，制成"雪花粉"和"精白大米"。常年吃这种精制谷类，很容易造成营养缺乏。

100 多年前，东南亚地区（包括我国）每年有几十万人死于脚气病（与真菌感染的脚气病不同）。这种疾病表现为心衰和神经炎。经过研究，科学家发现，这种疾病实际上是维生素 B 缺乏症。当地食用精米和反复洗米的习惯，导致稻谷中的 B 族维生素损失殆尽。长期缺乏维生素 B 会危及生命。当用糙米替代精米，病症很快消失。

遗憾的是至今为止，很多东南亚地区仍然保留着吃精米和洗米的传统，脚气病仍然是当地的常见病。

果昔和果汁

全食物的膳食纤维含量高。当我们吃橘子，或者喝蔬果昔的时候，我们保留了膳食纤维。膳食纤维对于人体和我们肠道的菌群都是重要的营养物质，是有益于减肥的食物成分。此外，膳食纤维上面还附着了很多其他的营养素，如果水果蔬菜榨汁喝的话，这些营养也就随之损失了。

黑糖和代糖

你可能会问，既然天然的全食物更健康，是不是应该吃黑糖，不吃白糖？作为甜味剂，黑糖是最天然的糖，肯定比白糖更有优势，不过黑糖也是糖，仍然是高血糖指数的食物，而且其所含的有益成分也可以从很多其他非糖类食物获得，因此也应尽量减少。如果我们对甜味的需求不高的话，很多天然的食物都有一定的甜味，比如，很多水果、胡萝卜等。

近 20 年，人工甜味剂，如阿斯巴甜，已经悄悄地进入我们的生活。

因为人工甜味剂可能会对人体健康有危害，为了饮食的安全与健康，人工甜味剂不符合低脂全植物饮食的推荐范围。

营养补充剂

如果坚持低脂全植物饮食，那还要不要吃营养补充剂？原则上讲，食物可以提供人类所需的所有营养素。因此我们应该尽量从全食物中获得所有的营养素。植物性饮食的营养密度更高，更容易满足人体的需求。

因为农耕方式和卫生条件的改变，个别营养素，如维生素 B_{12}，我们已经不能从食物中获得足够的量，所以我们需要补充一定量的营养补充剂。好在维生素 B_{12} 来自细菌发酵，不是化学合成的。即使如此，长期高剂量摄入单一纯化的维生素 B_{12} 仍然可能存在健康风险。

对于复合维生素，有些合成的成分（如人工合成的叶酸）也有健康风险，因此除了必要时，不建议长期服用。更有大量数据说明，提纯的胡萝卜素、番茄红素等抗氧化物类的营养补剂会增加一些癌症的风险。

因此，除非万不得已，比如，维生素 B_{12} 和维生素 D（在没有机会晒太阳的情况下），其他所有的营养素都应该尽量从食物中获取。

全食物含有成千上万种营养素，这些营养素之间存在天然的平衡关系。如果只吃食物的一部分，甚至吃提纯的营养素，有可能导致这种微妙的平衡被破坏，最终损害我们的健康。

2.5 为什么要强调吃饱？

健康饮食的核心要素，离不开一个重点，就是要吃饱。

难道人们连吃饱都不懂吗？如果是在 70 年代，我们没必要强调吃饱的概念，大家不饿不吃，饿了就吃，吃就吃饱。而且那时候我们的饮食结构更接近于理想状态，蔬果豆谷，低脂高纤，很少动物制品，食物的生产过程中很少用化肥农药或对食物进行过度加工。

经过了 40 多年，我们的饮食结构发生了本质的变化，忽然要回到健康的饮食，我们不知道该怎么吃了。有些人认为所有碳水化合物都是不健康的，吃主粮对我们的身体不利；还有一些人为了减肥，故意不吃主食，不吃高热量的食物。这样的话，即使吃得很饱，饿了就吃，也有可能出现热量不足的问题。

低脂全植物饮食的特点是高营养密度，低热量密度。而动物性食物的特点是高热量，低营养。当我们从吃肉转为吃素的时候，必须吃更大体积的食物，才能满足我们的热量需求。如果我们以前吃一碗饭，现在一碗饭就不够了。

但是很多人没有意识到这个区别，还是吃一碗饭，饿了也不及时加餐，甚至有些人只吃八分饱，过午不食。结果造成热量摄入不足，身体被迫消耗肌肉和脂肪组织提供热量，最终导致营养不良，引起面黄肌瘦、贫血、低血压、低血糖、手脚冰凉，甚至闭经和生育问题。于是，这些问题都被怪到吃素上面，总结一句话，"吃素没有营养"。

实际上，这和吃素没有关系，是我们没有吃够热量造成的。在热量不够的情况下，吃肉也可能造成闭经，也可能出现以上那些问题。所以说"吃饱"非常关键。

最近国外有一个素食网红尤瓦娜·门多萨（Yovana Mendoza），她在YouTube 网站上面有 250 万粉丝，Instagram 网站有上百万粉丝。她每天在社交媒体上展示她吃的蔬菜水果，那些蔬菜水果五颜六色，非常漂亮。她认为自己的饮食结构是完美的。结果有一次，她被粉丝拍到吃鱼，于是人设崩塌。吃素的人谴责她，吃肉的人也不待见她，两头不是人。

她在博客上明确写道，谷类是不健康的，她不吃谷类。于是她长期不吃谷类，而且低脂饮食，造成热量摄入严重不足，导致贫血和闭经等状况。后来，她在医生的建议下开始吃鱼和蛋。她发现在开始吃鱼和蛋之后，健康状况好多了。于是，这进一步加深了人们对素食的误解。实际她就是一个热量不足的典型案例而已，鱼和蛋的热量高，所以弥补了她的热量缺口。

中医说"五谷为养"，我们需要吃五谷来养护我们的身体。这个五谷，包括谷类和低脂豆，为我们提供热量和蛋白质。我们提倡谷类、豆类、蔬菜、水果均衡摄入，不是没有原因的。所以我们不仅要吃饱，还要均衡地吃饱。

在日常饮食中，我们要根据自己身体的情况调整：身体消耗大、需要增重的人要多吃些豆谷；代谢较慢、需要减重的人多吃些蔬果。血糖高的尽量选择低血糖指数的主食，如藜麦。

要强调的一点是，吃饱不等于吃撑，吃饱与我国"饭吃八分饱"的习俗并不矛盾。刚刚开始低脂纯素的饮食，处于过渡适应期，或者生活、工作需要消耗很多能量，确保自己吃够热量是很必要的。时间长了，当我们的身体适应了这种饮食结构，并且生活节奏不是很快，用脑不多，不需要消耗太多热量时，这种情况下"八分饱"是合理的。

现代很多人比较喜欢听头脑的，而不听身体的。我们的头脑告诉我们，谷类不能吃，吃太多碳水化合物会长胖，但是我们身体需要谷类，需要碳水化合物。

因为我们抗拒身体给我们的信号，造成很多健康的问题。我们唯一需要做的，就是回归最自然的状态。

2.6　为什么要低盐？

患有慢性病（如高血压、糖尿病、肥胖病等）的人群，对某些流行性疾病的抵抗力更低，治愈所需的时间更长。因为这些慢性病的特征是基础性炎症，基础性炎症加上病原体引起的新炎症，就形成了炎症叠加的情况，使得病情更加难以控制。

慢性病是生活方式病，主要是不良的饮食习惯带来的。当代社会的不良饮食习惯有两大特点：高饱和脂肪、高盐。盐的主要成分是氯化钠，本节我们从盐的摄入与炎症之间的关系讲起。

高钠饮食与免疫调节

首先让我们认识两种白细胞：单核细胞和 T 淋巴细胞。

当身体第一次接触某种病原体时，我们的免疫细胞只能通过非针对性的手段试图清除入侵者。

单核细胞的作用，就是在这种非特异性免疫的过程中，通过吞噬和分泌自由基等毒素杀死病原体；或者，通过分泌促炎因子，召唤更多的免疫细胞参与清除活动。

在这个过程中，单核细胞还把吞噬的病原体所含的抗原样本，在加工后展示给淋巴细胞。后者需要根据这个样本，开发出针对性的识别消灭系统，这时免疫反应进入第二阶段，即特异性免疫阶段。

T 淋巴细胞是特异性免疫的核心成员。T 细胞分为杀伤性 T 细胞和辅助性 T 细胞。辅助性 T 细胞参与目标识别，辅助其他免疫细胞执行功能。辅助性 T 细胞分成 Th1、Th2、Th17 和 Treg（调节性 T 细胞）。其中 Th17 和 Treg 相互拮抗：Th17 促进炎症；Treg 抑制炎症。

在一项研究中，健康受试者被分成 3 组，分别被要求在几周内保持每天 6 克（含 2.4 克钠）、9 克、12 克盐的摄入。结果显示，持续每天摄入 12 克盐的受试者，比起每天摄入 6 克和 9 克的，血液中分泌促炎因子的单核细胞数量显著升高。而且这些细胞在免疫原（好比假想敌）的刺激下，分泌更多的炎症因子 IL-6 和 IL-17，并减少分泌抑制炎症的因子 IL-10。这说明高盐饮食可以诱发炎症反应。

皮肤组织在受伤时，会出现炎症反应。当皮下组织的钠浓度升高时，炎症的过程会拉长，伤口愈合速度减慢。

更有研究发现，高盐饮食导致肺泡中的单核细胞分泌更多的促炎因子，加重内毒素诱导的肺部炎症。也就是说，高盐饮食引起的炎症可以在肺部和其他原因导致的炎症相叠加。

内毒素是肠漏状态下从肠道进入血液的细菌毒素，可以诱发系统性炎症，是基础性炎症的主要来源之一。

在肠道中，高钠饮食还会减少乳酸杆菌。这种益生菌的代谢物，可以抑制肠壁 T 淋巴细胞向促炎的 Th17 分化。因此，当高钠饮食导致乳酸菌减少时，炎症加强，使得肠漏的后果更加严重。

此外高钠饮食通过抑制乳酸杆菌促进 Th17，可能是某些自身免疫性疾病的诱因之一。

高钠饮食与胃病

除了抑制肠道的益生菌，高钠摄入还会诱导寄生在胃里面的幽门螺杆菌向促进癌症的方向分化。在高盐的条件下，幽门螺杆菌生长速度大幅下降；同时，这些细菌开始拉长，并形成长链，某些毒性因子的表达出现失控。

临床数据表明，尿液排钠多的人（表示钠的摄入多）患萎缩性胃炎的风险升高近两倍！萎缩性胃炎是胃癌的重要风险因素。荟萃分析发现，食盐的过量摄入和胃癌风险之间有很强的相关性。

高钠饮食与心血管疾病

血液中较高的钠离子浓度会破坏血管内皮细胞的功能。越来越多的研究发现，这层位于血管壁表面的细胞，对于调节血管弹性起着关键作用。

介入研究发现，4周低钠饮食即可逆转因高钠引起的内皮细胞功能的异常。

对于内皮细胞功能的调节，钠离子和钾离子作用相反。提高膳食中钾离子摄入，会增加内皮细胞的柔韧性，促进一氧化氮的分泌，放松血管；相反，增加钠离子摄入，会抑制内皮细胞的功能。随机对照研究发现，高钾饮食会抵消高钠导致的内皮细胞功能下降。

膳食中钠离子的摄入增加高血压的风险。比尔·盖茨基金会发起的一项研究，对66个国家107项随机介入研究的数据做了详细的分析，发现全球每年有165万心血管疾病死亡病例与钠摄入过高相关。而在我国，因膳食中高钠的因素导致的心血管疾病死亡率，在全世界排名靠前。因此，控制盐的摄入，对于我国的国民健康有着非常重要的意义。

可是，2014年美国医学会关于钠摄入的一项意见报告，却不再认同我们长期以来对盐的认知。美国医学会认为，"低钠（1.5~2.3克/天）饮食是健康的"科学性没有充分的证据。

美国医学会的观点，参考了几项队列研究的数据。这些研究涉及49个国家的6万高血压人群和6万没有高血压的人群。结果发现，尿液的钠排出量与心血管事件呈J形曲线。也就是说，当钠的摄入量较低或较高都会增加心血管事件的风险。

于是，一些自媒体文章纷纷出炉，为盐平反。但是这些研究有着致命的实验设计缺陷。

首先，清晨尿液钠排量被用来估算24小时钠排量，再进一步估算钠的摄入量，这种做法早已被之前的研究证明是不可靠的，甚至是误导性的。如果使用 24 小时钠排量，钠排量与心血管事件有可靠的直线相关性；在低钠排量范围并不增加风险（不存在 J 形曲线）。

另一个实验设计问题在于对受试人群的选择。这篇研究的数据来自高危人群或已经确诊的人群。这使得我们无法区分，到底是低钠摄入导致心血管事件，还是心血管疾病和相关治疗导致尿钠降低。我们知道，高血压病人服用利尿剂的比例很高。长期服用这类药，经常导致低钠血症，并增加心脏病死亡的风险。因此，低钠排量可能是长期服用利尿剂的表现而已。

值得注意的是，这些被参考的研究中，有一项是我们详细分析过的 PURE 研究。这项研究同样存在严重的方法学问题。

实际上，美国医学会以外的其他权威机构，包括世界卫生组织、我国疾控中心、美国心脏协会和美国疾病控制中心，都没有改变限盐减钠的立场。

小结

综合各方面的数据，现有的证据是支持限盐减钠的。根据世界卫生组织的推荐，我们每天钠的总摄入量应该控制在 2.3 克以内，相当于 5~6 克食盐（氯化钠）。

人体有很强的自我调节能力。某一餐盐多吃一点，少吃一点，我们身体完全可以自动平衡。但是如果我们长期大量摄入盐分，就会对身体造成持续的负担而影响健康。

当我们以生的蔬菜和水果为食的时候，我们吃盐的需求会降低，也不需要喝水，因为天然的食物本身是电解质平衡的。人回归天然的生活方式，更容易达到体内的平衡。

有些朋友认为盐放少了菜没有味道。其实，现代人重口味、吃盐多，与动物性饮食密切相关，因为如果不这样做，就压不住肉、蛋、奶的腥味。长期吃高盐的食物，使我们对咸味的感知越来越迟钝。当我们不吃动物性食物时，对盐的需求会自然降低，我们的味觉也变得越来越敏锐。

2.7　健康三要素：精、气、神

值得提醒的是，即使我们做到 100% 的低脂全植物饮食，也不可能避免所有疾病；只能说比起饮食不健康的人显著降低很多疾病的概率。因为食物以外的因素对我们的健康，也起到非常重要的作用。

在中医里，饮食被称为后天之"精"；运动、睡眠、晒太阳等生活方式因素影响的是"气"；我们的心态是"神"。精、气、神对应物质、能量、信息。只有精、气、神都达到健康的状态，才有可能达到身心的整体健康。

食物之"精"是本书自始至终的主题，已经讨论很多了，下面我们稍微介绍一下"气"和"神"。

"气"就是能量的流动，对应我们身体的功能状态。比如，当我们运动，包括打太极拳、站桩等，全身的能量就流动起来。

关于睡眠，《黄帝内经》指出："气至阳而起，至阴而止。"因此，能否有良好的睡眠也是能量流动是否通畅的表现。反之，按时起居也为能量流动提供充沛的动力。

荟萃研究发现，睡眠的时长太长或太短，或者，睡眠被干扰，都会显著升高身体炎症指标，扰乱体内激素水平。睡眠质量和时长与肥胖、血脂异常、糖尿病、高血压、心脏病、中风、痴呆、抑郁，以及死亡率显著相关。

阳光中的紫外线照射皮肤，促进皮下组织合成维生素 D。维生素 D 是重要的脂溶性营养素，在体内激活后参与钙磷代谢、免疫调节，以及生殖功能。日照还会诱导皮下组织生成一氧化氮，后者通过扩张血管平滑肌，促进血液循环。因此，适当晒太阳是健康生活方式的一部分。

某种程度上，我们的心态，也就是"神"，对健康的影响更大。荟萃分析发现，乐观、积极、平和、包容的心态可以显著降低心血管事件的风险和全因死亡率。乐观态度加速伤口修复，相反悲观的态度加速疾病的发展。

生活压力提高健康人群的癌症发病率，降低确诊病人的存活率。而静坐，听舒缓的音乐，做人生回顾等稳定情绪的方法可以显著改善癌症的预后。

造成自我伤害的因素，不仅仅包括饮食。很多癌症病人有某些心理卡点，或者负面的情绪没有得到宣泄。当这个负面情绪化解后，健康就可能随之而来。

所以，饮食健康仅仅是整体健康的一部分而已，但是它是关键的一部分。精是气和神的基础，精的状态也会影响气和神的状态。健康的饮食可以促进身体能量的自然流动和平衡，也可以帮助良好心态的建立和保持。

褪黑激素和血清素是人体调节睡眠的激素。色氨酸是这些激素的"制造原料"。饮食中色氨酸的含量可影响这些激素的水平，因此饮食影响睡眠是有科学基础的。研究发现，高镁饮食会改善睡眠障碍，而高脂和多肉饮食有增加睡眠障碍的风险。

饮食与情绪也有很明确的相关性。现在人吃肉很多，导致性格暴躁。动物被宰杀的时候，会有恐惧、焦虑、愤怒的情绪。这些情绪，导致动物体内分泌一些有毒的物质，包括肾上腺皮质激素。这些小分子的激素，残留在肉里面，即使烹饪过程也不可能完全去除。于是，我们在吃肉的时候，就吃进了恐惧、愤怒还有焦虑；我们自己就会变得恐惧、愤怒和焦虑。

　　所以，食物会影响到我们的心态。健康饮食是身体健康的基础，有了好的基础才能构建我们的上层建筑，才能有更好的气，更好的神。

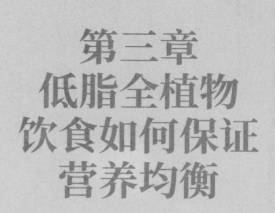

第三章
低脂全植物
饮食如何保证
营养均衡

随着患富贵病的人越来越多，或出于对食品安全的关心，越来越多的人开始尝试素食。有些人可能会担心，素食者会不会缺乏只有动物制品中才含有的营养素？

如果你有这个疑问，请问自己这个问题：这种营养素动物能不能合成？如果答案是"能"，那么我们自己也可以，因为我们就是动物，动物能做的事，我们也能，所以我们不需要吃动物。如果不能的话，动物一定是从某种食物中获取的，源头一定可以追溯到某种非动物物质上。所以从逻辑上讲，人类是不需要吃动物的。

这一篇我们介绍各种人体必需营养素对健康的意义及其植物性来源。

我们的身体就像一台新能源汽车。汽车有个辅助油箱，电力不足时，就会启用油箱里的汽油。车子有很多零部件，引擎、传送装置、方向盘、电线……

碳水化合物：相当于新能源汽车的电能，需求最大，这种汽车每天都要充电。

脂肪：就像备用油箱的油，碳水化合物用完了才用它，所以需求比较小。如果储备太多油，反而成了负担，导致我们需要更大的油箱来储存——长胖。

蛋白质：相当于新能源汽车的主要零部件，是结构性成分，除了每天修补一点点损耗的部件，身体不会储存它。一辆车只需要一个方向盘，如果你吃了两个方向盘进来，身体就会把它拆了，当燃料烧掉；同时，还可能因此造成污染，甚至影响汽车的行驶。

维生素和矿物质相当于螺钉、螺母，负责把各个部件有机地结合起来，并辅助各个部件完成功能。

膳食纤维和植物化学物质相当于润滑油，缺乏润滑油会导致新能源汽车运转不畅，甚至出故障。

3.1　保证均衡营养：碳水化合物

碳水化合物是人体最基本的能量来源，尤其是大脑和肌肉。可是，近年来社会上出现了"碳水化合物恐惧症"，有的人甚至只吃肉不吃饭，认为含碳水化合物，尤其是含淀粉的食物，会导致体重超标和血糖过高。一些糖尿病病人甚至连水果也不敢吃。

这是对碳水化合物的极大误解。低碳水的饮食结构常因热量不足，导致各种健康问题，比如，低血糖、手脚无力、头晕眼花、面黄肌瘦、皮肤松弛，严重时，还会导致女性闭经。

要理清对碳水化合物的误解，我们需要更多地了解碳水化合物。

什么是碳水化合物

在我们的新能源汽车比喻里，碳水化合物相当于电能，是身体主要的供能物质。

谷类、豆类和薯类都是富含碳水化合物的食物，其碳水化合物主要以多糖（如淀粉）的形式存在。很多水果也含有丰富的碳水化合物，其主要形式是结构更简单的单糖和双糖。加工糖类是纯度最高的简单碳水化合物。

碳水化合物的作用

除了作为人体最直接的能量来源，碳水化合物还有其他重要的生理功能。

抗性淀粉是一种不能被消化的淀粉，可以滋养肠道的益生菌，因此被归入膳食纤维，人称"第七大营养素"。

我们的皮肤是否饱满有弹性，除了是否有足量的胶原蛋白提供结构支撑，还取决于皮下组织中的一种黏多糖类物质——透明质酸的含量。多糖有结合水分子的特性，丰富的透明质酸使皮肤更加润泽。

核糖是一种特殊的糖单元，是细胞中遗传信息载体物质 DNA 和 RNA 的组成部分。

另外，由不同种类的糖单元编码的多糖结构，在生物体内，还是重要的细胞间识别信号（即抗原）。这些特殊的多糖结构就像条形码，标识着一个细胞或蛋白质的来源。在免疫反应中，我们的免疫系统就是通过识别细胞表面不同的多糖信号来区分敌我的。比如，甲型流感病毒的表面抗原 HA、哺乳动物体内的 Neu5Gc 抗原，都是我们免疫系统的识别对象。

当我们摄入红肉和奶制品后，我们的消化道上皮、血管壁细胞和癌细胞会把 Neu5Gc 表达在细胞表面。免疫系统查证识别，发现不是自身来源的信号，就会发起攻击。但是复杂的免疫调节作用使得免疫攻击不是很强，最终不会导致细胞死亡，反而造成周围组织的低度炎症，长期的低度炎症会促进动脉硬化和癌症的发展。所以我们推荐的健康膳食结构不包括这些动物性的食物。

精制碳水化合物和血糖指数

最近，社会上有一个趋势，就是认为碳水化合物不健康，甚至是健康的敌人。这是极大的误解。这种误解的由来，与谷类加工方式越来越精细化有关。去种皮、去胚芽、过度研磨的加工方式，导致大部分膳食纤维、维生素、矿物质和优质脂肪等营养损失殆尽，使得白米白面成为不折不扣的"垃圾食品"。

此外，精制米面比全谷物更易消化，使得摄入后血糖迅速升高，引起胰岛素大量分泌，血糖又随之快速下降。所以我们饱得快，饿得也快，更容易导致过食。而全谷物因为富含膳食纤维，消化吸收慢，升糖比较慢。

同样，存在于完整水果中的糖分，因为和膳食纤维等物质共存，消化较慢；同时，果糖在吸收后，需要转化为葡萄糖才影响血糖，因此水果中的天然糖分比加工糖类升糖慢。

这里我们需要了解一个概念：血糖指数，用以反映一种食物在摄入后，血液中葡萄糖的浓度（血糖）升高的速度。

血糖指数高的食物，如白糖、白米、白面，会刺激胰腺分泌更多的胰岛素，促进肝脏和肌肉把葡萄糖转化为糖原储存起来。

我们身体最多可以储存大约 400 克，即 1600 千卡的糖原。当这个仓库满了，碳水化合物就被转化为脂肪。脂肪过多导致甘油三酯（T）升高、脂肪肝形成和肥胖。

长期血糖升高，还会诱导蛋白质和脂肪糖基化，生成 AGE。AGE 会提高体内的炎症水平，促进多种慢性疾病，包括心血管疾病、糖尿病、脂肪肝等。

因此，精制糖和精制米面是不利于健康的。美国国家健康与营养调查（NHANES）发现，加工糖的摄入越高，因心血管疾病死亡的风险越高。

当食物中精制糖提供的热量占总热量 25% 以上，比起低于 10% 的人，心血管死亡风险提高 1.75 倍。

欧洲儿童肠胃肝营养委员会指出，未成年人要尽量把糖类的摄入控制在热量摄入的 5% 以内。而这 5%，也应该以天然糖（如水果中的糖）的形式随餐食摄入，而不是从饮料、糖果等摄入。

如何摄入碳水化合物？

一方面，我们的身体需要碳水化合物提供热量；另一方面，如果摄入碳水化合物不合理，血糖升高太快或持续升高就会造成不良结果。那么，如何掌握这个平衡？

选择健康的碳水化合物，而不是拒绝所有碳水化合物。水果和全谷物是更健康的碳水化合物来源。所以，我们强调要吃完整的"全食物"，尽量避免精加工食品。

加工糖类、含糖饮料、精制米面，以及用精制米面和糖制成的饼干、蛋糕、点心等，不仅是不健康的碳水化合物，还可能含有胆固醇、反式脂肪酸、饱和脂肪酸及各种添加剂，所以购买零食时，要仔细查看成分，做健康的选择。

健康的碳水化合物，在提供热量的同时，能提供丰富的营养，如膳食纤维、维生素、矿物质、植物化学物质等。全谷物、薯类、豆类、水果、蔬菜都是很好的选择。

因此，健康饮食的核心要素推荐全食物（低脂全植物饮食），不吃精加工的食物。

3.2　素食者的蛋白质来源

2019 年 5 月 2 日，美国全植物食品公司"超越肉品"（Beyond Meat）在纳斯达克上市（股票代码 BYND），标价 25 美元。当天股价飙升至 70 美元，两个月后涨到 240 美元。要知道，这一切的发生正值美国股市遭受重挫的"黑色五月"。

"超越肉品"上市，是近十几年最成功的 IPO（首次公开募股）之一。为什么全植物食品公司会受到华尔街的青睐呢？之前，美国不是流行"动物蛋白是优质蛋白，植物蛋白是劣质蛋白"的说法吗？

近年来的科学数据表明：

（1）植物蛋白可以提供人体所需的所有氨基酸营养，同时避免或减少与动物蛋白相关的一系列健康风险。

（2）除了健康的利益，生产植物蛋白可大幅降低环境成本，减少温室气体的排放。对遏制全球暖化，实现可持续发展，有着核心战略意义。

首先我们从营养学的角度分析一下：为什么单纯的植物性食物，可以满足人体的蛋白质需求？

蛋白质的生理功能

如前所述，如果人体是一辆新能源汽车，那么蛋白质是其主要的零部件。蛋白质有五种功能：结构蛋白、运动蛋白、载体蛋白、信号转导、催化作用。

（1）结构蛋白：是结构性的成分。比如，角蛋白的作用是在皮肤表面形成一层坚硬的角质，可以防磨耐损。

（2）运动蛋白：产生和传导动力。比如，肌肉、肌腱的核心蛋白质。

（3）载体蛋白：帮助运载、保护其他物质。比如，血红蛋白帮助血液运氧；载脂蛋白（Apo）帮助运输胆固醇和甘油三酯。

（4）信号转导：这一大类蛋白质存在于细胞表面，是细胞的一扇门或一个开关，产生和传递生化信号、电信号。靠这类蛋白质的开与关，人体得以正常运转，对外来刺激做出反应。当我们的手受伤时，疼痛感传送到大脑，这个过程就有多种信号转导蛋白质的参与。

（5）催化蛋白：比如，消化酶。我们吃了馒头，淀粉这种大分子多糖是不能被直接吸收的。它们需要被消化成小分子单糖，这个转化就是酶来促成的。除了食物的消化，身体内大多数生化过程都需要酶的参与。

我们每天需要多少蛋白质？

普通人平时只损耗一点点蛋白质，所以每天只要补充消耗掉的那一点点就可以了。长身体的小孩子和需要增肌的运动员，对蛋白质的需求会高一些。当今社会，除了身处饥荒、战乱地区的人，以及刻意节食减肥的人，几乎没有谁缺乏蛋白质。

根据美国国家医学会的建议，成年人每人每天需要摄入0.8克/千克体重的蛋白质。因此，一位体重约50千克的人每天只需要大约40克的蛋白质。

下面我们推算一下正常成年人能不能靠全植物饮食获得所需要的蛋白质。约100斤重的人每天大约需要1700千卡的热量。我们假设他以谷类为主要的热量来源。因为谷类的蛋白质供能比（蛋白质提供的热量占总热量的百分比）平均约为10%，所以如果他吃够了1700千卡热量的谷类，他就吃到了170千卡左右的蛋白质。每克蛋白质含4千卡热量。

170/4=42.5 克蛋白质，刚好满足他的蛋白质推荐量。

只要一个素食者摄入足够的热量，他就摄入了足够的蛋白质（靠可口可乐和炸薯条维生的人除外），这还没计算豆类呢！所以蛋白质是最容易满足的营养素。只要吃饱，就很难缺乏蛋白质。如果需要更多的蛋白质，比如，孩子长身体或运动员增肌，可以在蔬、果、豆、谷的正常饮食之上，多摄入些豆类、藜麦、坚果等高蛋白的食物即可。

20 世纪六七十年代，我国居民的饮食接近于素食，那时的国人就是以吃饱为原则，食物以粮食为主。当时的慢性病罕见。相反，不管肉食者还是素食者，现代人往往摄入了过多的蛋白质。

蛋白质消化后变成氨基酸，过量的氨基酸进入人体后不像糖类和脂肪一样可以储存，再加上现代人往往碳水化合物摄入不足，于是逼迫肝脏启动脱氨基反应，把氨基酸转化为葡萄糖作为能量来源，同时生成尿酸和尿素。这些含氮物质反而增加了肝肾的负担。

蛋白质含量高，就等于有营养吗？

世界上绝大多数动物，包括牛、马、犀牛、大象、大猩猩等都是以植物为蛋白质来源的。

人们讨论食物是否有营养时，容易把蛋白质作为唯一的衡量标准，却忽略了胆固醇、饱和脂肪酸、膳食纤维，以及其他营养成分。

胆固醇和饱和脂肪酸是不利的成分，前者只存在于动物性食物中，而后者主要存在于动物性食物中。膳食纤维是有利的成分，只存在于植物性食物之中，动物性食物不含膳食纤维。

相比之下，植物蛋白高的食物，如豆类，含有丰富的碳水化合物和膳食纤维，所含的蛋白质和碳水化合物的比例比较均衡；而动物性食物，除了提供了蛋白质，同时也提供了胆固醇和大量动物脂肪，而胆固醇和大量动物脂肪是导致现代病高发的原因。

植物性食物含抗氧化剂、植物化学物质，以及大量人体所需的维生素和矿物质。

抗氧化剂主要存在于植物中。动植物食物抗氧化剂的含量比约为1:20。抗氧化剂对于中和体内的自由基至关重要。自由基是造成心血管疾病、癌症和多数退行性疾病（如阿尔茨海默病）的重要原因。

植物化学物质存在于植物之中，有多种生物表现形式，如异黄酮、木质素、儿茶素等。植物化学物质有抗癌、提高免疫力、促进代谢等多种功能。

说白了，吃动物的原因，与其说是担心蛋白质不足，实际是贪欲和瘾症在作怪，我们的选择与营养关系不大。

优质蛋白与劣质蛋白

蛋白质由不同的氨基酸构成：如果把蛋白质比作一座房子，氨基酸就相当于砖块。氨基酸主要有 20 种，其中 9 种是人体不能自身合成的，叫必需氨基酸，包括异亮氨酸、亮氨酸、赖氨酸、蛋氨酸（甲硫氨酸）、苯丙氨酸、苏氨酸、色氨酸、缬氨酸、组氨酸。

在 100 年前，有人提出，把蛋白质分为优质蛋白和劣质蛋白。他们把不同的蛋白质喂给小鼠，哪种蛋白质让小鼠长得快、增重多，他们就认为哪种是优质蛋白。

在 20 年前，世界卫生组织、联合国粮食及农业组织提出，用蛋白质消化率校正的氨基酸分数（PDCAS）是蛋白质营养价值的评估方法之一。

动植物来源高蛋白质食物的蛋白质和氨基酸含量

	动物来源					植物来源					
	瘦牛肉	瘦鸡肉	鲱鱼	全蛋	脱脂奶	大豆	芸豆	成熟豌豆	花生	燕麦片	小麦面包
蛋白质/（克/100克食物）	22.1	21.2	18	12.6	3.4	13	23.6	5.4	25.8	13.2	8.8
蛋白质供能比%	58	74	45	35	40	35	28	26	18	15	14
必需氨基酸/（毫克/克蛋白质）											
异亮氨酸	45.5	49.1	46.1	53.4	44.5	44	44.1	36	35.2	38.3	68.5
亮氨酸	79.5	82.8	81.3	86.4	97	71.5	79.8	59.6	64.8	74.5	26.7
赖氨酸	84.5	96.2	91.9	72.6	74.8	59.8	68.6	58.5	35.9	48.4	17.3
蛋氨酸	26	26	29.6	30.2	18.4	12.1	15.1	15.1	12.3	15.7	21.7
苯丙氨酸	39.5	40.4	39	54.1	43	45.3	54.1	36.9	51.8	50.6	28.6
苏氨酸	40	44.8	43.8	44.2	24.3	39.4	42.1	37.5	34.2	29	37.7
色氨酸	6.6	12.6	11.2	13.3	11.9	12.1	11.8	6.8	9.7	13.8	29.1
缬氨酸	49.6	51.8	51.5	68.3	53.4	44.5	52.3	43.4	41.9	52.3	40.6
组氨酸	31.9	37.3	29.5	24.6	22.3	26.9	27.7	19.7	25.3	20.9	35.3
非必需氨基酸/（毫克/克蛋白质）											
丙氨酸	60.8	58.4	60.5	58.5	29.7	44.9	41.9	44.3	39.7	42.8	49.2
精氨酸	64.6	67.6	59.9	65.2	21.4	80.5	61.9	79	119.6	64.6	22.3
天冬氨酸	91.1	94.1	102.4	105.7	72.1	116.4	120.9	91.5	121.9	92.5	312.5
谷氨酸	150.1	148.1	149.3	133.1	199.7	187.9	152.5	136.7	208.9	215.2	38
甘氨酸	50.9	44.3	48	34.4	14.8	41.6	39	33.9	60.2	48.8	104.3
脯氨酸	47.6	31.8	35.4	40.7	101.8	46.9	42.4	31.9	44.1	34.3	47.6
丝氨酸	39.4	38.2	40.8	77.2	49.9	55.1	54.4	33.4	49.3	53.6	29.1
条件必需氨基酸											
胱氨酸	12.9	10.5	10.7	21.6	36.5	9.1	10.9	5.9	12.8	34.6	47.6
酪氨酸	31.9	36	33.7	39.7	43.9	35.8	28.2	21	40.7	30	43.8

（表格来源：Nutr Metab Cardiovasc Dis. 2011 Sep;21 Suppl 2:B16−31. ）

动物蛋白的氨基酸比例与人类需要的氨基酸比例更接近，因此动物蛋白的氨基酸分数普遍比植物蛋白的更高，被认为是优质蛋白。

总体来说，植物蛋白质的蛋氨酸和赖氨酸含量普遍比动物蛋白质低，蛋氨酸和赖氨酸是动物蛋白和植物蛋白中，相对含量差别最大的必需氨基酸。以后会介绍，这些差别导致了动植物性食物的生理和病理差别。

值得注意的是，即使在这两种氨基酸的含量上有差别，大豆和藜麦所含的植物蛋白仍能提供比较均衡的氨基酸比例，其氨基酸分数和肉、蛋、奶等动物蛋白的没有差别，都是"优质蛋白"。

增肌，动物蛋白与植物蛋白孰优孰劣？

根据氨基酸分数评估，大豆蛋白是一种完全蛋白，能提供各项必需氨基酸。那么，在支持生理功能上，会不会有差别？

一项研究找了 21 位平均 65 岁的老年男士，让他们吃两周设计好的蛋奶素食（不含肉类的饮食）并每天锻炼，以减少实验开始时每个受试者之间长期饮食差别造成的影响。两周之后，他们被分成两组：一组，在蛋奶素之上，每天增加 0.6 克 / 千克体重的牛肉蛋白；另一组，每天增加 0.6 克 / 千克体重的大豆蛋白。

在新的饮食下，两组受试者通过 10 周的连续训练，肌肉力量和肌肉截面增加幅度，以及其他多项重要的身体参数，都没有显著差别。

这项研究表明，牛肉蛋白和大豆蛋白的增肌效果没有差别。这项结果，进一步被其他研究所证实。

素食圈里有一位"吃素健身的查理"，17 岁开始吃素并且健身。17 岁那年，他的体重是 117 斤；现在，他 167 斤，足足长了 50 斤肌肉。

我问查理："平常是怎么吃的？"

查理说:"每天正常吃素之外,多加一两包豆浆粉(每包 30 克)。"

所以,大豆蛋白完全可以替代肉类蛋白,对增肌有同样的效果。实际上不是替代,而是回归,我们本来就应该吃植物源的蛋白质。同样,研究结果显示,大米蛋白和乳清蛋白,增肌减脂的作用没有显著差别。

需要注意的是,小麦(面粉)的氨基酸比例比较特别,它的限制性氨基酸比较多。一项研究发现,在增肌方面,60 克的小麦蛋白才能和 35 克的酪蛋白相比(酪蛋白占牛奶蛋白的 80%)。虽然面粉的蛋白质含量(每 100 克约 12 克)比大米(每 100 克约 8 克)高出近 50%,但爱吃面食的朋友仍要注意搭配豆类等健康来源的蛋白质,以提高蛋白质的利用率。

豆谷要搭配

在现实生活中,我们每天并不是只吃小麦、大米或大豆,而是摄入多种食物,如我们建议的蔬、果、豆、谷等。研究发现,对于最主要的限制性氨基酸——蛋氨酸和赖氨酸,谷类和豆类刚好可以相互补充:豆类的赖氨酸多一些,谷类的蛋氨酸多一些。研究者计算了三种以谷类、豆类为核心的植物蛋白组合,都可以达到比较均衡的氨基酸配比。

仅靠谷类和豆类提供的各种氨基酸,我们每天的必需氨基酸就可以满足需求了。除此以外,以单位热量来计算,蔬菜的蛋白质含量也很高。蛋白质推荐摄入量是 0.8 克 / 千克体重,实际上我们的平均需求只有 0.6 克 / 千克体重。人只要达到每日推荐量,即使以小麦为主食,搭配豆类,也能满足身体需求。

那么我们是不是一定要在一餐里,把蔬、果、豆、谷都吃齐呢?一餐都吃齐很好,其实,两餐之间吃齐就已经可以达到较理想的效果了。因为氨基酸吸收后的 4 小时内,我们体内的氨基酸浓度保持相对稳定,不会出现显著下降。此外，我们肝脏合成的白蛋白是一个大的流动蛋白质及氨基酸的共享池，帮助平衡每天氨基酸的波动。一般来讲，只要在一天内，把蔬、果、豆、谷吃齐就没问题。

观察比较杂食、蛋奶素和全植物饮食人群的研究发现，虽然杂食者摄入的热量和蛋白质远远高于蛋奶素和全植物饮食的人，但是必需氨基酸的摄入量，三组之间却没有差别；体重指数（BMI）也没有差别。这说明，只要我们按照蔬、果、豆、谷的搭配来吃素，不是每天可乐配薯条，或者青菜配萝卜，就没有问题。

特别强调：人在 50 岁之后，肌肉流失加快，充足的蛋白质摄入，配合积极的运动和合理的睡眠，是保持肌肉的秘密。

那么，素食会不会影响运动员的成绩？一项系统综述涉及了七项随机对照试验（RCT）和一项截面研究，涉及各种运动，比如，推举、跑步、游泳……结果表明，素食和杂食运动员在各项运动成绩上没有显著差别，素食不影响运动成绩。可见，素食对于蛋白质需求最高的运动员，也是没问题的。

综上所述，素食，即植物性饮食完全可以为人体提供充足、均衡的蛋白质。

小结

（1）蛋白质只是评估食物健康程度的一项指标；

（2）植物蛋白的蛋氨酸和赖氨酸含量比动物蛋白低；

（3）藜麦和大豆蛋白是完全蛋白，各方面都很理想；

（4）谷类和豆类搭配，能达到理想的蛋白质均衡；

（5）小麦蛋白比较特殊，它的氨基酸配比不如大米和豆类的理想；

（6）大米蛋白、大豆蛋白和动物蛋白在生理效果上没区别，即使是小麦，只要多吃一些，搭配豆类，也可以满足身体的蛋白质需求；

（7）停止蛋白质崇拜，尤其是对动物蛋白的崇拜。植物蛋白完全可以满足身体的需求。

3.3 如何摄入优质脂肪？

我国人均每年吃掉 10 千克食用油和更多的高脂食物。国民的平均脂肪供能比已经超过 30%。按人均每天热量摄入 2000 千卡来计算，年摄入 24 千克脂肪。

脂肪和油，旧指固态和液态的油脂。根据当下流行的认知，脂肪泛指所有油脂类物质；而油，特指高纯度的加工食用油。

脂肪主要由碳、氢、氧三种元素构成。和碳水化合物不同的是，脂肪的氧含量很低，因此有更高的氧化产能潜力。作为人体的备用能源、三大宏观营养素之一，脂肪是最高热量密度的营养素，每克含 9 千卡的热量（碳水化合物和蛋白质，每克 4 千卡）。

我们每天摄入的超过身体需要的热量，在填满约 1800 千卡的糖原储备库后，都以脂肪的形式储存于皮下、内脏、骨髓和女性乳腺组织。

脂肪可以分为单纯脂肪、复合脂肪和衍生脂肪。

单纯脂肪

单纯脂肪是脂肪酸和甘油结合的产物，也是膳食油脂的主要成分。除了作为能量储备，单纯脂肪还帮助维持和调控体温，防止内脏下垂，保持皮肤紧致，辅助脂溶性维生素的吸收。但是过多的脂肪储备导致超重和肥胖。

多数环境污染物是脂溶性的，被动物摄入后富集在脂肪内，因此摄入动物脂肪不仅促进肥胖，也会随脂肪摄入这些环境毒素。摄入过多的植物脂肪也会导致脂肪在人体内堆积，为毒素的积累创造条件。

那么我们的身体应该有多少脂肪才健康呢？根据美国哥伦比亚大学的研究，亚洲男女的健康体脂率范围分别是 13%~21% 和 25%~33%。

复合脂肪

复合脂肪包括磷脂、糖脂和脂蛋白等，它们都有特殊的生理功能。

磷脂含有一个磷酸基团，使得该脂肪分子像肥皂一样，具备亲脂和亲水双重特性。为了降低肺泡的表面张力，减少呼吸难度，我们的肺泡细胞会分泌一种叫磷脂酰胆碱的磷脂（即卵磷脂），作为表面活性剂。

所有的生物膜结构（包括细胞膜），都由两层磷脂分子构成，亲脂一端向内，亲水一端向外。这种膜结构不仅定义了细胞的边界，也负责在细胞内划分出一个个相互独立的区域，使得不同的生化反应和生理功能得以有序地进行。

磷脂还参与细胞内的信号传递（第二信使），以及凝血等生化反应。

糖脂在神经系统的含量最高，是神经纤维的绝缘外皮——髓鞘组织的重要成分。糖脂（比如，脂多糖）也构成细胞之间相互识别的信号物质之一。

脂蛋白是脂肪与蛋白质连接形成的超大分子团，在胆固醇和甘油三酯的运输和代谢过程中起重要作用。

人体可以合成自身需要的复合脂肪，而且天然食物中有充足的来源，所以一般情况下我们不需要特意补充。

衍生脂肪

脂肪酸是单纯脂肪的水解产物，根据分子结构中碳原子之间是否含有双键，分为不饱和脂肪酸和饱和脂肪酸。

在接触空气后，含有不饱和脂肪酸的单纯脂肪很容易被氧化，较多的氧化产物会发出一种腐臭油脂的"哈喇"气味。为了延长加工食品的保质期，食品行业对植物油做饱和化处理，生产出"氢化植物油"。

使用氢化植物油或含天然饱和脂肪酸（如棕榈油）加工食物虽然延长了保质期，但是会增加食用者的心血管疾病等多种疾病的风险。因此饱和脂肪酸的摄入越少越好，世界卫生组织把每天的饱和脂肪酸摄入上限建议在 10% 供能比以下。

动物制品含有更高比例的饱和脂肪酸。但是任何天然的油脂，不管是动物来源的还是植物来源的，都是混合物，都含有我们不希望摄入的饱和脂肪酸，因此摄入油脂类物质要严格控制，即使是植物性油脂。

根据双键的构象，不饱和脂肪酸又分为顺式脂肪酸和反式脂肪酸。自然界中的不饱和脂肪酸基本都是顺式脂肪酸，只有反刍类动物的胃里的细菌会产生天然的反式脂肪酸。因此牛羊肉和奶里面含有反式脂肪酸。不饱和脂肪酸在工业氢化的过程中，也会形成一部分反式脂肪酸作为副产物。

含有反式脂肪酸的脂肪是更强的心血管疾病风险因素，且与多种疾病和衰老过程相关，因此摄入量越少越好，最好为零。

顺式脂肪酸包括单不饱和脂肪酸和多不饱和脂肪酸，它们都是更健康的脂肪酸。橄榄油、茶油和鳄梨中的脂肪酸，以单不饱和脂肪酸为主。

多不饱和脂肪酸包括两类人体不能合成的 ω–6 脂肪酸和 ω–3 脂肪酸，它们被称为"必需脂肪酸"。

自然界最重要的 ω–6 脂肪酸是含有 18 个碳原子的亚油酸；其他

ω-6 基本都是从亚油酸衍生而来的。ω-6 脂肪酸在食物中普遍存在，普通植物油脂和动物制品中都含有大量 ω-6 脂肪酸，所以我们一般不需要担心缺乏 ω-6 脂肪酸。

膳食中的 ω-6 脂肪酸转化成的花生四烯酸，在人体内可被转化为前列腺素；前列腺素是重要的促炎因子。炎症是人体在受伤或被病原体感染时的保护性反应，帮助清除有害入侵物。但是过多或者非必要的炎症，是衰老和多种现代疾病的根源，包括心血管疾病和癌症。

反之 ω-3 脂肪酸通过细胞表面的特别受体，帮助消除炎症。ω-3 脂肪酸在自然界中主要集中存在于一些特定的食物中，因此我们需要知道这些食物来源，并有意识地摄入这些食物，以免缺乏。

在陆生植物种子中，亚麻籽、紫苏籽、奇亚籽（罗勒籽）、牡丹籽、无花果籽和猕猴桃籽等，含有高比例的 ω-3 脂肪酸（如亚麻酸）。深绿色蔬菜也含有少量 ω-3 脂肪酸。海藻类的 ω-3 脂肪酸以 EPA 和 DHA 为主。鱼体内的 EPA 和 DHA 就是从海藻来的。

我们的大脑和视网膜含有较高浓度的 DHA，因此有人推荐孕妇和儿童补充这些 ω-3 脂肪酸，包括鱼油。但是临床研究发现，孕婴摄入鱼油，并不能促进后代的智力发育；成人长期摄入鱼油补剂也不能降低心血管疾病、癌症或阿尔茨海默病的风险。究其原因，可能是鱼类在含有 DHA 的同时，还含有 TMAO，并富集了重金属汞、砷，以及多氯联苯等有害的环境污染物，所以植物是更健康的 ω-3 脂肪酸的来源。

亚麻籽是物美价廉的植物性 ω-3 脂肪酸的来源。因为亚麻籽油在空气里和高温下很容易被氧化，所以如果要摄入亚麻籽油的话，最好是新鲜冷榨的。但是因为榨油的过程丢弃了膳食纤维和木酚素等有益的营养成分，所以亚麻籽的全食物形式或低温研磨的亚麻籽粉是更健康的选择。

鉴于 ω-3 脂肪酸的重要性，建议素食者每天摄入 10~15 克（约一汤勺）亚麻籽。有特殊生理需要的人群，如孕妇、幼儿，可以补充海藻来源的 DHA（200 毫克 /70 千克体重）。

需要注意的是，从亚麻酸向 EPA 和 DHA 的转化通路，由 ω−3 脂肪酸和 ω−6 脂肪酸共享。摄入过多的 ω−6 脂肪酸会和 ω−3 脂肪酸竞争这个转化通道，导致转化效率降低。因此我们应该尽量避免摄入 ω−6 脂肪酸油脂过高的食物，如动物制品、低 ω−3 脂肪酸的植物油和其他高脂食物。

除此以外，为了降低体内的炎症水平，维持健康的 ω−3 脂肪酸、ω−6 脂肪酸比例，我们也应该尽量减少动物制品和普通植物油的摄入。科学家认为，人类的膳食结构是从 ω−3 脂肪酸：ω−6 脂肪酸 =1：1 进化而来的，健康的比例不应该低于 1：4，但在当代社会的饮食结构中，这个比例达到 1：17。

不饱和脂肪酸及其衍生物还参与多种重要的生理功能，缺乏必需脂肪酸可能会使皮肤、头发、指甲出现异常，在这里不详述。

衍生脂肪的另一大类是固醇类物质，这类脂肪的特点是，都有一个环戊烷多氢菲的多环结构。在生物体内，固醇类物质经常与脂肪共存。这类脂肪包括胆固醇、胆汁酸、固醇类激素（性激素、肾上腺皮质激素、维生素 D）、植物甾醇，以及皂苷类物质（如洋地黄）等。

人类可以合成所需的所有胆固醇，但是没有分解固醇类物质的能力，只能通过肝分泌胆汁的路径排出它们。因此，我们摄入胆固醇越少越好，最好是零。

小结

我国的饮食习惯是，做菜要放很多油。这在一定程度上促进了亚健康的流行。从 1991 年到 2009 年，我国 7~17 岁儿童的油摄入从每天 55 克增加到 66 克，加上动物性食物的大量增加，脂肪供能比超过 30% 的儿童从 20% 升高到 49%。这对应着青少年超重和肥胖率的迅速升高。这个趋势需要引起足够的重视。

人需要脂肪，但是不需要油。获得优质脂肪的最佳方式是，摄入含有这些油脂的全食物，比如亚麻籽、深绿色蔬菜、豆类，以及适当的坚果（每天不超过一小把）。制作方式尽量生吃，或蒸、煮，避免煎、炸、炒。

3.4　神奇的膳食纤维

膳食纤维曾经被认为是无用、多余的，但是随着越来越多的科研证据出炉，膳食纤维已成为蛋白质、脂肪、碳水化合物、矿物质、维生素和水以外的第七大营养素。

什么是膳食纤维？

膳食纤维是一类不能被消化吸收的长链碳水化合物。它天然存在于植物中，动物制品不含膳食纤维。膳食纤维有抗炎、抗癌、排毒、降胆固醇、减肥，以及调节肠道菌群等多种健康功效。

膳食纤维更多地存在于完整的食物中。精加工食物往往损失了大部分膳食纤维。比如：亚麻籽是高纤维的食物，而亚麻籽油不含膳食纤维；一大碗（约 500 毫升）糙米饭含约 7 克膳食纤维，而同体积的白米饭只含 1.2 克；一个中等大小的苹果含约 6 克膳食纤维，但是去皮之后只剩 2 克；一个中等大小的橘子含约 3 克膳食纤维，但是 1 杯榨橘汁只含 0.5 克。

一些喜欢蔬果昔的伙伴担心膳食纤维会不会被破壁机破坏。这种担心是无根据的。膳食纤维的量度在纳米范围，而家用搅拌机的有效作用半径接近植物细胞的大小，在 100 微米左右，作用到膳食纤维的量度范围还有很远。

膳食纤维分为可溶性膳食纤维和不溶性膳食纤维，二者都有吸附排出重金属和其他毒素的能力。

不溶性膳食纤维不易发酵，但可以促进肠道蠕动，比如，蔬菜里面的纤维素和亚麻籽里面的木质素。木质素可以被肠道菌转化为可吸收的抗癌成分。

可溶性膳食纤维可以被肠道菌发酵，产生有益的短链脂肪酸。这类纤维还可以结合较多水分子，形成黏胶状或糊状物，帮助排便。常见的可溶性膳食纤维包括：水果中的果胶、根茎里面的橘粉、细菌分泌的葡聚糖，以及谷物和某些根茎果实中的抗性淀粉等。

膳食纤维与整体健康

"二战"结束后，退役英国军医丹尼斯·伯基特到乌干达做了多年的义诊。他发现当地中年人比同龄英国人，许多疾病都要少得多，比如，结直肠癌、阑尾炎、疝气、静脉曲张、糖尿病、动脉硬化、哮喘等。

他认为这些相关的疾病都与西方社会食物过度加工，使得膳食纤维摄入减少有关。低纤维的饮食结构导致便量小，通过肠道慢，肠内高压以及致癌物滞留，引发许多疾病。

伯基特建议普通人每天要摄入至少 50 克的膳食纤维，以保证肠道和全身健康。要知道当今的高收入国家，膳食纤维的人均每天摄入量不足 15 克。根据 2016 年《中国居民膳食纤维摄入白皮书》，我国人均膳食纤维的摄入量严重不足，只在 13 克左右。

一项始于 1960 年的荷兰研究，对 800 多名中年人进行了 10 年随访，发现膳食纤维可以有效降低心血管疾病死亡率、癌症死亡率以及全因死亡率。研究人员提出每天至少要摄入 37 克膳食纤维才能有效地保护我们的健康。

这些数据被多项荟萃分析所印证：膳食纤维摄入最高的人群比最低的人群，心血管疾病、癌症和糖尿病的发病率，以及全因死亡率都明显低出 20%~30%。

膳食纤维与肠道健康

膳食纤维对于炎性肠病、激躁性大肠症候群及过敏性肠炎都有非常好的预防和改善作用。这在很大程度上得益于膳食纤维为肠内益生菌的繁殖提供了营养。其发酵产物短链脂肪酸可以有效地降低炎症。

另一方面，益生菌的增殖使非益生菌的生长受到抑制，从而减轻了肠漏，以及细菌毒素入血导致的系统性炎症。全身炎症水平下降可缓解相关的病症，比如疼痛。多中心的研究发现，膳食纤维可以改善骨关节炎导致的膝关节疼痛。

可溶性膳食纤维与水分子结合可以帮助减少干便，有效缓解便秘。南京大学医学院的研究发现，对于长期便秘的人，可溶性膳食纤维配合双歧杆菌，在 12 周内把排便频率从平均每周 1.8 次增加到 4.8 次。70% 的病人得到有效的改善，而且没有副作用。值得注意的是，即使遵循纯植物性饮食，如果没有摄入足够的可溶性膳食纤维，仍然可能便秘。

长期便秘引起肠内高压，使得肠壁在薄弱之处向外膨出形成袋装结构，称肠憩室。荟萃分析结果表明，膳食纤维可以有效降低肠憩室形成的风险。比起每天摄入 7.5 克膳食纤维，每天摄入 20 克、30 克、40 克膳食纤维可分别降低风险 23%、41% 和 58%。因为富含膳食纤维，每 10 克全谷物、水果和蔬菜纤维分别降低肠憩室风险 26%、44% 和 26%。

肠憩室是结直肠癌的风险因素。世界癌症研究基金会指出，每天三份全谷物可降低结直肠癌的发病风险 17%。根据哈佛医护工作者研究，结直肠癌确诊后，每天每多摄入 5 克膳食纤维，死亡风险下降 25%。其中保护性最大的是谷物纤维。这些研究获得了多项荟萃分析结果的支持。

膳食纤维降低妇科癌症风险

膳食纤维不仅有益于减少消化道癌症，也可以降低其他癌症的风险。荟萃分析发现，最高的膳食纤维摄入比最低摄入可以有效降低乳腺癌、子宫内膜癌、卵巢癌和肾癌的风险。

如果说膳食纤维降低结直肠癌的风险，是因为它抑制肠道炎症，并且帮助排便，缩短毒素停留时间，那么对于妇科癌症的保护作用，主要与其能够结合并帮助排出雌性激素的特性有关。当受试者每天的膳食纤维摄入量从 12 克增加到 40 克，脂肪从 40 克降低到 20 克时，她们的雌性激素水平显著降低。

为什么膳食纤维可以帮助减少雌激素？因为雌激素是一种类固醇激素，它参与胆固醇的代谢和肠肝循环。血液中多余的雌激素会被肝脏通过分泌胆汁的形式储存在胆囊里，在消化的过程中，雌激素随胆汁一起被排入消化道，与膳食纤维相结合，最终和膳食纤维一起被排出体外。相反，当膳食纤维摄入不够，或者膳食纤维在消化道内被胆固醇占据的时候，很多雌激素没有机会和膳食纤维相结合。游离的雌激素在肠道后端又被重新吸收进入血液，循环往复导致雌激素的积累。

因此低胆固醇、高膳食纤维的饮食是减少雌激素，降低妇科癌症的风险，提高病人存活率的最佳饮食。

膳食纤维保护心脑血管

和排出雌激素一样，人体排出胆固醇也需要膳食纤维的参与。实际上，摄入膳食纤维可以显著降低血液胆固醇。更有研究发现，膳食纤维还可以降低甘油三酯，改善总体的血脂指标，从而有效降低心血管疾病的风险。一项对于 1600 多人的 12 年随访研究发现，每天摄入高于 25 克可溶性，或高于 47 克不溶性膳食纤维，可以显著降低中风的风险。这个结果被荟萃研究所证实。

膳食纤维对心血管的保护作用还体现在滋养肠道的益生菌，抑制非益生菌，从而抑制心血管风险因子——TMAO 的生成。蛋类和大豆所含的卵磷脂，以及肉类中的左旋肉碱，可被肠道的非益生菌转化为 TMA，后者在肝脏被加工成 TMAO。TMAO 是已知的促进动脉硬化的因素。长期遵循以动物蛋白为核心的饮食，会大幅降低膳食纤维的摄入。研究发现，采取这种饮食的人，肠道中双歧杆菌数目大幅减少，产生 TMA 的细菌显著增加，血液 TMAO 显著升高。而 TMAO 水平与全谷物的摄入量成反比。

膳食纤维降低肾病风险

除了对心血管的影响，TMAO 也是一种尿毒毒素，与肾衰指标直接相关。20 周连续补充燕麦葡聚糖（一种膳食纤维）可以显著降低慢性肾病病人的血清 TMAO 水平。

除了 TMAO，另外两种尿毒毒素，硫酸吲哚酚（IS）和硫酸对甲酚（PCS）都可显著增加肾衰的风险。这两种毒素也是在不健康的肠道菌群环境中产生的。膳食纤维通过改善肠道菌群，可以减少这些尿毒毒素的生成，进而达到保护肾脏的作用。对于血液透析病人的研究发现，增加抗性淀粉（一种膳食纤维），比起容易消化的非抗性淀粉，可以显著降低血清中的 IS 和 PCS 30%。一篇浙江大学的荟萃分析，收纳 12 项病例对照研究，发现膳食纤维可以显著降低 PCS 的水平。

膳食纤维有利于减肥

膳食纤维是减肥人士的重要工具。可溶性膳食纤维的持水特性，使之成为最理想的填充物，占据胃容量，增加饱腹感；而膳食纤维本身因为不被消化，几乎不会产生热量。

另一方面，膳食纤维通过调节肠道菌群，抑制肠漏，降低系统性炎症，进而减少促进脂肪合成的激素与细胞代谢因子。膳食纤维在肠内发酵生成的短链脂肪酸也有抗肥胖的作用。

一项随机交叉实验发现，糙米比起白米可以显著降低受试者的体重，减少腹部脂肪和缩短腰围，但不会影响皮下脂肪的变化。更多数据表明，即使在不控制热量摄入（随便吃）的情况下，膳食纤维都可以显著降低体重和缩短腰围。

膳食纤维可以减轻代谢综合征

代谢综合征指血糖、血脂、血压、体重、尿酸中多项循环和代谢指标出现异常的症候群。

膳食纤维能够帮助调节血糖。不管是健康人还是糖尿病病人，摄入等量淀粉的糙米比白米的餐后血糖更低。荟萃分析发现，每天摄入全谷物纤维可以降低 32% 的患上 2 型糖尿病的风险。

对于肥胖的绝经前的女士的随机交叉研究显示，比起白米，糙米能显著降低体重，缩短腰围、臀围，降低 BMI、舒张压和炎症指标 CRP。但是血脂和空腹血糖没有差别，这彰显了增加膳食纤维的同时，停止摄入伤害性食物（动物性和高脂食物）的重要性。

根据 2016 年 7 月发布的《中国居民膳食纤维摄入白皮书》，我国居民的平均膳食纤维摄入量呈下降趋势，只有每天 13 克，远远低于中国营养学会建议的 25 克，更远远低于伯基特推荐的 50 克。3 万年前，我们祖先的膳食纤维摄入量为每天 100 克以上。

动物性食物不含膳食纤维。富含可溶性膳食纤维的食物有全谷物、水果、豆类、薯类、块茎；富含不溶性膳食纤维的食物有叶菜类、豆类、根类、坚果类，还有水果的果皮、种子的种皮。

所以，最佳的膳食结构是以蔬菜、水果、豆类和全谷物类为核心的全植物性饮食（低脂全植物饮食）。

自 2013 年起，每天 12 月 17 日被定为全国膳食纤维日。当我们遵循健康无伤害的饮食，其实每一天都是膳食纤维日。

3.5 维生素

维生素是人体必需，但是自身不能合成，需要从食物中获取的微量有机物质，对维持人体的基本机能和健康发育起到重要的作用。因为是有机物质，所以和矿物质相比，虽然都是微量营养素，但是维生素更容易在储存、加工和烹饪中被破坏。

维生素分为脂溶性维生素和水溶性维生素，目前一共确认了 13 种。脂溶性维生素包括维生素 A、D、E、K；水溶性维生素包括维生素 C 和 B 族维生素，即维生素 B_1、维生素 B_2、烟酸、泛酸、维生素 B_6、生物素、叶酸、维生素 B_{12} 等。

下面我们简单介绍每一种维生素的生理作用和植物性的来源。

维生素 B_1 又叫硫胺素，在细胞能量代谢中起重要的作用，帮助维持正常的心脏和神经系统功能。缺乏维生素 B_1 会导致脚气病，严重的可引起心衰。含维生素 B_1 较多的食物包括全谷物类、豆类和蔬菜。

维生素 B_2 又叫核黄素，参与能量代谢并维持正常的黏膜功能。缺乏维生素 B_2 会发生溃疡。维生素 B_2 存在于绿色蔬菜、全谷物类、豆类和水果之中。

烟酸，也在能量代谢中扮演重要角色，帮助维持神经和上皮细胞的正常功能。缺乏烟酸的症状包括舌炎和皮炎。富含烟酸的食物包括全谷物类、水果、鲜菇、绿色蔬菜、坚果等。

泛酸，也是能量代谢过程中不可缺少的物质。泛酸缺乏可引起皮炎和疲劳。泛酸普遍存在于各种植物性食物中，如蔬菜、水果、全谷物类和豆类。

维生素 B_6，参与蛋氨酸的转化和造血功能。缺乏维生素 B_6 会导致贫血以及神经损伤。维生素 B_6 含量较高的食物包括水果、绿色蔬菜、豆类，还有全谷物类。

生物素，有时候也称维生素 H。它参与能量代谢。缺乏生物素表现为皮炎。生物素也广泛地存在于各种蔬菜、水果、豆类和全谷物类之中。

叶酸，在生化反应中参与一碳单位的传递，是 DNA 合成所必需的，对维持神经及心血管系统的正常工作起重要作用。叶酸缺乏，可致新生儿的神经管畸形，以及恶性贫血、神经损伤、高同型半胱氨酸血症等病症。叶酸含量高的食物，包括绿色蔬菜、豆类和水果。叶酸容易在加热烹饪过程中被破坏。

维生素 B_{12} 又叫钴胺素，其作用是配合叶酸工作，使叶酸再利用。维生素 B_{12} 缺乏也会造成恶性贫血、神经损伤、高同型半胱氨酸血症。在当代的农耕方式和卫生条件下，维生素 B_{12} 一般不存在于植物性的食物里；或者少量存在，但是含量和活性未被证实。因此建议素食者口服维生素 B_{12} 补剂以保证人体所需。

值得注意的是，近年的研究发现，过多摄入维生素 B_6、叶酸及维生素 B_{12} 都有可能增加某些疾病的风险。这种情况多发生于过量服用补剂的人群里。目前尚无足够证据证明这些风险的增加是维生素的提纯产物导致的，还是该人群摄入的食物成分导致的。

维生素 C 又叫抗坏血酸，它是抗氧化剂，在免疫细胞的生成和成熟、胶原蛋白的形成，以及铁的吸收过程中都起重要的作用。缺乏维生素 C 会导致坏血症，并且提高白内障的风险。维生素 C 多存在于水果蔬菜之中，尤其是柑橘类水果。加热烹饪也容易破坏维生素 C。

很多动物可以自身合成维生素 C，但是人类、猩猩、猴子和食果蝙蝠失去了合成维生素 C 的能力，而必须从环境中获得维生素 C。科学家认为，这种能力的丢失正是其饮食习惯造成的。由于高等灵长类是天然的食果动物，我们的食物里含有大量的维生素 C，所以在进化中失去了合成维生素 C 的能力。所以，对于那些人类必需又不能合成的营养素，它们的共同特点是自然界里有丰富的植物性来源。

时常有人会问到，人需不需要补充卵磷脂？卵磷脂的核心成分胆碱，也是生命必需的营养素，但是人体自身可以合成胆碱。因为相关研究很少，目前尚无关于胆碱的每日推荐量。

多半水溶性维生素可以在我们的身体里面保存几天，有些可以保存更长的时间。如维生素 B_{12}，可以在肝脏里保存几年甚至十几年。但是随着时间的推移，如果没有及时补充，肝脏的储备也会枯竭。

水溶性维生素的特点是溶于水，因此在用水清洗食物的时候，要注意操作方式，以避免流失。比如，尽量避免在菜切好后清洗；尽量避免反复洗米。全谷物类是 B 族维生素含量比较高的食物，制成精制谷物，或者反复水洗，都会导致 B 族维生素大量流失。

脂溶性维生素溶于脂肪，因此其消化需要胆汁的配合，并且和油脂含量高的食物一起摄入更容易吸收。吸收之后脂溶性维生素在小肠细胞内与极低密度脂蛋白（VLDL）结合，然后进入淋巴循环，最终注入血循环。超出每日需求量的脂溶性维生素可以在肝脏内和脂肪组织内储存几个月。

维生素 A 又叫视黄醇，它参与暗视觉，同时也是抗氧化剂，对骨骼、皮肤、免疫、生殖系统的正常工作起重要的作用。缺乏维生素 A 会导致夜盲症、眼干燥症，以及儿童发育停滞和皮肤干燥等症状。

通常，维生素 A 只存在于动物性食物里，但是过量的维生素 A 对人体是有毒的。人类的肝脏不像肉食动物那样能有效化解维生素 A 的毒性（所有素食动物都没有对维生素 A 的解毒能力）。所以，吃多了富含维生素 A 的动物性食物，我们可能会出现中毒情况。

在自然情况下，人体通过转化 β-胡萝卜素生成维生素 A（所以 β-胡萝卜素又叫前维生素 A）。这个转化过程是受到严格控制的。

因为素食的饮食方式，我们的天然食物中不含维生素 A，所以我们失去了对维生素 A 的解毒能力。同时，因为我们的食物里有大量的 β-胡萝卜素，我们保留了转化 β-胡萝卜素的能力。同样的逻辑，我们很容易理解为什么肉食动物没有将 β-胡萝卜素转化为维生素 A 的能力。

维生素 D 又叫钙化醇，对于调节人体钙磷代谢，以及骨骼、牙齿、肌肉的正常功能至关重要。此外，维生素 D 对于免疫系统和生殖系统等都有重要的功能。维生素 D 缺乏可引起佝偻病、骨质疏松，并增加自身免疫性疾病等多种疾病的风险。

在非动物性食物中，紫外线照射过的真菌含有维生素 D_2。我们的皮肤可以通过吸收阳光中的紫外线来合成维生素 D_3。但是因为现代人多半没有机会晒够太阳，或者怕晒黑而不愿意晒太阳，所以多数人都缺乏维生素 D。因此我们需要特别关注维生素 D。

严格地说，维生素 D 不是一种维生素，而是激素。这是因为，第一，人体可以合成；第二，活性维生素 D 的水平受到严格的调控，摄入太高剂量的维生素 D 可能导致中毒。

维生素 E 又叫生育酚，是重要的脂溶性抗氧化剂，最近的研究还发现它有抗炎的特性。维生素 E 最主要的来源是坚果、种子、麦胚，还有绿色蔬菜。

维生素 K 分为结构相似，但功能不同的两种：维生素 K_1 和 K_2。

维生素 K_1 又叫叶绿醌，它帮助形成有活性的凝血酶。缺乏维生素 K_1 会导致凝血障碍。维生素 K_1 的来源是绿色蔬菜。人们一直认为，使用抗凝剂辅助治疗的人，要限制绿色蔬菜的摄入，但是最新的研究发现，食用深绿色蔬菜，反而有助于保持健康的凝血水平。

维生素 K_2 又叫甲基萘醌，也可以帮助凝血，但是活性不如维生素 K_1。维生素 K_2 更重要的作用是，参与人体钙代谢。缺乏可能引起骨质疏松以及组织钙化。维生素 K_2 可以通过发酵品（如纳豆）摄入，也可以借由肠道益生菌合成。此外，人体也有能力把某些维生素 K_1 转化为维生素 K_2。

需要注意的是，我们应该尽量从食物中获得维生素，而不是吃提纯的维生素补剂。因为在天然的食物中，各种维生素之间有相对的比例；而且天然食物含有成千上万种微量营养素，很多是未知的。这个微妙的平衡，在摄入提纯的维生素补剂时会被打破。尤其是抗氧化剂类的维生素，比如维生素 E、胡萝卜素、番茄红素，其提纯的形式，被很多研究证明，可能会提高癌症和死亡的风险。

在维生素和其他微量营养素的获取方面，素食者比食肉者有很大优势。一项美国研究比较了素食者和食肉者的营养素摄入，发现所有素食者的维生素 A、C、E、B₁、B₂ 和叶酸等的平均摄入量均高于非素食者。因此，研究人员认为素食是高营养密度的饮食。

3.6　矿物质

生物体，比如人体，是由有机物质和无机物质构成的。有机物质都含有四种核心元素：碳、氢、氧、氮；一般来说，它们的化学结构比较复杂。无机成分统称"矿物质"，化学结构比较简单；构成矿物质的化学元素叫矿物质元素。

根据它们在身体内的含量多少，矿物质元素分为常量元素和微量元素。常量元素包括钾、钠、氯、钙、镁、磷、硫七种；微量元素包括铁、铜、碘、锌、锰、钼、钴、铬、氟、硒十种。以下我们一一介绍。

常量元素：钾、钠、氯、钙、镁、磷、硫

钾

体重 60 千克的人体内含有大约 106 克钾，98% 存在于细胞内。正常情况下，细胞内的钾离子浓度为 140~150 毫摩 / 升；细胞外（如血液）浓度为 4~5 毫摩 / 升。

钾离子的功能之一是参与水盐代谢，维持细胞内外渗透压的平衡。

钾离子对于保持和调节细胞内外的电位差至关重要。钾离子流入或流出细胞需要通过专门的离子通道和转运蛋白，这些通路的开关都是受到严格控制的。钾离子跨膜移动导致的细胞膜电位变化，在神经传导、肌肉收

缩、心脏功能、免疫反应等多种生理现象中起重要的作用。

钾的主要来源是各种植物性食物，如豆类、绿叶菜、水果。钾的摄入量与体内碱性代谢产物相关；而摄入动物蛋白促进酸性代谢微环境。足量钾的摄入帮助维持体液的酸碱平衡。

对于末期肾功能衰竭的病人，当肾功能不能保持血液中钾离子的浓度时（血钾 >5.5 毫摩 / 升），病人需要避免高钾食物，蔬菜需要用水焯过，丢掉水分再吃。

钠

和钾离子相反，钠离子主要存在于细胞外液（如组织液、血液）中。正常情况下，细胞内的钠离子浓度为 5~15 毫摩 / 升；细胞外（如血液）浓度为 140 毫摩 / 升。

钠离子和钾离子共同负责水盐代谢和渗透压调节。摄入过多钠，可引起高血压、浮肿等。呕吐、腹泻，或者在不需要时过多饮水，可能稀释血液钠离子浓度导致低钠血症。

钠离子进出细胞也需要通过专门的离子通道和转运蛋白。当细胞外的钠离子流入细胞，神经细胞发生兴奋时，这种兴奋所携带的生物电信号，可沿神经纤维传导，或者导致肌肉收缩。

钠摄入过多可促进炎症，增加高血压的风险，还会诱导幽门螺杆菌的促癌变异。世界卫生组织把每天钠的摄入量定为 2.3 克。一般来说，除含盐的调味料，动物性食物和加工食物的钠含量比较高。

氯

在人体内，氯是以无机离子的状态存在的。含氯的有机化合物（有机氯），基本都是有毒的。因为其亲脂的特性，有机氯毒素常常不容易排出，会富集在动物体内。人通过动物制品摄入后，可影响神经发育、促进癌症和导致内分泌紊乱。

氯离子是人体最主要的无机阴离子，细胞外比细胞内高几倍。氯离子帮助平衡细胞内外的电荷和渗透压，调节细胞体积。

一般来说，在人体内水的流向和氯离子的流向一致。比如，在肺和肠道，有专门的离子通道向黏膜表面分泌氯离子，水随之流出细胞，和其他活性物质一起在黏膜表面形成黏液。肠道过量的氯流失造成腹泻和失水。

另外，我们胃液中的胃酸，实际上就是氯化氢的水溶液（盐酸溶液）。

除了作为平衡电荷和渗透压的"伴随离子"，氯离子在中枢神经系统也通过专门的离子通道，参与调节神经细胞的兴奋度。

氯也是广泛存在的，主要来自含盐（氯化钠）的食物。

钙

人体 99% 的钙离子都在骨骼中，余下的 1% 主要存在于体液（细胞外液）里。细胞外的钙离子浓度大约是 1 毫摩 / 升，细胞内的钙离子浓度在 0.1 毫摩 / 升左右。和钾离子、钠离子不同，体液中的钙离子只有 50% 处于游离状态，40% 的钙离子是和蛋白质相结合，还有 10% 的钙离子和其他的离子相结合。

钙离子在细胞内的浓度有专门的离子通道来调节，当细胞内的钙离子浓度瞬间升高时，可启动神经传导、肌肉收缩、激素分泌、血凝，以及多种酶的活化。

血液或组织中钙的浓度如果长期过高，会导致血管和组织钙化。细胞外钙离子的浓度由甲状旁腺素、维生素 D、降钙素和维生素 K_2 等负责调节。

钙的主要植物来源包括绿色蔬菜、豆类和全谷物类。成人每天需要大约 1000 毫克的钙。普通人的钙吸收率在 25% 左右，孕后期可达 50% 或更高。

因为植物中含有膳食纤维、植酸和草酸等抑制钙、镁、锌等二价阳离子吸收的"抗营养素"，很多人认为植物源的钙吸收率更低一些。但是最近的研究发现，可溶性膳食纤维反而促进钙的吸收。含 0.1% 植酸的膳食对于矿物质吸收没有不好的影响。当矿物质摄入足够，每天 2 克植酸不影响矿物质平衡。反而，动物蛋白引起的酸性内环境会促进钙流失。

镁

镁离子和钙离子的关系有点像钾离子和钠离子，镁离子和钾离子主要存在于细胞内；钙离子和钠离子主要存在于细胞外。其差别在于，钾离子和钠离子是一价阳离子，在人体内的浓度更高，主要负责维持细胞的基本生存和细胞间的信号转导；而镁离子和钙离子是二价阳离子，在人体内的浓度低于钾离子和钠离子，它们更多地参与细胞内的信号转导与细胞功能的调节。

镁和钙一起参与多种生化反应。镁是 300 多种酶的辅助因子，参与能量代谢、凝血，支持神经和心脏的功能，维护骨骼和牙齿健康。

镁缺乏与阿尔茨海默病、2 型糖尿病、高血压、心血管疾病、偏头痛和注意缺陷多动障碍等相关。

镁主要的来源是深绿色蔬菜、豆类、全谷物类、坚果和一些水果。当摄入过高时，我们的身体会自动加快排出，因此只有在低膳食摄入（比如，多肉饮食）时，镁平衡才可能受到影响。

磷

磷在人体内以磷酸基团的形式存在，和钙一起构成骨骼和牙齿的主要成分。磷酸根构成了体液的酸碱缓冲系统之一；磷酸基团还参与合成 ATP、遗传物质 DNA 和 RNA，以及多种细胞内信使分子。此外，磷酸根与脂肪的结合产物——磷脂，还是细胞膜的核心成分。

食物的磷含量都很充分，需要担心的是过量，慢性肾病病人更要注意。碳酸饮料和动物性食物中所含的磷更容易被吸收，这对于维持体内的磷平衡不利。

体内调节磷水平的激素包括维生素 D 和骨骼生产的成纤维细胞生长因子 23（FGF23）。后者是唯一帮助磷排出的激素；FGF23 升高是肾病恶化的重要指标。

硫

硫是维生素 B_1 的构成元素之一，也是蛋氨酸和半胱氨酸的核心元素。

蛋白质是人体硫元素最主要的来源和去处。在一个蛋白质分子内部，或者两个蛋白质分子之间，两个半胱氨酸通过形成二硫键，帮助稳定蛋白质的三维结构。我们的皮肤、头发、指甲等含有较多的半胱氨酸。半胱氨酸还是人体自身抗氧化系统——谷胱甘肽的基本成分之一。

动物性食物的含硫氨基酸比例比较高。超过身体需求的硫最终将被代谢为硫酸，从而增加体内微环境的酸度。

最近的研究发现，心血管系统的多种细胞可以合成微量硫化氢。后者作为细胞间信使，介导一系列保护血管的生化反应，包括抗氧化、抗凋亡、促血管生成、舒张血管等。

但是在肠道内，由一种非益生菌生成的硫化氢，反而促进肠道炎症和肠漏。

微量元素：铁、铜、碘、锌、锰、钼、钴、铬、氟、硒

铁

铁是血红蛋白的核心元素，负责运输氧气和二氧化碳。此外，铁还参

与细胞的能量代谢和氧化反应，在结缔组织的生成、甲状腺素的活化，以及神经递质的合成中都起到辅助作用。

铁缺乏可导致缺铁性贫血，增加注意缺陷多动障碍、甲状腺功能减退等疾病的风险。另一方面，铁过量与多种慢性病，如心血管疾病、糖尿病、阿尔茨海默病、癌症等密切相关。

动物和植物来源的铁在吸收率上有很大差别，动物源铁更容易被吸收，但是也容易造成铁过量；植物铁的来源充分，比如，深绿色蔬菜和豆类，吸收率相对较低，但是更容易调控。植物铁的吸收需要维生素 C 的参与。

在人体内，免疫系统的巨噬细胞负责回收死亡红细胞中的铁离子，供造血系统重新利用。

铜

铜在人体内的特性与铁有些相似。铜离子参与铁离子的代谢，并且在红细胞的生成、免疫功能和能量代谢过程中，起到关键的作用。

在非特异免疫反应中，巨噬细胞内积累较高浓度的铜离子，用于杀死所吞噬的细菌。细菌在选择压力下，为了生存，也会表达出能够帮助排出铜离子的表面蛋白来提高生存能力。

铜在脑组织内的积累与阿尔茨海默病、帕金森病等退行性中枢神经系统疾病有关。而铜缺乏也会引起神经系统、结缔组织，以及免疫系统的病变。

铜最主要的来源是坚果、种子、全谷物类，还有豆类。维生素 C 会降低它的吸收率。我们的小肠有专门的转运蛋白来吸收铜离子。吸收后，铜离子主要储存于肝脏，过多的铜离子会通过胆汁排出。

碘

碘的生理作用是参与合成甲状腺素。甲状腺素帮助调节代谢、生殖等功能。胎儿和三岁以前的婴幼儿，神经系统处于发育的关键期，充分的碘供应非常重要。

对于孕妇和哺乳期妇女，碘的每日推荐量是 250 微克；健康成人是 150 微克。当摄入量超过 1000 微克，进入毒性区域。最佳尿碘范围是 150~400 微克 / 升。

碘的主要来源，包括海菜和碘盐。海菜的碘含量差别较大：寿司海苔每克含碘十几微克；一些海带每克含碘达数千微克。可是，医学文献中查不到因为短期或长期吃太多海带而引起不良反应的有力证据。

另一方面，一项涉及 6 篇前瞻性研究的荟萃分析发现，每天通过碘盐摄入几百微克的碘可以改善血碘浓度，而且没有副作用。

因此如果没有基础性甲状腺疾病或者其他风险因素，摄入较高的碘对于健康人群的影响不大。

当前的认知是，高碘会导致甲状腺素的合成被暂时抑制，之后钠离子和碘离子共同转运蛋白的合成发生适应性下调，使得进入甲状腺的碘量保持相对稳定。此外，摄入大量含碘的天然食物后，过量吸收的碘基本都会随尿液排出，对于内分泌的影响不大。

碘盐是食盐添加碘酸钾或碘化钾而成，这二者的吸收率基本一样，但是碘酸钾更加稳定，所以得到更普遍的应用。进入人体后，碘酸钾被非酶反应还原为碘化钾，所以碘酸钾和碘化钾对身体的作用没有很大差别。

锌

锌离子是人体内除铁以外含量第二多的微量金属离子，正常血清锌值为 8.4~23 微摩 / 升。作为多种酶的关键成分，锌支持生长发育、免疫反应、伤口愈合、味觉、嗅觉等多种生理功能。锌没有专门的储存器官，含锌较多的器官包括肌肉、骨骼、皮肤和肝脏。

有一大类蛋白质叫锌指蛋白，专门与 DNA 和 RNA 结合，调控基因表达，促进生长发育。锌离子还参与抗氧化反应，随着体内铜锌比升高，退行性神经系统疾病的风险增加。

正常胰岛细胞的锌含量比较高，糖尿病病人胰岛细胞的锌含量显著降低。缺锌可削弱上皮屏障细胞之间的紧密连接，如果发生在肺部，会导致细胞间隙增加，免疫细胞侵入，增强炎症反应。

成年男性（女性）每天锌的推荐摄入量为 11（8）毫克。植酸、膳食纤维、钙、铁影响锌的吸收。荟萃分析发现，素食成人的锌摄入量和血锌都比较低，但是没有发现对健康的不良影响。但是安全起见，素食者应该关注锌的摄入。含锌丰富的植物性食物包括豆类、坚果和全谷物类。

锰

锰参与骨骼生成和伤口愈合，它在脂肪酸和尿酸的合成，以及糖和胆固醇的代谢中起到重要的作用。

线粒体比较多的组织，如肝脏和胰腺，锰的浓度较高。锰能够帮助线粒体抗氧化，减少自由基损伤。

在中枢神经系统中，谷氨酰胺的合成酶所含的锰，占大脑锰含量的 80%，负责谷氨酸和谷氨酰胺之间的相互转化。荟萃分析表明，阿尔茨海默病病人血清锰的浓度显著较低。另一方面，过量摄入会导致锰在大脑内积累，促进帕金森病和神经损伤。

锰缺乏的情况很少见，但是因为锰污染而导致锰摄取过量的情况在一些地区时有发生。过量的锰通过肝脏分泌胆汁来排出；肝脏如果发生病变，可导致血锰升高。

锰含量较高的食物包括坚果豆类、全谷物类、茶叶、蔬菜和水果。

钼

人体内有 4 种酶需要微量元素钼：亚硫酸盐氧化酶、黄嘌呤氧化酶、醛氧化酶，以及线粒体酶。这些酶都有一个共同的辅酶 MoCo，即钼辅助因子。

钼的每日推荐量是 45 微克。钼广泛存在于全谷物类和豆类之中，一般不会缺乏。但是过高的钼，可能出现毒性。比如，亚美尼亚的土壤里面钼的含量过高，一些地区的居民每天摄入高达 10~15 毫克的钼，导致尿酸积累，出现类似于痛风的症状。

钴

钴是维生素 B_{12} 的核心金属离子。每天维生素 B_{12} 的需求量是 2.4 微克。但是维生素 B_{12} 的吸收效率不高，而且会受到一些身体状态的影响，比如年龄，胃切除，服用二甲双胍，患有自身免疫性疾病，因此高危人群应该定期检查维生素 B_{12} 水平。素食者需要定期补充维生素 B_{12}。

铬

20 世纪 50 年代，科学家发现，在动物体内，铬可以促进胰岛素功能的发挥。后来在个别临床案例中，铬可以完全逆转肠切除病人的糖代谢异常。于是一些国家把铬列入人体必需微量元素的名单。铬补剂在美国比较流行，因为与其他国家（如中国）相比，美国是一个土壤贫铬的国家。

那么，铬对 2 型糖尿病到底有没有益处呢？最近一项涉及 20 个随机对照研究的荟萃分析，发现虽然铬补剂有改善血糖的倾向，但是现有的临床数据并不足以推荐它的使用。所以铬是否为人体所必需的微量元素尚无定论。

铬富含于土豆、坚果、西蓝花等食物，以及全谷物类中。

氟

氟对于预防龋齿很重要。从 20 世纪中开始，人为加氟的牙膏日益普遍，龋齿发生率随之下降。

口腔中低浓度氟可在牙齿表面形成一层羟基磷灰石，帮助保护牙质，抑制矿物质流失；当氟不足时，磷灰石中的部分氟元素被碳酸根取代，使形成的保护层耐酸能力下降。除此之外，氟还通过抑制口腔中产酸的变形链球菌，减少对牙齿的侵蚀。

但是越来越多的研究发现，氟对于健康的益处只停留在牙齿表面：氟进入身体后，优先富集在骨骼里，过高的浓度可能引起氟牙症和氟骨病。荟萃研究还发现，饮水含较高浓度的氟，可降低儿童智力水平。因此很多学者呼吁，修改在饮水和牙膏中添加氟的做法。

氟的天然来源包括海菜和茶叶。

硒

在一些蛋白质中，部分含硫氨基酸的硫元素被硒元素所取代，形成硒蛋白。硒元素通常出现在硒蛋白的活性部位，并起到关键作用。生物体甚至用专门的 RNA 终止密码子 UGA 来确保硒蛋白的合成。

硒蛋白在人体内执行多种功能，包括抗氧化、抗炎、帮助甲状腺素的合成等。缺硒可能降低免疫和认知功能，增加死亡风险。富硒的食物对于预防肺癌、大肠癌、前列腺癌、膀胱癌有益处。

但是硒过量可能会提高硒中毒和 2 型糖尿病的风险，因此只有缺乏时补硒才有益处。硒与健康呈 U 形曲线。

肝脏是硒代谢的中心器官。在缺硒的时候，肝脏负责把硒优先分配给更重要的功能；在硒过量时，肝脏负责排出。

食物的硒含量主要与产地有关，而且差别很大，富硒地区的谷类是很好的硒来源，巴西坚果的硒含量很高。除了已知的富硒地区，总体来说，我国土壤的硒含量相对较少。

要注意的特别情况

在特殊生理时期，如怀孕期间，人体对于各种营养素和矿物质的缺乏更加敏感。尤其在一些低收入的国家，怀孕的过程可能导致营养不良加重。这时候补充一些营养补剂是有必要的。比如，补碘可能减少儿童认知发育障碍，补锌预防早产，补铁降低低出生体重的概率等。

有金属离子吸收或代谢障碍疾病的病人，要根据情况增加微量元素的检测与膳食调整。

做过胃旁路术的病人，因为他们吸收营养的关键肠段被切除，所以很容易出现各种营养不良，包括微量营养素和矿物质的吸收不足。对于这些特殊人群，微量营养素的监测也非常重要。

另外，有一些金属元素，身体并不需要，但是会随膳食摄入。当摄入超过安全量时，会造成不利健康的后果。这类元素包括铝、砷、铅、汞、镉等重金属离子。

铝与智力有关，铝的摄入过多会促进认知障碍和阿尔茨海默病的发生。铝的主要来源包括铝制厨具餐具和食用明矾。

很多有害的金属离子（如铅），在进入人体后，不能有效排出，于是被储存在我们的骨骼中。在身体需要钙的时候（如怀孕），这些有害物质随同钙被释放出来，影响到胎儿的发育。孕哺期使用钙补剂可能减少铅从骨骼排出，但是有研究发现，孕期补钙可能对母亲的骨密度造成不好的影响。

有害重金属中，镉最主要的来源是磷肥。汞、铅、砷，在鱼虾贝等海产里的含量最高。

3.7　植物化学物质

植物化学物质能够促进健康，对疾病有预防作用。植物化学物质虽然对于人的生存不是必需的，但是植物化学物质通过抗氧化、抗炎、抗癌、抗过敏、抗菌、降血脂、免疫调节、解毒、保护神经系统等方面的功能，帮助人体达到最佳的健康状态。迄今为止，人类已经发现了上千种植物化学物质。

大多数植物化学物质都有抗氧化作用。植物生产这些物质帮助保护植物细胞，免受来自自然界（如紫外线）的自由基的氧化损伤。植物化学物质被人体摄入后，作为抗氧化物质，它可以保护人体细胞，降低患上癌症、心血管疾病、退行性神经系统疾病等多种疾病的风险。有抗氧化特性的植物化学物质，包括但是不限于：类胡萝卜素、有机硫植物化学物质，以及多酚类物质，如黄酮类、鞣花酸、木酚素、白藜芦醇、羟基酪醇等。

炎症是人体对于病原体入侵和组织损伤的保护性反应。在组织细胞和免疫细胞分泌的炎症因子的促进下，局部血流增加，血管通透性增加，免疫细胞进入受侵害的组织，清除入侵病原体或受伤细胞。但是过度或持续的炎症会导致失控的组织损伤和变异，诱发多种疾病，甚至危及生命。很多植物化学物质可以调节炎症因子的产生和分泌，从而帮助炎症的消除。有抗炎作用的植物化学物质，包括但是不限于各种多酚、萜类等。

一些植物化学物质对于内分泌功能有调节作用。比如，一些黄酮类的物质可以影响与甲状腺素合成相关的蛋白质的活性，帮助维持正常的甲状腺功能。

植物雌激素也是植物化学物质，它通过在三维结构上模拟雌激素，在人体内和雌激素受体发生较弱的相互作用，从而帮助调节激素的功能。在更年期雌激素水平骤降的时候，植物雌激素可帮助减少更年期综合征的症状，保护心脏和骨骼；在雌激素水平高的时候，帮助降低妇科癌症的发病、复发和死亡的风险。富含植物雌激素的食物，包括各种豆类、亚麻籽、咖啡、西蓝花、橙子、胡萝卜等。此外，圆白菜中的吲哚类物质可以抑制合成雌激素的酶，降低它的活性，减少乳腺癌的发病和死亡风险。

植物化学物质的健康益处还体现在抗癌方面。一些植物化学物质，比如皂素，可以抑制 DNA 的合成和癌细胞的增殖；有抗氧化作用的植物化学物质，可以减少自由基对 DNA 的损伤，或者通过激活细胞的氧化应激系统，抑制癌细胞的形成。另一方面，有些植物化学物质在特定情况下，有促进氧化的作用，帮助清除癌细胞，辅助癌症的治疗。植物化学物质还可以通过其抗炎作用，减少癌组织的血管生成，从而阻止肿瘤的恶化。

大蒜素等植物化学物质有抑菌作用。这类植物化学物质可以破坏细菌的细胞膜，或者抑制细菌的酶以及毒性因子。有的植物化学物质还可以协同抗生素发生作用，降低细菌的抗药性。还有一些植物化学物质，如蔓越莓中的花青素，可以直接和细菌的细胞壁结合，阻止这些病原体和人体细胞发生密切接触，从而保护牙齿，或者降低尿路感染的风险。有抗菌作用的植物化学物质包括生物碱、含硫植物化学物质、萜类，以及一些多酚类。

植物化学物质来自植物，主要存在于植物性食物中，如全谷物类、蔬菜、豆类、水果等。健康素食除了提供大量的植物化学物质，还富含膳食纤维、维生素、矿物质，同时不含胆固醇，而且脂肪和饱和脂肪酸的含量比动物制品低得多。

值得注意的是，有抗氧化作用的植物化学物质，如胡萝卜素和番茄红素，提纯后制成营养补剂，反而会提高某些癌症的风险，因此人体最好从天然的全植物食物中获取营养。

　　非药而愈的核心思想是做减法，而不是加法。虽然植物化学物质有很多的健康作用，但是如果我们仍然在吃肉、蛋、奶、油等伤害身体的食物，摄入再多的植物化学物质也不足以抵消有害食物造成的伤害，所以最重要的是不吃不应该吃的东西。

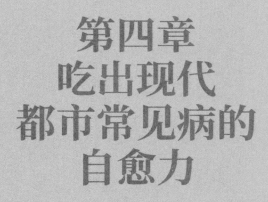

第四章
吃出现代
都市常见病的
自愈力

现代都市常见病是人类长期持续自我伤害的结果。有些自我伤害是不得已的（如看电子屏、伏案工作），另一些是无意识的（如错误饮食）；有些是明知故犯（如吸烟），另一些是出于误解（如吃肉）。大多数是可以逆转的，有些可能无法彻底挽回（如 1 型糖尿病）。

我们总是希望找到一种外在的解决方案（如药物、手术、疫苗、营养品等）来治好我们的疾病，但是如果我们不断自我伤害，再好的良医良药也帮不了我们。所以远离疾病的关键在于停止自我伤害。远离疾病的饮食建议就是：虽然吃什么很重要，但是关键在于不吃什么。只有停止自我伤害，身体的自愈力才得以发挥作用；只要停止自我伤害，自愈力的作用就会开始显现，经常给我们带来奇迹。

4.1　现代都市常见病的五大机制

根据国务院新闻办，2019 年我国居民因慢性病死亡的人数占总死亡的 88.5%。2009 年的《中国城市人群健康白皮书》指出，我国主流城市的白领亚健康人数占白领总人数的比例为 76%，真正意义上的健康人数占白领总人数的比例不足 3%。

困扰我们的健康问题包括：癌症、糖尿病、高血压、动脉硬化、肥胖、过敏、自身免疫、胃肠疾病、早熟、粉刺、痛风、肝病、肾病、肾结石、胆结石、椎间盘疾病、骨质疏松、肌肉流失、痴呆、帕金森病等。这些疾病不仅构成国人的关键死因，也是医疗支出的主要去向。

疾病的宏观因素包括：生活方式（包括饮食）、心态、环境、遗传等。

疾病的微观机制，至少可总结为这以下五条：

（1）肠漏；

（2）氧化自由基；

（3）酸性微环境；

（4）胆固醇代谢或循环障碍；

（5）细胞营养过剩。

这五大机制，都与饮食有关。

肠漏

高脂低纤的动物性饮食促进肠道非益生菌生长，导致菌群失衡，生成硫化氢、次级胆汁酸等有害代谢物，诱发肠漏（肠壁通透性增加），同时减少抗炎的短链脂肪酸。

肠漏导致肠内细菌的毒素（内毒素）入血，诱发系统性炎症。后者导致脂肪肝、肥胖、糖尿病、高血压、动脉硬化等代谢问题。肠漏还导致外来抗原入血，引起免疫攻击，诱发过敏症和自身免疫性疾病。

香烟、酒精、未烹饪的谷类、豆类，某些茄科植物，以及面筋蛋白（对于个别麸质不耐受的人），也可能诱发肠漏，但是这些不是当代人出现肠漏的主要原因。

氧化自由基

动物性饮食的特点包括：高脂和低抗氧化剂。高脂促进自由基生成，低抗氧化剂减少自由基的淬灭。自由基增加，加剧氧化反应：氧化低密度脂蛋白（LDL），促进动脉硬化；氧化 DNA，导致细胞癌变；氧化反应增加还导致退行性疾病（如阿尔茨海默病、帕金森病）。

系统性炎症和氧化应激，促进肾上腺皮质激素的分泌，后者抑制免疫功能，增加感冒等病原体疾病的概率。

酸性微环境

动物蛋白含有较高比例的含硫氨基酸，最终在体内被代谢为硫酸。因为硫酸不能通过呼吸排出，形成代谢酸负荷。酸负荷诱发酸性代谢微环境，促进癌细胞的生成和生长，同时促进钙流失、肌肉流失、肾结石，以及尿酸在体内积累和结晶（痛风）等。

胆固醇代谢或循环障碍

动物制品富含胆固醇、饱和脂肪酸，不含膳食纤维。氢化植物油和反刍类动物制品是反式脂肪酸的来源。

胆固醇、饱和脂肪酸、反式脂肪酸的摄入，结合低纤维饮食和血管炎症（肠漏），导致动脉硬化，进而阻碍血循环。

血循环问题使得组织器官供血不足，进而导致器官退化（如腰椎间盘退化）、功能丧失（如阳痿）或急性坏死（如心肌梗死、脑梗死）。

细胞营养过剩

高动物蛋白、高精制碳水化合物的西式饮食，增加细胞环境中的支链氨基酸、葡萄糖、胰岛素和生长激素 IGF-1，从而激活细胞的营养感受器，使得细胞生长、蛋白质和脂肪合成更加活跃，胰岛素减敏，自噬作用被抑制。这一系列细胞反应，诱发肥胖、糖尿病、癌症等诸多现代病。

这五大机制，从多个角度诠释了：动物制品促进疾病的发生，天然的植物性食物促进疾病的自愈。

4.2　呼吸道炎症与植物性饮食自愈

当传染性疾病发生时，除了做好防护，自愈能力是很重要的因素。

根据国家疾控中心的数据，已经有心血管疾病、高血压、糖尿病、癌症等基础病的人，感染新冠肺炎住院后的死亡风险成倍提高。慢性病是长期不健康的生活方式所致，它们的共同特点是系统性炎症。已有的炎症加上病毒引起的新炎症，形成炎症叠加，更容易导致不可控制的炎症风暴。所以，如果已经有了基础病，我们不能掉以轻心，要及时改变生活方式，因为我们的健康储备已经不足了。

根据中医的理论，"肺与大肠相表里"，呼吸道的问题要从肠道找根源。

肠道菌

我们的肠道有两类细菌：有益菌和有害菌。有益菌以膳食纤维为食物；有害菌以动物蛋白和脂肪为食物。

肠道有害菌在分解肉、鱼、蛋、奶中的动物蛋白时，会生成某些有害物质，如硫化氢。这个过程叫腐败。后者引起肠壁的通透性增加，即肠漏。肠漏导致肠内细菌产生的毒素（内毒素）进入血液，顺着血管流向全身，诱发系统性炎症。因此，降低系统性炎症水平需要避免动物性食物。

相反，食物中的膳食纤维被肠道的有益菌发酵，产生短链脂肪酸，包括乙酸、丙酸和丁酸。短链脂肪酸进入血液，通过诱导调节性 T 细胞（一种免疫抑制细胞），可降低系统性炎症的水平。研究发现，短链脂肪酸可以显著改善过敏性肺炎（即哮喘）的炎症和免疫指标。

对于骨髓移植病人，肺部病毒感染是常见并发症。科学家在移植期间收集病人的粪便，分析其中产生丁酸的细菌含量，并观察 6 个月内感染病毒性肺炎的频率。结果发现，移植时粪便中丁酸菌含量高的病人，肺部病毒感染的概率只有一般病人的 20%。这项结果彰显了膳食纤维的发酵产物对病毒性呼吸道感染的抑制作用。

除了短链脂肪酸，膳食纤维发酵时还会产生维生素 B_6。研究发现，维生素 B_6 也可以显著降低血液炎症指标 CRP。

动物性食物不含膳食纤维，却含有促进有害菌的动物蛋白及饱和脂肪酸。所以，要减轻呼吸道炎症，饮食上不要给肠道有害菌提供食物，即肉、鱼、蛋、奶等，从而停止肠漏。

膳食纤维只存在于植物中。要多摄入高膳食纤维的食物：蔬菜、水果、豆类和全谷物类，保证肠道的益生菌有足够的发酵原料。

因为植物油和精加工食物损失了全部或大部分膳食纤维，所以我们提倡避免植物油，吃整全食物，亦即"低脂全植物饮食"。

自由基

自由基在体内可引起或促进各种炎症反应。自由基的主要来源包括吸烟、吃油炸食物、摄入肉类导致铁过量、超强度运动以及过度日晒等等。

除了针对以上提到的生活方式做出调整，摄入足量的抗氧化物是中和自由基，从而减轻炎症的有效方法。研究发现，摄入维生素 A、维生素 C、维生素 E、类胡萝卜素等抗氧化物可以有效降低炎症水平。蔬、果、豆、全谷物类是这些抗氧化物的最好来源。含抗氧化物最多的水果包括石榴和各种莓果。

动物抗原

人类在进化中丢失了哺乳类专有的动物抗原 Neu5Gc。研究发现，当我们摄入红肉和奶制品时，这种动物抗原会被肠道吸收进入血液，最终表达在血管内皮细胞表面。因为人类本身没有这种抗原，它出现在血管壁上会引起不强但是不间断的免疫攻击，导致持续的低度系统性炎症。因此，哺乳动物类制品，如红肉和奶类，会加重体内的炎症水平。

ω-3 脂肪酸

ω-3 脂肪酸有抗炎的特性。一提到 ω-3 脂肪酸，我们可能想到鱼或鱼油。鱼和鱼油所含的长链 ω-3 脂肪酸 EPA 和 DHA，被很多研究证明可以有效减轻炎症；但是大规模荟萃研究不能得出鱼油有益于心血管或预防癌症的结论。可能的解释是，鱼和鱼油不仅含有 ω-3 脂肪酸，还含有促炎的成分，比如动物脂肪、动物蛋白。

鱼类的腥臭气味来自 TMA。TMA 在肠道内可被非益生菌转化为促炎因子 TMAO。此外，鱼类通过富集作用，浓缩了各类水体污染物质，如多氯联苯、汞和其他重金属，其中一些有促进炎症的作用。

因此，最好的 ω-3 脂肪酸来源不是鱼，而是植物性食物，比如亚麻籽、紫苏籽、藻类等。实际上，鱼类不能合成 ω-3 脂肪酸，其 ω-3 脂肪酸来自水藻。

其他营养素和食物

金属离子——镁离子在实验室研究中，可以抑制炎症因子的表达，避免免疫细胞过度活跃，从而减少不必要的自我伤害。镁是叶绿素的核心成分，最好的来源是绿色蔬菜。

咖喱的主要成分姜黄是已知的抗炎食物。多项研究发现，这种抗炎作用对于流感病毒和其他呼吸道病毒导致的炎症感染同样有效。有胆囊疾病者或其他对姜黄有禁忌的人群，请根据医嘱并选择安全无污染的姜黄来源。

萝卜经常被植物双链 RNA 病毒所感染。这种病毒不会侵害人类，反而有益于提高人体的抗病毒能力。人体在摄入双链 RNA 后，会被诱导生成干扰素，有利于对抗真正有害的入侵病毒，所以多吃萝卜是有益的。

植物性饮食降低新冠肺炎重症风险

科学家调查了数千名接触新冠肺炎病人的医护人员，其中一部分不幸感染了新冠病毒。结果发现素食医护人员被感染后，中重症风险显著降低 73%；比起素食者，低碳水高蛋白饮食的遵循者，中重症风险升高近 3 倍。

另一项涉及 60 万人的更大规模的队列研究，发现较高的蔬菜和水果摄入，降低重症风险 41%。作者对数据分析后得出结论：健康植物性饮食模式降低感染风险和重病风险。

综上所述，提高自愈能力，保护自己和家人健康的饮食建议如下：

（1）避免动物性食物如肉、鱼、蛋、奶等；

（2）以蔬菜、水果、豆类、全谷物类为膳食核心；

（3）低脂饮食，采取无油烹饪或尽量少油；

（4）每天摄入一些未过度烹饪的新鲜蔬果；

（5）补充亚麻籽（每天 10~15 克）。

瘟疫起源于动物。不论是降低风险、改善症状，还是断绝源头，不吃动物性食物都是最佳的选择。

4.3 痛风可以吃大豆，但不能吃这类食物！

两千多年前，希波克拉底把痛风称作"国王病"，因为只有国王和像国王一样高贵的贵族才得这个病。现在大家都吃得像国王，所以，痛风已经越来越普遍了。

根据几项调研，我国痛风发病率为 0.15%~1.14%。男女比例为 (5~21)∶1。数据分布有点宽，这反映了每个研究的人群代表性不太一样。

痛风多在夜间发作，常伴随关节红肿、剧痛，并持续数天。一般从大脚趾关节开始，严重时会波及踝关节和膝关节。肿痛的原因是尿酸在关节里面形成了针状晶体。因此，痛风与高尿酸血症息息相关。

痛风与尿酸

哈佛医学院曾经对 2000 名健康人随访了 15 年，并记录他们血液尿酸水平的变化和出现痛风的时间及发作频次，结果发现痛风发作与之前几年的尿酸水平有很大关系。当尿酸水平高于 416 微摩 / 升，累积痛风发作频率急剧上升。

高尿酸血症一般定义为血液尿酸浓度大于 416 微摩 / 升或大于 7 毫克 / 分升。根据这个标准，我国高尿酸血症的发病率在男士群体中为 22%，女士群体为 9%。

因为尿酸是体内核酸分解出来的嘌呤代谢后的产物，所以从一开始，大家的注意力就集中在食物的嘌呤含量上。高嘌呤的食物是痛风病人的禁忌。

关于黄豆的误会

太多人问我痛风病人不能吃大豆（黄豆），能吃什么？这实际是一个天大的误会。从这张食物嘌呤含量表中我们可以看出，嘌呤含量最高的食物都是动物性食物。所以痛风病人首先要避免动物性制品。

食物嘌呤含量表

食物（100 克）	嘌呤 / 毫克
猪肝	285
沙丁鱼	210
猪肾	195
虾	144

续表

食物（100克）	嘌呤 / 毫克
鸡胸	141
三文鱼	119
猪臀	113
牛肩	104
干大豆	172
西蓝花	70
菠菜	51
毛豆	48
鲜笋	31
豆腐	31
干面粉	26
大米	26
鲜蘑	21
土豆	7
香蕉	3

植物性食物都是低嘌呤的食物，除了干大豆。而食物的干湿会影响营养成分的计算。我们一般不吃脱了水的大豆，鲜豆或泡发才符合我们的消费习惯。当我们用毛豆（鲜大豆）和豆腐作为载体计算时，大豆的嘌呤含量就和其他植物性食物相当了。因此从嘌呤含量的角度来说，大豆不属于高嘌呤的食物，尤其当我们用它替代动物制品的时候。

近年来多项研究发现，摄入大豆制品不光不会增加，反而会显著降低痛风和高尿酸血症的风险。

收纳了 6 万人的新加坡华人健康研究发现，随着大豆制品或其他豆类摄入的增加，痛风的罹患风险下降。相反，红肉、禽类和水产品都会剂量性地增加痛风风险。

天津医学院的一项病例对照研究也得出类似的结论：以动物制品和油炸食品为主的饮食模式会提高罹患痛风的风险 1 倍多，而以大豆制品和水果为主的饮食模式降低一半以上的罹患痛风的风险。

4000 人参与的上海男士健康研究也发现：海产品增加罹患痛风的风险，而大豆制品降低罹患痛风的风险。

尿酸建议的反转

2016 年 11 月，美国医师协会（ACP）发表了最新版的临床痛风管理指南。值得注意是，这篇指南没有建议痛风病人降尿酸，也没有建议监控尿酸水平。

这与美国风湿病学会（ACR），欧洲抗风湿病联盟（EULAR），痛风、高尿酸血症和晶体相关疾病网络（G–CAN）以及多国参与的关节病 3E（Evidence, Expertise, Exchange）项目的指南不一致，虽然大家都是根据同样的数据得出的结论。这些机构都建议把尿酸控制在饱和临界值以下。

美国医师协会的这一改变不无道理，近年来越来越多的数据表明，尿酸对于人体是有益的。作为抗氧化剂，尿酸帮助身体抵御自由基的破坏，从而降低帕金森病、阿尔茨海默病、多发性硬化，以及癌症的风险。但是尿酸过高，与痛风、肾病、高血压和心血管疾病相关。

中国台湾的一项研究发现，尿酸水平与心血管疾病病人、癌症病人的死亡率及全因死亡率的关系呈 U 形曲线，普通人最佳尿酸浓度在0.30~0.41 毫摩 / 升左右。

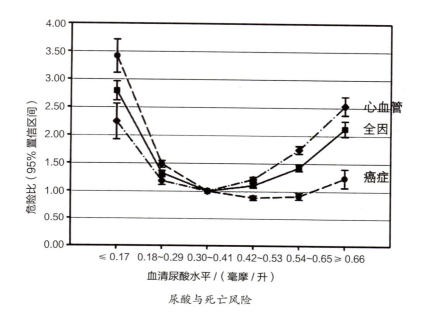

尿酸与死亡风险

如何达到最佳的尿酸水平？

痛风的本质是尿酸产生与排出失衡导致的超饱和化。因此，仅仅控制嘌呤摄入是无法有效地控制痛风的。

日本一项随机交叉研究发现，尿酸水平不光与嘌呤的摄入有关，还与尿酸的排出有关。越偏碱性的尿液，越有利于尿酸的排出。而尿液偏碱性的受试者遵循以植物性食物为主的"碱性饮食"；偏酸性尿液的参与者吃的是多肉少菜的"酸性饮食"。

动物性饮食导致的代谢酸负荷会诱发体内酸性代谢微环境，这种微环境不仅不利于尿酸排出，还促进尿酸在体液中超饱和化，甚至结晶。所以吃得越素，高尿酸血症和痛风的发病率就越低；肉吃得越多，高尿酸血症和痛风的发病率就越高。

实际上素食者的碱性内环境会提高身体对尿酸的包容度，即使尿酸偏高一些，也不会担心它在体内结晶，反而有利于降低帕金森病等疾病的风险。一项研究发现，在健康人群中，全植物饮食者的平均尿酸反而比其他饮食者略微高一些，更接近最佳值。

中国台湾慈济健康研究，素食者的痛风风险比非素食者降低67%。即使在调整高尿酸血症的因素以后，痛风风险仍然降低60%！这项结果说明，尿酸高低不是最重要的因素，酸碱性才是独立、最重要的痛风指标。

高尿酸的逆转

最有说服力的是介入研究，也就是对于已经高尿酸的人，转变为素食能否帮助他们降低尿酸超饱和和痛风风险。

一项研究让受试者从多肉饮食逐步过渡到无肉饮食，并同步测量他们尿液的尿酸饱和度。当大幅减少膳食中的肉类时，尿酸的饱和度开始急剧下降。进入无肉饮食后，尿酸继续下降，最终下降到多肉饮食时的7%，尿酸结石的风险几乎完全消失。

由此可见，短时间的饮食结构的变化，即可迅速降低我们尿液的尿酸水平。

总之，痛风的核心是酸碱平衡，不是尿酸高低。太低的尿酸增加多种疾病的风险。全植物饮食使身体内环境趋于碱性，从而降低痛风的风险。

因为酒精和添加果糖也会升高痛风风险，所以在坚持低脂植物性饮食的同时应该尽量避免酒类和含糖饮料。

建立在假设上的饮食建议是不靠谱的。大豆不利于痛风病人的说法，正是这样的没有临床数据支持的假说。

有人问我，为什么吃大豆后痛风好像加重了？不知这里面有没有心理暗示的因素，但关键在于他还在吃肉！关键不在于吃什么，而在于不吃什么。

4.4　该补的都补了，为什么还贫血？

贫血的原因有很多，不一定是因为缺铁。

有过这么一个案例：一岁半的男孩，因为严重贫血，被医生建议多吃红肉。焦虑的母亲问应该怎么补铁。化验单上有一处可疑的地方：免疫球蛋白 E（IgE）高达数千，远高于成人的正常值高限 165。这说明，患儿有严重的过敏反应。

询问之后发现，为保证营养，家里人每天给他吃肉、蛋、奶，尤其让他喝了大量牛奶。动物制品，尤其牛奶，是儿童过敏的主要原因。因为过敏导致的肠道失血，没有经验的人不容易发现。这可能是他贫血的根本原因。用豆类、谷类等植物蛋白来源替代肉、蛋、奶之后，患儿的免疫球蛋白回归正常，贫血迅速改善。

找到贫血真正的原因，从根源上停止伤害，才能真正达到病愈。

什么是贫血？

血细胞包括红细胞、白细胞、血小板。红细胞的作用，是向组织器官运送氧气，再把全身细胞产生的二氧化碳运回肺部，周而复始。要确保组织获得足够的氧气，通达的血管、健康足量的红细胞，缺一不可。

红细胞的数量不足，或者不够健康，导致的血液运氧能力不足，叫贫血。比较典型的贫血症状包括：疲惫、虚弱、面色苍白、气短（喘不过气）、心悸、心慌、眩晕、手脚发凉等。

红细胞数量不足的原因：红细胞生成减慢或破坏加速。

红细胞缺陷的主要原因：血红蛋白不足或异常。

根据临床特点，贫血大致分为：缺铁性贫血、巨幼红细胞贫血、再生障碍性贫血、溶血性贫血、遗传性贫血、慢性病导致的贫血等。下面，我们从营养生理学的角度分析一下各类贫血。

一、缺铁性贫血

身体缺乏铁元素，导致血红蛋白不够（血红蛋白的核心元素是铁），红细胞的体积比较小。这是最常见的一种贫血。

缺乏铁元素的原因有：铁摄入不足、铁吸收不利、失血等。

铁最好的食物来源是深绿色蔬菜和豆类。这些食物不但含有丰富的铁，还含有维生素 C。维生素 C 在植物铁的吸收过程中起到重要的作用。

维生素 C 主要存在于新鲜的蔬菜、水果中，而加热会大量破坏维生素 C，因此每天要确保摄入一些生的蔬菜、水果。

动物源的铁（血红素铁）比植物铁更容易被吸收，且不需要维生素 C 的参与。但是由于人体不容易调控其吸收率，更容易导致铁过量。

摄入动物源铁导致的铁过量，显著提高癌症、心血管疾病、糖尿病、阿尔茨海默病等多种慢性疾病的风险。

研究发现，全植物饮食者比非植物饮食者摄入更多的铁，但会有更理想的铁储备（不过量也不低）。

在因为失血导致的缺铁性贫血中，最常见月经失血和胃肠道失血的情况。

过量月经失血与子宫肌瘤、痛经、子宫内膜异位等妇科问题相关。这些问题主要原因是体内雌激素过高，不能适时有效地排出。饮食上，促进雌激素排出最有效的方法是低脂高纤的植物性饮食。

胃肠道出血的主要原因包括痔疮、溃疡、过敏等。慢性消化道出血有时不易察觉，时间长了导致贫血。导致痔疮的主要原因是便秘。后者较明确的风险因素是膳食纤维摄入不足、多肉饮食，以及缺乏运动。消化道溃疡的主因包括：幽门螺杆菌感染、长期使用非类固醇抗炎药物，以及身体对急性重病和压力的应激反应。

婴幼儿过敏性肠炎是容易忽视的贫血诱因。多项研究发现，婴儿粪便中的血红蛋白与牛奶的摄入密切相关。前面讲的患儿贫血的案例就很典型。

二、巨幼红细胞贫血

这种贫血与长期缺乏叶酸或维生素 B_{12} 有关。叶酸和维生素 B_{12} 在红细胞的生成过程中扮演重要的角色，两种营养素缺乏时，会导致部分红细胞无法完全成熟。红细胞在成熟的过程中会失去细胞核。不成熟的红细胞（幼稚细胞）仍然含有细胞核，或者体积比较大，因此叫巨幼红细胞。在血样中检测出巨幼红细胞，是这类贫血的特征。

除了巨幼红细胞贫血，叶酸或维生素 B_{12} 缺乏还可能导致神经损伤和动脉硬化，临床特征是高同型半胱氨酸血症。

高温会破坏存在于叶子菜和豆类中的天然叶酸，因此每天应该摄入一定量的新鲜蔬果。一些朋友习惯使用叶酸补剂，但是有研究发现，这种人工叶酸会增加患癌症的风险。

恶性贫血一词，专门用来描述维生素 B_{12} 吸收不良而导致的巨幼红细胞贫血。现代的农耕方式和卫生条件，导致植物性饮食缺乏维生素 B_{12}，因此素食者要定期补充维生素 B_{12}。非素食者不需要担心这个问题，因为动物饲料已经人为添加了维生素 B_{12}。

在消化道中，维生素 B_{12} 的吸收，需要胃壁细胞分泌的蛋白质"内因子"来辅助完成。胃切除、自身免疫性胃炎、胃功能下降（如老人），或者某些药物（如二甲双胍）会影响维生素 B_{12} 的吸收。在这种情况下，有必要采用大剂量（毫克级）、舌下片，或者注射的方式补充维生素 B_{12}。

三、再生障碍性贫血

再生障碍性贫血的发病原因是：骨髓产生红细胞的机制受到了破坏。破坏造血机制的因素包括：药物、放射性辐射、环境毒素、病毒感染、自身免疫、酒精等。

有些药物会破坏骨髓的造血能力，包括某些化疗的药物、抗生素类药物、治疗类风湿关节炎的药物、抗惊厥类药物等，长期服用，导致造血功能受到压制或破坏，诱发再生障碍性贫血。遵循健康的生活方式，减少生病，避免长期服药，是最好的预防此类贫血的方法。

酗酒是再生障碍性贫血的另一个原因。肝脏中的醛脱氢酶 –2 在酒精解毒过程中起到关键作用，40% 左右的东亚人（包括中国人）携带这个基因的缺陷版本，导致肝脏不能有效地清除酒精的代谢物——乙醛。乙醛有很高的细胞毒性，会破坏造血干细胞。除此之外，酒精也被世界卫生组织列为 1 类致癌物。珍惜生命，远离酒精。

一些环境毒素，比如汽油里的少量苯，重金属砷和铅，过量的铁和一些农药，可能通过不同的机制，破坏造血系统。值得注意的是，动物对于很多环境毒素有富集效应。因此饮食避免或减少动物制品，可简单有效地降低这类贫血的发生机会。

工作或生活在高辐射的环境，或者做放射性治疗可能诱发再生障碍性贫血。因为人体一般不能感知 X 光、核辐射等有害射线，所以我们只有提高安全意识，才能有效避免。

有些病毒，比如肝炎病毒、EB 病毒、HIV、人类细小病毒 B19、巨细胞病毒等，可能通过不同的机制侵害到骨髓的造血功能，诱发再生障碍性贫血。

自身免疫性疾病是当代社会一大类高发疾病。当免疫攻击目标是自身的骨髓造血细胞时，造血功能可能受到伤害，进而诱发再生障碍性贫血。自身免疫性疾病常出现并发的现象，比如红斑狼疮并发再生障碍性贫血。这类疾病，通过低脂全植物饮食的饮食方式，预防并修复肠漏，才可能自愈。

如果已经患有再生障碍性贫血，除了在生活中断除疾病的根源，大量研究发现，中药黄芪可以有效改善再生障碍性贫血的症状。

四、溶血性贫血

溶血性贫血可能有遗传或其他原因，表现为红细胞的破坏加速。

最典型的是新生儿溶血症。这种病症的原因是母婴血型不同，怀孕过程中少量胎儿红细胞从胎盘进入母体，诱发母体生成抗胎儿红细胞的抗体。出生时，母婴血液发生短暂交流，母亲的抗体进入婴儿，引起溶血。

婴儿红细胞被破坏时，释放出大量血红素。血红素被肝脏、脾脏转化为胆红素。当胆红素的浓度超过肝脏可代谢排出的能力时，出现黄疸。我国的新生儿黄疸的发病率为 60%~80%。一般情况在 2 周之内会自然消失。

蚕豆病是全球分布颇为广泛的 X 连锁隐性遗传病，携带者中男性发病率更高。其病因是细胞缺乏葡萄糖 –6– 磷酸脱氢酶，导致抗氧化剂的循环机制受损，从而使细胞不能有效应对氧化应激。而红细胞由于其载氧的特殊功能，对氧化应激能力的需求高，更容易遭受氧化危机。

蚕豆富含某些特殊的糖苷类化合物，会激发氧化应激。因此病人在吃蚕豆后，大量红细胞可能因为不能有效抵消氧化反应而被破坏，表现为溶血性贫血。蚕豆病病人，避免蚕豆，多摄入富含抗氧化剂的新鲜蔬果，是最有效的应对手段。值得指出的是，很多蚕豆病病人不敢吃所有豆类，这是不必要的。有问题的糖苷类化合物只存在于蚕豆中。

人工植入机械心脏瓣膜，在一些病人中造成红细胞的机械损伤，导致溶血。虽然这种情况比较少见，替换有问题的瓣膜是最佳的解决方法。

蛇毒、蜘蛛毒等毒素进入身体后，会激活血液的补体系统。激活之后，补体蛋白之间相互作用，导致血细胞交联、沉淀、凝血和溶血。

此外，我们在后面还会介绍到一种与哺乳类动物的抗原和细菌感染相关的溶血性尿毒综合征，在这里就不重复了。

五、遗传性贫血

遗传因素可能在多个不同环节影响红细胞的数目和质量，从而导致贫血。

中国比较常见的遗传性贫血是地中海贫血，虽然这类贫血主要发生在地中海、北非、中东和东南亚地区。血红蛋白由血红素和珠蛋白链构成，而珠蛋白由两对不同的珠蛋白链（α 链和 β 链）组成。在地中海式贫血中，α 链和 β 链的比例失调，从而有功能的血红蛋白比例下降，降低了红细胞的载氧能力。

非裔人群中有一种镰刀型贫血症。遗传因素导致血红蛋白变异，形成比较僵硬的聚合物，破坏了血细胞的形状，从而加速其破坏（溶血）。

在以上两种贫血中，血红蛋白出现问题，可导致体内抗氧化剂过度消耗，因此高抗氧化剂的蔬菜水果对这类贫血缓解非常重要。

最近的研究发现，不管是地中海贫血还是镰刀型贫血症，病人血液中精氨酸的浓度都显著下降，甚至导致内皮细胞和白细胞的异常。精氨酸是一种必需氨基酸，在植物性食物中的比例要比动物制品中的比例普遍更高。所以遵循植物性的食物，可以帮助人体弥补遗传性贫血导致的精氨酸过低的缺陷。

除此之外，先天性恶性贫血的原因是，遗传因素导致胃壁细胞无法正常合成内因子，导致维生素 B_{12} 无法吸收。而范科尼贫血的主要原因是遗传因素导致骨髓无法生成足够的健康红细胞。这些遗传性贫血比较少见，不一一介绍了。

六、慢性疾病导致的贫血

慢性肾病、肝病、消化道疾病、甲状腺病变、癌症等，可能影响正常的造血机制。

肾脏负责生产一种促进造血的激素——红细胞生成素（EPO）。慢性肾病导致 EPO 的合成减少，进而使得造血功能减弱，导致肾性贫血。植物性膳食是保护肾脏的最佳饮食方案。

类风湿关节炎是一种自身免疫性疾病。病人身体内产生的炎症因子可以直接抑制造血机制，或者 EPO 的分泌。此外，类风湿关节炎的病人服用的非甾体抗炎药物，可能导致肠道溃疡与出血，诱发缺铁性贫血。

肠道的自身免疫性疾病——克罗恩病、乳糜泻、溃疡性结肠炎等，如果不能得到很好的控制，会导致慢性肠壁损害，影响铁的吸收，或者导致失血性贫血。

甲状腺功能减退（简称甲减）病人的甲状腺素分泌减少。甲状腺素也是一个重要的促进血细胞合成的激素。所以当甲状腺素低的时候，也有可能会导致贫血。

类风湿关节炎、甲减等自身免疫性疾病的根源是肠漏，低脂全植物饮食是最佳的解决办法。

淋巴瘤、白血病细胞在骨髓大量增生时，可能取代造血干细胞，大幅降低造血功能。全植物饮食是远离癌症的最佳饮食。

艾滋病病人也会出现很多贫血症状，由多种因素导致。健康的生活方式是预防艾滋病的最佳途径。

疟原虫入侵血液后，会侵染红细胞，并在红细胞里增长。成熟后会彻底破坏红细胞，释放出来的疟原虫再侵染其他红细胞，周而复始。在非洲，对抗疟疾最有效的方法是使用蚊帐。

贫血该怎么吃？

根据以上讨论，铁摄入不足不是贫血的唯一原因。虽然红肉、动物内脏是最常被建议的补血食物，但这种方法治标不治本，不能真正从根源上解决贫血的问题。

动物制品反而会促进铁过量、肠漏、自身免疫、病原体感染等情况，不利于缓解贫血的情况。此外，动物性食物还含有很多其他不利于健康的成分，包括胆固醇、饱和脂肪酸、促癌又泄钙的动物蛋白，以及所富集的多种环境毒素。

另一方面，植物性饮食有利于改善各种贫血。

第一，豆类和绿色蔬菜等植物性食物，可以提供充足的植物源铁。

第二，植物性食物含有大量维生素 C、叶酸及其他的抗氧化剂。这些因素帮助铁的吸收和利用，以及红细胞的生成与保护。

第三，很多的植物，尤其是绿色蔬菜、甜菜头等，含有较高的硝酸盐。硝酸盐摄入后在体内转化为亚硝酸盐，最终提高细胞的氧利用率。对于本身载氧能力不足的贫血病人，有所助益。

第四，植物性食物的精氨酸含量比较高，有助于缓解一些遗传性的贫血的症状。

第五，植物性食物是抗炎饮食。除了提供多种抗炎的植物化学物质，植物性饮食还会减少肠漏，及其导致的系统性炎症、过敏和自身免疫等情况的发生。改善肠漏可以减少过敏造成的肠道出血，以及自身免疫导致的一系列贫血问题。

第六，植物性饮食会降低各种慢性病的风险，从而降低慢性病导致的贫血风险。减少慢性病还会相应地减少药物和手术，从而减少药物和手术带来的继发性的贫血。

第七，低脂高纤的植物性饮食可以降低雌激素，从而减少月经失血。

第八，植物性饮食是无富集或低富集的饮食，因此会减少环境毒素和环境雌激素的摄入，及其导致的月经失血、再生障碍性贫血等情况发生。

第九，植物性饮食还会减少动物源病原体的感染，及其造成的溶血性贫血。

第十，健康的植物性饮食可以预防逆转心血管疾病。有了通达的血循环系统，氧气运输的要求在某种程度上得到保障，这对贫血病人的病情缓解无疑是最大的助力。

为什么有些植物饮食者也会贫血？

第一，有些植物饮食者没吃全植物，可能在吃蛋、奶。蛋和奶可导致肠漏、过敏、自身免疫等一系列与贫血相关的健康问题。

第二，摄入较多精制油。过多的植物油脂也会造成肠漏，并提高各种慢性病的患病风险。

第三，热量不足。有些素食者不吃主食，或者限制主食和豆类摄入，导致热量摄入不足，进而蛋白质、铁等营养物质摄入不足，以及血红蛋白合成不足。

第四，没有摄入一定比例的新鲜蔬果。蔬菜和水果里含有维生素 C 和叶酸。烹饪会破坏这些营养素，导致铁吸收率下降，以及红细胞生成受影响。因此，蔬果豆谷每一样都很重要。

第五，没有摄入维生素 B_{12}。维生素 B_{12} 对于造血的重要性毋庸置疑。很简单，每天 1 片 25 微克的维生素 B_{12}。对于维生素 B_{12} 吸收不良的素食者，请选用大剂量或舌下片的方式补充。

最后，有可能是非饮食的原因。比如，运动不足，晒太阳不足，尤其睡眠不足，会导致身体没有良好的休息造血的机会。素食者也有可能接受了放射性或药物治疗，而患上了再生障碍性贫血。

病从口入。错误的饮食是大多数健康问题的根源，包括贫血。健康饮食从不吃造成伤害的食物开始。只有停止伤害，才可能远离病痛。关键不是吃什么，而是不吃什么。

4.5　出门聚餐时，你分享了谁的幽门螺杆菌？

1982 年的一个早晨，趁同事还没上班，澳大利亚皇家珀斯医院的实习医生巴里·马歇尔打开温箱，把事先准备好的一烧杯细菌喝了下去。

五天以后的清晨，马歇尔从腹痛中醒来，直奔洗手间，开始呕吐。吐完了以后他感觉好了一些，虽然有些疲惫，但还是坚持去了实验室。

第八天马歇尔经过胃镜检查发现，细菌已经在他的胃里到处繁殖——他已经患上了严重的胃炎。这种导致胃炎的细菌就是幽门螺杆菌。

不过，马歇尔已经有了应对方法。两周后马歇尔再次做胃镜检查，同时开始抗生素治疗并很快痊愈。

幽门螺杆菌感染是患上胃炎、胃溃疡、胃癌等的主要原因。受益于马歇尔的实验，这些疾病在发达国家的发病率已经大幅下降。

因为他对胃病领域杰出的贡献，巴里·马歇尔和发现幽门螺杆菌的罗宾·沃伦分享了 2005 年的诺贝尔生理学或医学奖。

幽门螺杆菌

虽然胃病发病率在下降，但是全球仍然有半数以上的人被幽门螺杆菌长期感染，只不过大多数受感者没有明显症状而已。科学家认为，最初的感染很可能发生在儿时。急性感染得不到有效治疗，或者没有被发现，会发展成慢性感染。当慢性胃炎进一步发展成慢性萎缩性胃炎，胃溃疡和癌变的概率就会显著升高。

研究发现，高盐条件增加幽门螺杆菌的毒性。在高盐浓度下，幽门螺杆菌的基因表达出现很大变化。细菌生长速度大幅下降，细胞变得很长，形成长链，好像细胞分裂出了问题。这些形态变化可能是幽门螺杆菌毒性增加的前奏。

尿钠高的人，幽门螺杆菌感染与萎缩性胃炎风险提高 3~13 倍；而高盐摄入显著提高胃癌的风险。因此低盐饮食对于胃病的防治非常重要。

最新的数据还显示，幽门螺杆菌可能与高脂血症和动脉硬化存在某种联系。因此，有效地防控幽门螺杆菌感染有很重要的公共卫生意义。

幽门螺杆菌的标准治疗

通过改进马歇尔最初的配方，当前治疗幽门螺杆菌的标准方案是"三联疗法"。这种方法采用三种药物：抗酸药、克拉霉素 500 毫克、阿莫西林 1 克（青霉素过敏者换甲硝唑 500 毫克）。以上组合每天两次，连续 14 天，即可达到 70% 左右的根除率。

荟萃研究发现，在发达国家，三重疗法成功后第一年的复发率为 2.7%，之后每年只有 1.5%。而对于发展中国家，治疗成功后一年或一年以上的复发率都在 12%~13%。

这些数据说明，发展中国家的高复发率很可能来自重新感染，而不是旧菌复生。来自非洲和印度的研究印证了这一点。人们发现，幽门螺杆菌的感染与家庭人口的多少，每个房间住多少人，以及经济卫生条件显著相关。因为根治后每一年都有 12%~13% 的人复发，所以几年以后大多数病人都会重新感染。

幽门螺杆菌喜欢低氧的环境，在体外不能长时间存活。除了胃部，人的口腔和大肠都发现过活的细菌。因此不用公筷、不分餐的习惯给这种致癌细菌提供了很方便的传播途径。

我国幽门螺杆菌的感染率为 60%。下一次大家一桌用餐，动筷子之前，想一想自己是否愿意分享同桌的幽门螺杆菌？

幽门螺杆菌的其他治疗方案

抗生素三联疗法根治幽门螺杆菌虽然有效，但是容易发生抗药性，以及肠道菌群失调等副作用，于是人们想到了益生菌。大量数据表明，益生菌不但可以辅助抗生素治疗，降低其副作用，对于一部分病人甚至可以达到直接根治的效果。

意大利的一个医疗小组给病人连续 10 天同时服用 8 种益生菌，结果 1/3 的病人可以在不用抗生素的情况下幽门螺杆菌转阴。

如何解释对于一部分人不用抗生素，光用益生菌就可以根治幽门螺杆菌？这个答案可能不在胃里，而在肠道。

研究发现，幽门螺杆菌感染与预后较差的大肠息肉密切相关。而胃炎病人的便秘发病率升高。这些数据说明，肠道健康与幽门螺杆菌在胃里生长有某种相关性。

可能的解释是，当肠道不通畅，胃不能有效地排空食物残渣时，寄生在胃里的幽门螺杆菌就被提供了增殖的养料。益生菌改善了肠道的菌群环境，疏通了肠道，减少了食物残渣在胃里的滞留，从而破坏了幽门螺杆菌在胃里生长的条件。

如果属实，那么有效逆转便秘的方法如饮用蔬果昔、低脂全植物饮食，将是逆转幽门螺杆菌和胃病的有效方法。

一位多年坚持健康植物性饮食的朋友在实验室工作。他和同事用分子生物学的方法检测各自的幽门螺杆菌，结果他比所有吃肉的同事的细菌少 75%！

胃溃疡

胃溃疡是自己的胃酸和胃蛋白酶消化了自己的胃黏膜而形成的伤口。胃溃疡最常见的表现是胃痛，严重时会伴有内出血。

在正常情况下，我们的胃黏膜表面有一层保护性黏液，使之免遭胃液的侵蚀。当保护层太薄或者胃酸太多时，这种平衡会被破坏，时间长了，就会引发溃疡。幽门螺杆菌感染可能导致胃液增加或减少，二者都可能引起溃疡。

发生在幽门（胃和小肠连接处）附近的感染往往引起内分泌系统的紊乱，最终导致胃酸分泌过多，流入十二指肠形成十二指肠溃疡。这种溃疡一般不会发展成癌症。

发生在胃体的长期感染导致胃壁细胞的死亡和胃黏膜的萎缩，即萎缩性胃炎。这时胃液的分泌反而减少。因为胃组织坏死，即使胃酸减少，仍然形成溃疡。这种溃疡发展成胃癌的风险较大。

对于幽门螺杆菌阳性的胃溃疡病人，三重根除法是直接有效的方法，但是对 10%~30% 的病人达不到根除。另一方面，即使根除了幽门螺杆菌，胃溃疡还有其他独立或非独立的诱因。不同的因素也可能同时发生在一个病人身上。

胃黏膜在前列腺素的刺激下分泌保护性黏液。而前列腺素的生成被阿司匹林和非甾体抗炎药抑制。长期服用这类药物是发生胃溃疡的另一个风险因素。

在沃伦和马歇尔的研究之前，人们一直认为胃溃疡是精神压力导致的。幽门螺杆菌的发现和抗生素疗法的推广使心理因素渐渐被遗忘。但是最近越来越多的研究证明，心理压力是独立于幽门螺杆菌的溃疡风险因素。在一项研究中，压力最大的一组受试者比压力最小的一组受试者，胃溃疡风险提高 2 倍。这可能与副交感神经的活跃状态有关。

饮食因素也对溃疡的形成有调节作用。胃酸分泌受到组胺、神经递质乙酰胆碱、胃素（一种胃细胞分泌的激素）的调节。蔬菜和水果所含的多种生物活性物质在多个节点影响胃液的分泌、炎症的强弱、胃肠的蠕动和伤口的愈合。摄入充足的蔬菜和水果是预防胃溃疡有效的方法。

胃癌

因为幽门螺杆菌与胃癌之间的明确关联，幽门螺杆菌被世界卫生组织定义为 1 类致癌物。但是是否发生癌变，首先与细菌和受感者的基因有关。

研究发现，某些基因型的幽门螺杆菌比普通菌株提高胃癌的风险高 6~17 倍。如果易感人群遇到高毒性的幽门螺杆菌，癌变概率可增加 50 倍。

除了基因因素，生活方式对于胃癌的发生也起到很重要的作用。调查数据表明，在亚洲国家里，虽然印度、巴基斯坦比中国、日本和韩国的幽门螺杆菌感染比例都高，但是他们的胃癌发病率要低很多。科学家认为这与南亚人很少吃肉，以及较少吃盐有关。值得注意的是，印度东南地区的居民摄入较多的腌制鱼类，这一部分地区的胃癌发病率比印度其他地区的胃癌发病率显著升高。

多项研究反复证明，增加胃癌风险的因素包括：总肉类、加工肉制品、红肉、禽类、奶类、烟酒、高盐食物、精制碳水化合物、肥胖等。降低胃癌风险的因素包括：蔬菜、水果中所含的纤维、维生素 C、类胡萝卜素、异黄酮等。

其中加工肉制品和在其加工储存和消化过程中产生的亚硝胺，被世界卫生组织定义为 1 类致癌物。这一点在对亚硝酸盐摄入量（不包括从蔬菜硝酸盐转化的）的调查中被再次印证。相反，膳食硝酸盐来自蔬菜水果，可显著降低胃癌的风险。

一项大规模研究统计了 161 个国家的数据，发现如果发展中国家仅仅把每天的平均蔬菜摄入量提高到 400 克，即可降低 12% 的胃癌风险；把水果摄入量提高到 300 克，可进一步降低 10% 的胃癌风险。

总而言之，抗生素疗法是当今幽门螺杆菌阳性胃病病人的首选治疗方案；在饮食上，坚持以下原则可以帮助远离胃病：

（1）分餐、用公筷、外出自带碗筷；

（2）避免高盐食物；

（3）避免动物制品，尤其是加工肉制品；

（4）多吃蔬菜水果；

（5）戒烟戒酒；

（6）幽门螺杆菌阳性病人可以尝试口服益生菌。

40 年以前，幽门螺杆菌的发现导致抗生素疗法被迅速认可，可是几乎同时发表的植物性饮食逆转糖尿病的数据没有得到充分的重视。从那时起，糖尿病反而越来越流行。究其原因，靠饮食逆转疾病不会产生直接经济利益，于是得不到推广的资源。值得点赞的是，2021 年 5 月，我国专家达成糖尿病可以逆转的共识。什么时候植物性饮食逆转糖尿病也成为首选治疗方案，我们拭目以待。

4.6 爱过敏的人，有一半是吃出来的

过去几十年中，全球范围传染病的发病率在不断下降，相反食物过敏、自身免疫性疾病等处于迅速上升的趋势。在这么短的时间内食物过敏发病率迅速升高，说明遗传不是引发食物过敏的主要因素，环境因素对引发食物过敏起主导作用。而环境因素中最重要的是饮食。过去几十年中，全球的快餐、肉、蛋、奶消费迅速上升。

一项荟萃研究，对于 11 个拉美国家的 15 万儿童的相关数据做了深度的分析，发现 6~7 岁儿童哮喘、鼻结膜炎和湿疹等过敏症与汉堡等快餐的摄入量呈正相关，与水果和蔬菜的摄入量呈负相关。蔬菜和水果摄入量越高，儿童过敏症的发病率越低。

动物性食物

如果分析过敏原，肉、蛋、奶等动物性食物名列前茅。日本一项研究发现，肉类的摄入显著升高鼻结膜炎 71% 的风险。

鱼是最易过敏的食物之一，科学家发现，鱼和鸡的同源蛋白质，即鱼醛缩酶和鸡醛缩酶，过敏原可以和同一位过敏者的 IgE（免疫球蛋白 E）抗体发生反应。动物蛋白质之间的同源性决定了其结构相似性，从而导致交叉过敏反应。这也是自身免疫性疾病的根源之一，实际上自身免疫性疾病不过是一种特殊的过敏而已。

湿疹是儿童最常见的过敏反应之一，与牛奶和鸡蛋的关系最突出。一项针对 2~8 岁湿疹儿童，12 周的随机交叉对照实验发现，避免牛奶、鸡蛋可减轻大多数病人的过敏反应。另一项随机对照研究发现，坚持 4 个月避免鸡蛋的摄入，能够显著降低儿童的湿疹面积，减少湿疹炎症性指标。（没有完全逆转的可能原因是，没有完全停止食用动物制品，比如，病人仍然在吃肉类。）

食物排除法是通过首先拿掉所有可能的过敏食物，再逐一加回去，观察身体的过敏反应，来判断是哪一种食物造成了过敏。科学家用这种方法在 4 个医疗中心 1~18 岁的嗜酸性食道炎病人中，对牛奶、鸡蛋、小麦和大豆四种常见易导致过敏的食物进行了仔细排查。结果完全避免这四类食物导致 64% 过敏儿童的过敏症逆转。加回后，最常见的导致过敏复发的食物是牛奶，占所有案例的 85%；鸡蛋、小麦、大豆分别占比 35%、33%、19%。对于单一食物过敏的案例中，88% 的过敏原是牛奶。

从进化角度来看，牛奶和小麦都是人类在 5000~10000 年以前才开始纳入餐单的，这在人类的上百万年的进化史中只占不到 1%，因此人类对于这两种食物的不耐受的情况很常见，是可以理解的。

对于小麦麸质的不耐受，遗传因素占 75%，发生于 1%~3% 的人群之中，换句话说，如果没有易感基因的人，吃小麦制品没有问题。（注意即使婴儿没有易感基因，给婴儿添加辅食的时候，还是晚一些加含麸质的食物比较好。）

牛奶、鸡蛋的情况就不一样了。研究发现，在孩子的生长发育过程中，0~2 岁的时候，对牛奶和鸡蛋的过敏发病率最高；随着孩子的长大，到了 14 岁以后，对鸡蛋和牛奶的过敏发病率逐步降低。如果过敏是遗传性的，那么这些因素不应该随着年龄而改变，因此环境因素在牛奶和鸡蛋的过敏问题中，可能起到更加重要的作用。

通常，牛奶是人一生最早接触的过敏原。在婴儿的肠道屏障还没有完全发育好的阶段，过敏原更容易通过肠壁进入血液，从而引起免疫反应，乃至过敏。

过敏与肠道菌

肠屏障的建立与健康的肠道菌群密切相关。研究发现，早期的菌群失调是食物过敏的重要因素。食物过敏与剖宫产、是否母乳喂养、药物和灭菌剂的使用，以及高脂低纤的饮食相关；相反，肠道益生菌的代谢物短链脂肪酸降低食物过敏的风险。

肠道菌群对于抗生素非常敏感，使用抗生素会降低菌群多样性，破坏肠道生态系统，增加肠壁的通透性（肠漏）。生态学研究发现，每增加 10% 的抗生素处方，哮喘的发病率增加 24%。抗生素的使用增加儿童哮喘的确诊风险 115%；反之，1 岁时拥有较高肠道菌群多样性，可降低儿童 5 岁时发生哮喘 32% 的风险。

必要时，补充益生菌可以帮助预防过敏症。一项随机双盲实验的研究对象是有家族过敏史的孕妇和她们的新生儿。在产前阶段，以及婴儿出生之后 6 个月之内补充乳酸杆菌，可降低两岁时慢性复发性湿疹 50% 的发病率。

另一项研究发现，乳酸杆菌可以改善高风险哮喘婴儿的菌群，同时减少他们的相关炎症指标。

母乳的某些成分与初建菌群的健康程度相关。一项研究发现母乳里面的 FUT2 基因与婴儿菌群的建立相关。在剖宫产的婴儿中，母乳含有更多与 FUT2 基因相关的寡糖可降低两岁时婴儿患上 IgE 过敏和湿疹的风险。因此，全母乳喂养是最佳的婴儿喂养方式。

免疫调控

为什么肠道菌群与过敏密切相关？我们知道，过敏症的本质是免疫反应，人体最大的免疫器官不是胸腺，不是脾脏，而是我们的肠系膜淋巴系统，占免疫系统总重量的 70%。分布于肠上皮（尤其是小肠上皮）深处的淋巴结网构成了人体对抗来自消化道的致病物质的第二道屏障（第一道是肠上皮，第三道是肝脏）。

食物过敏就是肠道淋巴组织对渗透进来的食物抗原的自卫反应，而肠道菌群的状态会决定这种反应是包容性的还是排斥性的。益生菌可以降低炎症，促进免疫包容；非益生菌诱发炎症，促进免疫排斥。

免疫包容是通过调节性 T 淋巴细胞（Treg）实现的。

人体的淋巴细胞，包括负责产生抗体的 B 淋巴细胞和负责非抗体免疫反应的 T 淋巴细胞。T 淋巴细胞分为执行直接杀伤任务的细胞毒性 T 细胞，以及对于免疫调节起关键作用的辅助性 T 细胞。后者根据其环境因素，可以分化为促炎的 Th1、Th17，促进过敏反应的 Th2 和抑制炎症的 Treg 等不同形式。Treg 是一种非常重要的降低免疫反应的免疫调节细胞。

肠道益生菌促进肠道 T 细胞向 Treg 分化，后者下调免疫系统对食物抗原的炎症反应，从而降低食物过敏的风险。

研究发现，肠细胞的凋亡影响 Treg 细胞的多少。我们知道，肠道上皮细胞时刻处于不断更新之中，肠道细胞凋亡的增加意味着肠道环境的恶化，肠道的炎症增加，这是病原体入侵的信号。于是身体对免疫反应的抑制就减弱，更倾向于发生免疫排斥（即过敏）。

不健康的肠道菌群会产生一种叫 12,13-DiHOME 的代谢物，后者会降低抗炎因子及 Treg 的数量。研究发现，如果在粪便中检测出较高的与 DiHOME 相关的基因，新生儿以后更容易患湿疹、哮喘等过敏性炎症。

另一方面，益生菌释放的友好信号——短链脂肪酸，可以抑制炎症反应，促进 Treg 和免疫包容，抑制过敏反应。而且这种抗炎作用可以惠及其他组织器官，如呼吸道。

除此以外，膳食摄入较多的维生素 A 或类胡萝卜素，可以调控肠道免疫细胞向抗炎的 Treg 方向分化，同时抑制促炎的 Th17 和 Th1 细胞的生成与功能。

肠漏是关键

更重要的是，肠道菌群决定肠屏障的完整性，非益生菌可导致肠道通透性增加（肠漏），使得不该进入身体的有害物质和抗原通过肠壁，到达第二套屏障——肠系膜淋巴结。

如果没有肠漏，食物抗原不可能进入我们的身体，最多停留在肠壁表面，这样引起的免疫反应是非常有限的。所以在导致过敏的因素中，我们对之过敏的食物并不是最重要的，肠漏才是关键。而影响肠漏最重要的因素是动物制品、酒精、抗生素等引起的肠道菌群失调。

大阪母婴健康研究针对 771 对母婴进行了前瞻性的研究，发现母亲在孕期摄入更多的肉类，会显著增加儿童湿疹的风险 1.6 倍，或者临床确诊湿疹的风险 2.5 倍。

更有意思的是，哺乳母亲的饮食也与婴儿过敏密切相关。一项研究发现，母亲产后三个月避免摄入鱼、蛋、奶，婴儿湿疹的发病率从 28% 降低到 11%。

婴儿有几个特点：肠道没有完全发育好（肠漏）；唯一的食物是母乳；影响婴儿肠道菌群的母婴因素较明确，包括出生方式（是否顺产）和喂养方式（是否母乳喂养）。

在天然肠漏的状态下，导致婴儿短期或长期过敏的母婴因素只有两个可能：母乳里面含有过敏原，以及婴儿出生后的喂养方式影响了婴儿的肠道菌群。这两点都已经被一一证实。

研究发现，如果哺乳母亲喝牛奶，牛的酪蛋白会出现在母亲的乳汁里。另有大量研究表明，胎盘、羊水、母乳，以及产道和粪便细菌可能是母婴菌群传递的主要途径。

综上所述，食物过敏是人体的肠道淋巴系统对于食物抗原发生排斥性反应的结果。肠漏是这种排斥反应的基础；致敏食物起到次要的作用。肠道菌群通过影响肠漏、炎症，以及免疫反应，调节身体对食物的反应。包容性反应表现为炎症减轻和免疫反应下调；排斥性反应表现为炎症加强，出现过敏，甚至自身免疫的反应。膳食纤维等植物因子促进健康菌群和包容性反应；动物性和高脂饮食、酒精、抗生素等导致菌群失调，促进免疫排斥。

值得注意的是，除了肠道，呼吸道、口腔、皮肤等组织也可能是过敏原进入身体的入口，但是因为其结构和功能的特殊性，肠道是过敏原进入身体最主要的途径。

因此，如果想避免或自愈过敏性疾病，最重要的是要避免促进肠漏的食物，包括肉、蛋、奶、油、酒精、抗生素等。

婴儿时期因为天然肠漏，除了尽量避免摄入以上制品，还应该推迟加入可能导致过敏的植物性食物，如小麦、花生等。哺乳母亲最好能做到低脂全植物饮食，至少要避免摄入奶制品。

对于遗传性麸质过敏的人，除了动物制品和高脂食物，同时要避免小麦、大麦、黑麦、燕麦等含麸质的食物。

有研究指出，某些过敏症的流行可能与转基因食物的推广有关。但是二者之间的关系目前尚不明确，出于保守原则，可以考虑避免。

4.7　低盐低蛋白饮食，帮助中年人阻止慢性肾病的发生

慢性肾病在我国 40 岁以上的人群中发病率大于 10%。在诸多病因中，糖尿病、高血压、肾小球肾炎和代谢综合征是慢性肾病最主要的原因。

慢性肾病病人的饮食，标准建议是低盐低蛋白（蛋白质来源以肉蛋奶为核心），避免摄入精米精面。可是即使病人做到了，很多病人的病情仍然发展到需要透析的地步。

病人透析之后就更纠结了：低蛋白对肾好，但是只有高蛋白才能弥补透析丢掉的蛋白质。这让病人们如何是好呢？

今天，我们来从科学文献中寻找答案。

电解质

慢性肾病病人有较高的血磷水平。荟萃研究发现，血液磷浓度每升高 1 毫克 / 分升，肾衰风险升高 36%，死亡风险升高 20%。

高血磷诱导骨细胞和成骨细胞中激素 FGF23 的分泌，而后者除了促

进磷从肾脏排出外，还抑制维生素 D 的活化。FGF23 升高对应肾功能下降和死亡风险升高。

高血磷还导致甲状旁腺素分泌升高。甲状旁腺素和维生素 D 系统的扰乱造成钙代谢失调。骨骼释放钙，继而促进血管钙化，升高心血管疾病和死亡风险。所以限制磷的摄入对于慢性肾病病人至关重要。

调查发现，美国人膳食中的磷来源主要是谷类、肉类和奶制品；对于儿童和青少年，奶类提供了近一半的磷。

除了磷的净含量，磷的吸收率也同样重要。食物中磷的存在形式决定了吸收率的高低。加工食品（如罐头和饮料）中的无机磷更容易被吸收，而植物来源（豆类、种子、谷类）的有机磷吸收率较低。

尤其值得注意的是，某些食品，如一些饮料，在生产过程中添加了磷酸盐，但是这些添加物不一定出现在营养标签上。美国市场的标注率约为 70% 左右。

另一个不会标注的来源是肉类在生产过程中添加的无机磷。调查发现，美国目前的标准生产程序使肉类的磷含量平均增加 28%。

综合以上各种因素，我们就不难理解为什么在同等磷摄入的情况下，素食者的血磷和尿磷都低很多。植物性食物有较低的综合磷吸收率，所以真正进入体内的磷较少，对应着更低的死亡风险。

除了磷以外，肾功能损伤可导致钾的排出受阻，进而导致血钾浓度升高。当血钾达到 5.5 毫摩 / 升以上，死亡风险显著升高。因此，重症慢性肾病病人被建议避免高钾的食物，比如，新鲜的蔬菜和水果。

不能吃蔬菜水果！这让慢性肾病病人怎么吃素呢？

对钾的顾虑是有道理的，但是也不用过度担心。研究发现，用沸水将菜充分煮熟后，去除汤汁只吃菜，即可使蔬菜中的钾含量降到可以接受的水平，而更有效的方法是冷冻后解冻，再用水浸泡一下。这种方法可减少蔬菜中 90% 的钾含量。

另外，只有血钾高于 5.5 毫摩 / 升的慢性肾病病人才需要细抠钾的问题，其他病人选择生果熟菜的搭配即可。

关于目前低盐的膳食建议，其实没有很有力的临床证据。但是因为很大一部分慢性肾病病人患有高血压，低盐饮食可以帮助降压、减少尿蛋白析出，所以维持当前的低盐推荐是有必要的。

酸负荷与蛋白质

现代美国人平均每天排酸 70 毫当量 [①]，相当于代谢性酸中毒的状态。

酸负荷与肾病有很大的关系。每天排酸越多，尿蛋白越高，肾功能越弱即肾小球滤过率（GFR）越低，慢性肾病的发病率越高。而肾功能下降，会导致酸滞留和代谢性酸中毒，形成恶性循环。体内积累过多的酸，可引起骨骼和肌肉的流失，以及酸碱缓冲系统异常（碳酸氢根比例下降）等。

膳食结构中对酸摄入影响最大的是蛋白质。蛋白质消化分解后释放出一个一个小分子的氨基酸，所以蛋白质摄入越多，酸负荷越高。

不同来源的蛋白质对酸负荷有不同的影响。动物蛋白由于蛋氨酸等含硫氨基酸比例较高，代谢过程中会产生更多的硫酸根，并释放大量氢离子；而蔬菜水果所含的植物蛋白代谢产生较少的酸性物质，并且可被蔬果自带的碱性成分所平衡。

一项研究发现，摄入金枪鱼后，正常人的肾脏开始高负荷工作（GFR升高），以排出对身体有害的物质。但是对于重症肾病病人，摄入金枪鱼则会导致肾功能减弱，说明这种食物的毒性损伤了肾功能。相反，对同等蛋白质含量的豆腐，健康受试者没有保护性反应（GFR 不变）；重症肾病

---

① 一种表示液体中离子电荷数量的单位。1 当量 =1000 毫当量。

病人的肾功能会出现小幅减弱，但是减弱程度不如摄入金枪鱼时显著。这说明豆腐与金枪鱼相比，其蛋白质肾毒性要低。

植物性食物可改善血液酸碱平衡状态。当降低总蛋白质［0.6 克 /（千克体重·天）］，增加蔬菜摄入（即"碱性饮食"）时，慢性肾病病人的肾功能减弱趋势即时逆转，肾功能稳定下来，甚至逐步改善。

这项结论被更多的研究反复印证。在另一个系列的研究中，在植物性饮食的基础上，进一步把总蛋白降到 0.3 克 /（千克体重·天），并辅以酮基类似物（帮助回收尿素，补充氨基酸），慢性肾病病人的电解质、肾功能较普通的低蛋白饮食者都得到大的改善，死亡和恶性心脏事件发生率几乎降为零，并且都没有出现营养不良的情况。

尿毒毒素——菌群代谢物

有一些代谢产物在正常情况下可以被肾脏排出。但是对于慢性肾病病人，这些物质无法有效排出，于是它们积累起来成为尿毒毒素。在较高浓度下，这些毒素对多种器官造成伤害，包括肾脏本身。近年研究比较多的尿毒毒素包括：硫酸吲哚酚、对甲酚和 TMAO。

硫酸吲哚酚是色氨酸被肠道有害菌代谢，再经肝脏加工后的产物。在人体的血液中，硫酸吲哚酚的浓度升高，会对应肾功能减弱。在肾脏，硫酸吲哚酚促进肾小球硬化和肾实质纤维化。

对甲酚是酪氨酸和苯丙氨酸的肠道菌代谢产物，在肝脏形成衍生物。这些对甲酚衍生物可直接作用于肾脏，造成肾功能损伤。荟萃研究发现，肾衰病人体内对甲酚衍生物的浓度可预测死亡和心血管病突发的风险。

TMAO 是促进动脉硬化的胆碱代谢物。对于肾病，TMAO 同样是不利的。慢性肾病病人血液中 TMAO 越高，肾功能越低，死亡风险越高。在一项研究中，TMAO 水平最高的 1/4 受试者比最低的 1/4 受试者的死亡风险提高 2.8 倍。

硫酸吲哚酚、对甲酚和 TMAO 的共同特点是需要肠道有害菌的转化，再被肝脏加工后，才变成在慢性肾病病人体内积累的毒素。所以促进肠道益生菌的生长，抑制非益生菌，从源头上杜绝这些毒素的产生，才能有效提高肾病病人的生存率和生存质量。

研究发现，服用益生菌产品可以显著改善糖尿病肾病病人的肾功能减退；给肾透析的病人增加益生元——膳食纤维，可以有效降低血清硫酸吲哚酚和对甲酚的浓度。

最好的建立并长期保持健康肠道菌的办法是增加膳食纤维，避免摄入动物蛋白和饱和脂肪酸，采取低脂纯全蔬食的饮食。

尿毒毒素——AGE

AGE，即晚期糖基化终末产物，是糖类和蛋白质中某些氨基酸发生反应形成的糖化蛋白质。在糖蛋白 AGE 分解时，产生糖化氨基酸加合物，糖化氨基酸加合物通过肾脏排出。

血液中的 AGE 浓度升高时，AGE 会诱导蛋白质之间发生交联。交联发生在细胞里，会引起细胞凋亡和组织炎症，并诱发一系列退行性疾病，如阿尔茨海默病、肾纤维化、白内障等。交联发生在血管壁，会导致低密度脂蛋白胆固醇（LDL-C）的积累和氧化，促进动脉硬化。糖尿病的血管并发症和心血管疾病都与 AGE 有很大关系。

人体内的 AGE 水平取决于三个因素：膳食摄入，体内形成，代谢排出。

膳食 AGE 对身体整体 AGE 负荷贡献很大。膳食中 AGE 的主要来源是动物性食物。动物来源的蛋白质通常本身已富含 AGE，同时也容易在烹饪后产生新的 AGE。含糖苏打饮料和酱油也是 AGE 含量很高的食物来源。相反，富含碳水化合物的蔬、果、全谷物，含很少的 AGE，即使在烹饪以后，也不会增加很多。

糖尿病被认为是体内生成 AGE 最主要的因素。高血糖促进糖基化反应。除此以外，高脂血症、自由基增加也会促进 AGE 的形成。

另一方面，排出能力亦影响体内的 AGE 水平。肾脏病变可导致 AGE 的清除受阻，造成 AGE 积累。研究发现，血清 AGE 越高，肾病越严重。而同等饮食下，尿液 AGE 越高，尿蛋白越低，肾功能越好。糖尿病病人可以排出 30% 的摄入的 AGE，但是肾衰病人只能排出不到 5%。

脂肪或胆固醇

肾脏的功能是滤出血液中的毒素和废物，保留其他对身体有用的物质。为了完成这些功能，肾脏含有丰富的血管。因此与血管病相关的因素也与慢性肾病相关。

早在 1982 年，人们就提出了肾脏的脂毒假说，认为肾功能丧失的推手之一是血脂升高导致的肾小球血管硬化。

这个观点的正确性被越来越多的研究所证明。研究发现，胆固醇、饱和脂肪酸等动物性膳食因素促进肾组织损伤，而植物性饮食及其中含有的膳食纤维对肾脏有保护作用。

不管从电解质、酸碱平衡、尿毒毒素还是从血管硬化的角度分析，我们又一次发现，对我们的肾脏健康最有利的是植物性饮食，最不利的是动物制品。而导致肾病的主要原因，如高血压、糖尿病、高脂血症、代谢综合征也与动物性饮食相关，并可以通过植物性饮食逆转。所以植物性饮食也是预防肾病的饮食。

更多的临床研究发现，当饮食结构越接近于全植物饮食，人的肾脏越健康，肾脏疾病越容易控制甚至逆转，医疗开销越低，肾病的死亡率越低。

美国肾病基金会指出："确诊肾病后可以遵循植物性饮食。规划好的素食或部分素食不但安全，而且有益于肾病病人。"

以下是对慢性肾病病人的膳食建议：

（1）以蔬、果、豆、谷为膳食核心；

（2）避免动物性食物、油和高脂食物；

（3）蛋白质每天 0.6 克 / 千克体重（或在专业指导下 0.3 克 / 千克体重，辅以酮基类似物）；

（4）避免高磷，尤其是含无机磷的食物，如饮料、罐头、加工食品；

（5）低盐（每天小于 6 克盐或 2 克钠）；

（6）晒太阳；

（7）如果体内的血钾高于 5.5 毫摩 / 升时，避免高钾食物，包括某些新鲜水果，蔬菜也要煮熟去汤汁；

（8）透析者按医嘱提高植物蛋白摄入量。

4.8 告别抑郁症，改变饮食模式是关键一步

2015 年，抑郁症病人有 2.2 亿，占全球人口的 3%。女性的患病率是男性的 2 倍。发达国家比例较高，我国为 3%~5%，法国人的抑郁比例高达 21%。美国前总统林肯、英国前首相丘吉尔都曾是抑郁症病人。荷兰后印象派画家凡·高因抑郁症 37 岁自杀而亡。抑郁症病人 2%~8% 死于自杀，自杀死亡者中的一半有抑郁或情绪问题。

世界卫生组织等权威机构认为，抑郁症是排在腰痛（当今）或 HIV

感染（2030 年）之后，最主要的失能原因。病人的家庭和人际关系，以及工作、学习、睡眠、饮食习惯，乃至整体健康，都受到严重影响。抑郁症病人患心血管疾病、糖尿病、癫痫、中风、阿尔茨海默病、癌症的风险是普通人的 1.5~6 倍。

什么是抑郁症？

临床上，抑郁症定义为至少 2 周持续显著的情绪低落，低自尊，低活力，对正常有趣的事物失去兴趣。多数情况下，抑郁症人群会并发无明显原因的疼痛、疲惫、自闭、易怒或懒惰；常伴有失眠，食欲减退；可能出现幻觉、妄念和自杀倾向。确诊需要具备抑郁情绪或失去兴趣中至少一条，需排除因丧失亲友、罹患重大疾病、摄入药物、吸毒等情况造成的继发性抑郁。

对双胞胎研究发现，遗传是抑郁症风险因素。由于家庭成员之间的感情互通，处于一个生活空间中，非遗传因素也会发挥作用，因此遗传因素的实际占比可能比研究中的占比更低。

非遗传因素中主要包括社会或精神因素，生物或营养因素。生活压力事件，如儿时受虐、战争创伤，经常是抑郁症的主要诱发原因。特定食物、药物、毒品和酒精亦可导致瘾症和抑郁。

5- 羟色胺

关于抑郁的生理机制，研究最多、影响最深远的是单胺系统。5- 羟色胺（血清素）是一种单胺神经递质，当被分泌到中枢神经突触间隙中时，介导愉悦的情绪。

存在于神经末梢表面的 5- 羟色胺转运蛋白（5-HTT），通过回收神经突触间隙中的 5- 羟色胺，降低其浓度，终止这种情绪的刺激。当相关神经突触间隙中的 5- 羟色胺浓度持续降低，可能导致抑郁。很多抗抑郁的药物都是通过抑制 5-HTT 发挥作用的。

因为色氨酸是合成 5- 羟色胺的前体，所以富含色氨酸的食物，如巧克力、香蕉、杧果、榴梿等被奉为抗抑郁的食物。

只有很少一部分色氨酸会被转化为 5- 羟色胺。这种转化主要发生在肠壁的一种特别细胞——嗜铬细胞里。研究发现，这种细胞转化的 5- 羟色胺，也是促进肠道蠕动的重要信使。当肠道菌群失衡，诱发肠壁炎症时，5- 羟色胺的转化受到抑制，进而影响大脑的情绪状态（伴随着肠道蠕动能力下降）。

炎症

最新的研究反复指向抑郁与身体的炎症状态的密切关系。哈佛大学公共卫生学院参与的健康研究发现，炎症性饮食模式与较高的抑郁风险相关。在另一项研究中，当给受试者注射内毒素来模拟肠漏时，可同时诱发系统性炎症和抑郁，而且炎症和抑郁的反应时间相互重叠，说明炎症与抑郁具有关联性。

反之，抗炎膳食降低抑郁风险。青岛大学一项包括 17000 人的大规模研究表明，膳食纤维作为一种益生元，可降低抑郁风险 40% 以上。荟萃分析发现，服用益生菌可显著降低抑郁表现。在细胞水平，当介导炎症反应的细胞因子被抗炎药物阻断时，抑郁症可以得到有效缓解。这些数据有力地佐证了肠漏及其引发的系统性炎症在抑郁过程中的作用。

多项随机对照研究和荟萃分析都发现，富含二十碳五烯酸（EPA）、二十二碳六烯酸（DHA）的 ω–3 脂肪酸和鱼的摄入可以降低抑郁症的风险。因为 ω–3 脂肪酸有抗炎作用，这些数据印证了炎症在抑郁发生方面的关键作用。

要不要吃鱼？

那么，要不要吃鱼？多项涉及素食人群的研究中，鱼类来源的 ω–3 脂肪酸对于抑郁症的效用消失，甚至发生反转。

在著名的 AHS 研究中，抑郁与鱼类所含的 ω–3 脂肪酸呈正相关；与植物源的 ω–3 脂肪酸呈负相关；素食者的负面情绪比非素食者的低 50%。

另一项美国研究发现，比起每天吃肉鱼禽的人，完全避免肉、鱼、蛋的人虽然动物源的 ω–3 脂肪酸摄入减少，但是抑郁显著改善；而每周至少吃 3~4 次鱼（不吃其他动物性食物）的一组虽然有较好的 ω–3 脂肪酸的指标，但是抑郁症没有改善。

另外，哈佛大学的 3 个队列研究共收纳 20 万人，发现鱼类 ω–3 脂肪酸的摄入反而会显著提高自杀率。

如何解释这些"例外"？我们知道，鱼类虽然含有抗炎的 ω–3 脂肪酸，但是作为动物性食物，鱼类和肉类一样促进肠漏，同时还提供大量促炎代谢物 TMAO。当然，鱼类和一般的肉类食物相比，鱼类因为含有 ω–3 脂肪酸，可以相对降低炎症和抑郁风险；可是和同样抗炎，但是不会促进肠漏和炎症的植物性食物相比，其促炎的劣势就会突显出来。

因此在摄入素食、鱼和肉三种饮食模式中，植物性饮食才是最有效的预防和改善抑郁的饮食。这再一次说明，重要的是不吃什么（如动物性食物），而不是吃什么（如 ω–3 脂肪酸）。

饮食模式

研究发现，西式饮食增加抑郁风险。不仅如此，西式饮食的主要构成部分：肉类和高血糖指数的食物都会增加抑郁的风险。相反，多摄入蔬菜水果的高纤维健康饮食模式降低风险。

在一项多中心职场研究中，低脂全植物饮食的饮食模式比标准美国饮食显著地降低抑郁的风险。植物性饮食加运动和冥想的综合生活方式干预，可有效地改善抑郁。

长期素食或杂食的人对于压力，大脑会产生不同的反应。当科学家给素食者或杂食者展示同样的暴力图像时，核磁共振成像记录出不同的脑部血流变化模式。在杂食者的脑成像中，某些脑区的反应明显受到抑制。

在我们的大脑中，有一个处理情绪、本能和学习的脑区，叫"边缘系统"，其核心结构包括海马结构和邻近相关的脑区。

脑部核磁共振研究发现，抑郁与中枢神经边缘系统，包括海马区的血流改变相关。很多抗抑郁药的一个共同特点是，可以促进海马区生成新的神经细胞。

在精神压力下，肾上腺分泌皮质激素；皮质激素作用于下丘脑－垂体门脉系统，最终抑制皮质激素的分泌。在半数抑郁症病人体内，这个负反馈回路出现障碍，导致皮质激素持续升高，最终导致大脑海马区萎缩和神经元死亡。

高动物蛋白的饮食会大幅提高餐后血液和唾液的皮质激素浓度。长期肉食的饮食习惯可能是导致皮质激素持续升高，从而诱发抑郁情绪的重要原因之一。

非药物干预

因为科学方法的局限性，关于抑郁机制的研究，较局限于生物或营养因素。而社会或精神因素很可能对导致和防治抑郁症起到更重要的作用。

药物疗法以外，对于抑郁症常用的方法有：认知行为疗法、电休克疗法、经颅磁刺激。此外，社群支持、膳食干预、运动、光疗或香疗法最近开始逐渐受到重视。

对于轻中度抑郁，荟萃分析发现，认知行为疗法，包括戒烟、戒酒、戒毒和运动可至少达到和药物同等的效果。在一些实验里，光疗和香疗与抗抑郁药的疗效相当。

对于老人，社群支持是最有效的抗抑郁方法。

对于青少年，认知行为疗法比抗抑郁药效果好。5-羟色胺回收抑制剂类药物反而会显著增加青少年自杀的风险。

此外，维生素 D 缺乏增加抑郁症的风险；补充维生素 D 可一定程度上改善症状。植物源的天然制品，如藏红花、薰衣草、圣约翰草，可以作为替代或补充疗法，对于严重病人产生积极的影响。

希波克拉底说："治愈疾病需要通过和疾病发生机制相匹配的方法来实现。"（similar things are cured by similar things.）对于抑郁症的治疗也是如此，心理疗法和社群支持，配合低脂全植物饮食的抗炎饮食，再加上运动、戒瘾、晒太阳，可能产生意想不到的疗愈效果。

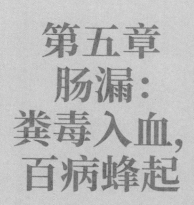

第五章
肠漏：
粪毒入血，
百病蜂起

非 药 而 愈
吃出健康的秘密

中医有一句话："粪毒入血，百病蜂起。"这里的粪毒指的就是肠道里的毒素，其中，内毒素是很重要的一种，分为细菌毒素和食物抗原。

内毒素是肠道内某些细菌破坏后释放出来的脂多糖。肠内毒素入血后会诱发炎症应激反应，在严重的情况下会造成内毒素样休克。

绝大多数炎症反应比较轻，但是全身性的，即系统性炎症，在短期内会损伤血管内皮功能，使血压升高；长期会诱发心血管疾病（如动脉硬化）、胰岛素分泌异常（如 2 型糖尿病）、肥胖、高血压、脂肪肝等慢性病或亚健康状态。

近年的研究发现，当我们摄入动物性和高脂肪的食物时，肠壁的通透性随之升高（即肠漏），餐后血液的毒素水平持续升高。

5.1　肠漏是如何发生的？

我们每个人的肠道里大约有 1.5~2 千克细菌，主要分布于大肠。按功能，这些细菌大致可以分为益生菌和非益生菌两大类。益生菌发酵膳食纤维和碳水化合物，产生短链脂肪酸、B 族维生素等有益物质；而非益生菌会腐败脂肪和动物蛋白，生成次级胆汁酸等促炎、促癌的有害物质。

有一种非益生菌叫作沃氏嗜胆菌，该菌类在肠道内胆汁浓度高的时候，会迅速生长。

胆汁的作用是乳化脂肪，帮助脂肪的消化和吸收。最难消化的脂肪是饱和脂肪酸，饱和脂肪酸是动物脂肪、棕榈油和氢化植物油的主要成分。在饱和脂肪酸的消化过程中，我们的肝脏需要分泌更多的胆汁，导致增殖更多的沃氏嗜胆菌。

胆汁的主要活性成分胆汁酸，是胆固醇的一种存在形式，以氨基酸结合的形式分泌出来。在消化不饱和脂肪酸时，肝脏倾向于分泌甘氨酸结合型胆汁；在消化饱和脂肪酸时，肝脏分泌更多的牛磺酸结合型胆汁。

这些牛磺酸在消化道内与胆汁酸分离，和动物蛋白消化分解出来的牛磺酸一起（植物蛋白不含牛磺酸），成为沃氏嗜胆菌的代谢底物，最终转化为有毒的气体——硫化氢。硫化氢破坏肠表面的黏蛋白保护层，引起肠道炎症和肠漏。

肠漏的实质是肠壁细胞之间的紧密连接的状态被破坏，在肠壁细胞之间形成通道，使得本不该进入身体的物质，穿过肠壁屏障进入血液。

摄入过量脂肪，尤其过量的饱和脂肪酸，是肠漏的根源。自然界的脂肪大都以混合物的形式存在：动物性脂肪以饱和脂肪酸为主；植物性脂肪以不饱和脂肪酸为主，但仍含有一定比例的饱和脂肪酸，所以也不要摄入太多。最佳的饮食结构是低脂纯植物性饮食。

除了饱和脂肪酸，酒精是另一个已被确认可以诱发肠漏的膳食因素。

除了内毒素，另一类肠道毒素是未消化的蛋白质碎片和多糖抗原。这些物质进入血液后，被我们的免疫系统识别，并引发抗原抗体反应。

如果总是在肠漏的状态下吃含有特定抗原的食物，我们的身体可能对这种食物产生过敏反应。多半过敏症或食物不耐受都是这么发展出来的，比如：湿疹、变应性鼻炎（即过敏性鼻炎）、哮喘、过敏性胃肠炎等。

比较严重的情况是自身免疫性疾病。这类疾病的根源也是不该进入身体的物质进来了。但是这些抗原的形态结构和我们身体特定组织的某种抗原相似，这种相似性造成交叉反应，使得我们的免疫系统在攻击外来抗原的同时，错误地攻击了自身的细胞。

自身免疫就好比自己的军队打自己的老百姓，是一种内耗性的疾病。目前全世界已经发现上百种自身免疫性疾病，中医称之为"疑难杂症"。典型的自身免疫性疾病包括当代常见的甲状腺病变、1型糖尿病、类风湿关节炎、红斑狼疮、多发性硬化、重症肌无力、强直性脊柱炎、干燥综合征、渐冻症（即肌萎缩侧索硬化的俗称）、斑秃等。

与系统性血管炎症相关的疾病、过敏性疾病和自身免疫性疾病的根源都是肠漏，因此又叫"肠漏综合征"。

只有正确的饮食才能逆转肠漏

解铃还须系铃人。预防和逆转肠漏综合征的关键在于预防和逆转肠漏。肠漏停止了，外源毒素停止进入血液，导致这些疾病的源头就被切断了，我们就停止了"自我伤害"，自愈就从此开始了。

我们不需要知道身体是如何自愈的，我们只需要停止自我伤害。逆转肠漏的关键在于不要培养肠道里的非益生菌，也就是要避免摄入过量脂肪，尤其是富含饱和脂肪酸的脂肪，以及避开动物蛋白等促进非益生菌生长的食物。

现在社会上流行的益生菌、益生元（如寡糖、菊粉等）、"食用酵素"都与抑制肠漏有关。这些功能性食物的作用都是调节肠道的菌群。它们促进益生菌的生长，从而抑制了非益生菌，进而抑制了肠漏，缓解了肠漏综合征。这就是为什么人们发现益生菌、益生元、酶（也就是生活中提的酵素）等很神奇，可以改善各种各样的疾病。实际上，这些能够被改善的疾病都是肠漏综合征。

但是，如果我们一边摄入益生菌、益生元或酶，一边还在吃动物性食物和高脂肪食物，就相当于在培养益生菌的同时，还在培养非益生菌。于是肠漏不会消失，肠漏综合征不会彻底逆转。

低脂纯植物性饮食逆转自身免疫性疾病

反之，低脂纯植物性饮食可以促进肠道益生菌，从根本上停止培养非益生菌，肠漏最终得以修复。这时候摄入益生菌、益生元、酶不会引起更多的改变，因为我们的肠道已经被益生菌占领了。

如果肠漏修复了，外来抗原就无法进入身体，身体就不会产生免疫反应，也不会发生交叉反应。这表明我们停止自我伤害了，自愈力就开始发挥作用了。

自身免疫性疾病虽然被现代医学列为不治之症，但是它是饮食改变后，自愈效果最快、最显著的一类疾病。

网球名宿大威 2011 年被确诊为干燥综合征，一种导致疲劳和关节痛的自身免疫性疾病。在坚持生机低脂全植物饮食后，她的疾病得到完全逆转。2016 年，她和妹妹小威再次合拿女子网球协会（WTA）女子双打冠军。

这些年在推广健康饮食的过程中，我遇到的通过低脂全植物饮食逆转自身免疫性疾病的案例比比皆是。有两位强直性脊柱炎的病人，一位在杭州，一位在广州，践行健康的全植物饮食前一直直不起腰，腰弯到 90 度是他们的常态；践行全植物饮食后，两个人几乎和常人无异。

另一位朋友，9 年前被诊断为系统性硬化，并出现初期肌萎缩侧索硬化（俗称渐冻症）的症状。病人的免疫系统攻击自身的皮肤。在病重时，医生从她的身体中导出了 20 斤淋巴液，这些就是她的免疫系统生成的，专门对付自己皮肤的。她坚持全植物饮食两年后，她的病情完全逆转。还有，通过全植物饮食完成甲亢、甲减、自身免疫性肝病、过敏症等逆转的案例，这里就不一一举例了。

肠漏是百病之源。想要实现疾病的自愈，达到长期真正的健康，第一位要做的，就是避免动物性和高脂食物。

5.2 肠漏和 1 型糖尿病

2016 年，"先天性糖尿病"姊妹花孙亚玲和孙亚婷与病魔抗争的事被各大网站报道。姐姐当年不幸因糖尿病并发症去世；妹妹于 2017 年做了胰岛和肾双移植手术。

其实没有先天性糖尿病，她们患的是 1 型糖尿病。只是因为发病年龄小，人们以为她们所患的糖尿病是先天性的。

如果我们把胰岛素比作钥匙，胰岛素在全身细胞上的受体比作锁，1 型糖尿病是钥匙太少，2 型糖尿病是锁坏掉了。因为两种情况都导致葡萄糖进入细胞的门打不开，所以都叫糖尿病。

我国每年新发 1 型糖尿病的病例约 13000 例，其中有大约 4000 例被发现发生在 15 岁之前。在过去的 20 年中，15 岁以下儿童的发病率增加了 4 倍。

在成人发生的 1 型糖尿病的病例中，有一部分是因为不可逆的脂毒性伤害，从 2 型糖尿病发展而来的即成人晚发自身免疫性糖尿病（LADA）。这种情况不属于今天讨论的范畴。

牛奶与 1 型糖尿病

有意思的是，同卵双胞胎的 1 型糖尿病病人中，另外一个发病率只有

13%~60%。也就是说，遗传因素并不一定是最重要的因素，生活方式的因素可能更重要，尤其是饮食。

很早以前，人们就注意到了 1 型糖尿病与牛奶之间的关系。一个国家牛奶消费量越高，1 型糖尿病发病率越高。人在婴儿时期喝牛奶会显著提高 1 型糖尿病的风险。

1 型糖尿病属于自身免疫性疾病，与肠漏有密切关系。肠漏的主要原因是肠道内非益生菌的增生。非益生菌增生的根源是不健康的饮食习惯。人在婴儿期时的肠壁屏障还没有完全成熟，这会给外源性致病物质的入侵带来方便的机会。

没有被完全消化的蛋白质或致病抗原因为肠漏进入人体后，激发了免疫反应。在特定的情况下，当这些抗原的三维结构接近于人体自身的抗原时，它们就会引发交叉反应，致使人体自身的免疫系统攻击自身的组织。对于 1 型糖尿病，受攻击的组织是人体胰腺里面负责生产胰岛素的胰岛 β 细胞。当高比例的胰岛 β 细胞被免疫系统杀死之后，我们会失去合成足量胰岛素的能力，而无法正常应对日常的血糖变化，就会表现为 1 型糖尿病。

酪蛋白

牛奶的蛋白质中，80% 是酪蛋白。酪蛋白分为几种亚型，其中一种为 β 酪蛋白。

科学家在研究 4 月龄婴儿的血清时，发现用牛奶喂养的婴儿血清中含有抗 β 酪蛋白的抗体。这说明牛奶的 β 酪蛋白因为肠漏进入了婴儿的血液，并激发了免疫反应。相比之下，全母乳喂养婴儿的血清没有这种抗体。

后来的研究发现，牛的 β 酪蛋白还可细分出 A1、A2 等变异。这两种变异诱发免疫反应的能力有很大差异。A1 可以诱发对抗胰岛的抗体，与 1 型糖尿病相关；而 A2 与 1 型糖尿病无关。

北欧是 1 型糖尿病的高发区。有趣的是冰岛的发病率显著低于其他北欧国家。研究发现：A1 在北欧更普遍，A2 在中欧和南欧更普遍。可是，冰岛奶牛的 β 酪蛋白以 A2 为主。这就解释了为什么冰岛的 1 型糖尿病发病率较低。

A1 β 酪蛋白在消化的过程中，会释放出一种含 7 个氨基酸的短肽 BCM7，而 A2 不会。有趣的是，BCM7 的序列和胰岛细胞表面 GLUT-2 蛋白质的一段序列只差 1 个氨基酸，所以很可能 BCM7 是导致自身免疫的外来抗原，而 GLUT-2 是被交叉免疫反应错误识别的目标。

如果这个理论成立的话，当我们把牛奶的酪蛋白深度水解，尽量破坏掉所有的 BCM7 时，这种奶粉导致 1 型糖尿病的风险应该会降低。

科学家把 230 名遗传易感儿童分成两组，分别进行深度水解奶粉和普通奶粉的喂养。结果深度水解奶粉喂养的婴儿在 10 岁以内患 1 型糖尿病的概率果然大幅下降。这项研究是对 BCM7 理论的有力佐证。

副结核菌

然而，事情没有那么简单。地处南欧的意大利撒丁岛地区是另一个 1 型糖尿病高发区，可是当地牛奶的 β 酪蛋白以 A2 变异为主。

另一项涉及 2000 名易感儿童的多国研究发现，停止母乳喂养后用深度水解的奶粉继续喂养的儿童，比起普通奶粉继续喂养的儿童并没有降低 1 型糖尿病的发病率。

这些数据和酪蛋白数据的矛盾之处可能源于受试人群所在的地区差

异。更重要的是，这说明除了 BCM7，还可能有其他自身免疫抗原。

对于撒丁岛地区 1 型糖尿病的进一步研究，提供了一些线索：在当地牛群和羊群中普遍存在"约内氏病"的副结核分歧杆菌感染。63% 的当地 1 型糖尿病病人的血样检查出了这种副结核分歧杆菌，而健康儿童血样的副结核分歧杆菌检出率只有 16%。

研究者进一步从 1 型糖尿病病人血液中提出了抗牛副结核菌的血清。他们发现这些血清能够和胰岛细胞抗原发生很强的结合反应。这说明在撒丁岛的病人中，牛副结核菌的某些成分是导致交叉反应的自身免疫抗原。

后来对欧美多国的奶牛和肉牛的筛查结果表明，副结核分歧杆菌是相当普遍的现象。因此导致牛羊约内氏病的副结核分歧杆菌被证实是牛奶诱发 1 型糖尿病的另一个抗原。

遗传易感性

你可能会问，同样喝了含有 A1 β 酪蛋白或副结核分歧杆菌抗原的牛奶的儿童，为什么有些儿童发生了自身免疫，患了 1 型糖尿病，而另一些儿童没有得病呢？

研究发现，除了外来的自身免疫抗原，1 型糖尿病的患儿还需要有遗传易感基因。当这两个必要条件被同时满足，患 1 型糖尿病的风险就会大大地升高。

这也说明，即使携带遗传易感基因，如果避免自身免疫抗原（如牛奶），也不会得 1 型糖尿病。由此看出，1 型糖尿病是一个环境和遗传因素共同作用所致的疾病。因为环境因素（喝牛奶）可以避免，所以此病是完全可以避免的。

其他膳食营养因素

除了以上讨论的因素，一些研究还发现婴儿时期肉类、油脂的摄入，以及过早引入辅食，也可能提高 1 型糖尿病的风险。

婴儿的肠道至少在前 6 个月都尚未发育成熟。为避免这类"天生肠漏"造成的过敏和自身免疫等疾病，世界卫生组织建议，至少在前 6 个月应以纯母乳喂养，满 6 个月以后才开始添加辅食。添加辅食的时候也应从不易致敏的食物开始，如米类。

肉类的影响不限于 6 个月以前。研究发现，两岁以前和两岁以后肉类的摄入都可以显著增加患 1 型糖尿病的风险，并且有很强的剂量效应（肉吃得越多，风险越高）。

此外，维生素 D 缺乏与很多自身免疫性疾病有关。国内外研究都发现，随着纬度的升高，日晒减少，1 型糖尿病的患病率有明显的上升趋势。

综上所述，1 型糖尿病最主要的风险因素包括：

（1）牛奶和奶制品；

（2）肉类；

（3）遗传易感性；

（4）缺乏维生素 D；

（5）过早引入辅食。

在确诊 1 型糖尿病以后，你如果胰岛功能没有完全丧失，逆转病情还是有可能的。若要尽快停止伤害，当务之急就是断除一切可能导致肠漏和诱发自身免疫的食物，包括动物性食物，尤其是奶制品，还有高脂食物、烟、酒、转基因食品。你如果有麸质过敏或不耐受的情况，就需要采取无麸质饮食；你如果是处于哺乳阶段的母亲，也需要遵循同样的饮食原则。

如果胰岛功能已经基本丧失，1型糖尿病的病人是难以逆转病情的，因为胰岛细胞已经被杀死。但是，低脂全植物饮食仍然是减少并发症的最佳饮食。

为避免悲剧的发生，在婴儿期应坚持对婴儿进行母乳喂养；如果没有条件母乳喂养的家庭，可以选择基于植物的婴儿配方奶粉。

5.3 肠漏和渐冻症

2018年初，北大女博士娄滔因渐冻症离开了人世，令人唏嘘。

我对"娄滔博士患上渐冻症"的新闻早就有所关注，也为其学习勤奋、心态乐观开朗、重病依然坚持学习并且做出死后捐献遗体的决定的行为而感动。

在我从上海到西藏万里"素"骑行时，我路过了她的老家恩施。当时还感慨：恩施这地方山好水好人也好，先天的条件很富足，娄滔博士好好的为什么会得这个怪病呢?

ALS、霍金教授及"冰桶挑战"

渐冻症的医学名称是肌萎缩侧索硬化，世界范围有几十万ALS病人，我国每十万人口年发病数为0.6（2002年数据）。

ALS的临床表现为运动神经元损伤，导致身体多处肌肉逐渐无力和萎缩。病人多死于呼吸衰竭。"渐冻人"的智力、记忆和感知系统未受影响，他们有健康人所有的感觉和思维，但是因为肌肉萎缩，无法对感知做出有效的反应。因此，这种病被描述为：灵魂被囚禁在身体里。

著名的物理学家霍金生前就是一位 ALS 的幸存者。

2014 年"冰桶挑战"是在美国 ALS 病人安东尼·瑟那查的妻子上传挑战的视频并打上了"抗击渐冻症"的标签后而引发更多关注，继而风靡全球的。这项活动意在让常人体验渐冻人"可以感知而不能反应"的无奈，从而让更多人关注 ALS。当时，很多硅谷的科技人，互联网界的领军人物，娱乐圈的大咖都纷纷参与了这场热闹的慈善演出，各大社交平台都被这个活动刷过屏。

6 年过去了，"渐冻症"依然是一个发病原因不明、无有效治疗手段并无法治愈的世界绝症。和娄滔博士一样不幸的是，安东尼也已经于 2017 年 11 月因 ALS 离世。

自身免疫性疾病

虽然 ALS 的病因还不能完全确定，但是在 20 多年以前人们就发现，它可能是自身免疫性疾病。自身免疫性疾病病人的免疫系统错误地攻击了自己的组织和细胞。对于 ALS 病人，被错误攻击的组织是神经突触，最终引起神经细胞的退化。神经细胞的退化导致肌肉萎缩。

研究发现，ALS 病人血液中的抗体，可以识别他们自己神经细胞上的某些抗原，比如钙离子通道、神经纤维等。和其他自身免疫性疾病一样，外来的相似抗原通过肠漏等"非正常途径"进入身体，诱发交叉免疫反应，也可能体现在 ALS 的自身免疫症状之中。

阻止外来抗原"非法"入侵，关键在于正确的饮食。低脂纯植物性饮食可以促进肠道益生菌，抑制非益生菌，最终修复肠漏。当肠漏修复了，外来抗原就无法进入身体，就不会持续刺激免疫系统，我们的自愈力就开始发挥作用。

逆转多发性硬化

多发性硬化（MS）是影响神经系统的一种自身免疫性疾病。在同卵双胞胎的病人中，另外一个患病率只有14%~33%，这说明生活方式因素在这种疾病的形成中占主导作用。

一项研究发现，144例多发性硬化的病人遵循低脂饮食（每天摄入少于或等于20克脂肪）34年，可显著减少恶化和死亡。在初始病症最轻的一组中，当排除了死于非多发硬化疾病的人时，34年后这组95%的人存活并且保持体力活跃。我们知道，动物性食物的脂肪含量普遍很高，低脂全植物饮食是降低膳食中脂肪含量的最佳方案。

在另一份报告发现，接近于素食的膳食方案可以显著降低MS病人的炎症状态，并降低复发率。

在2018年国际医学营养学峰会上，两位医生分享了她们通过素食成功逆转多发性硬化的过程。其中一位病人在康复后还去参加了马拉松比赛；另一位曾经出现右眼失明的病人，在吃素8年后，从未复发过。

ALS病人的饮食研究

在一项2014年发表的研究中，科学家把ALS病人分为两组，一组作为试验组，他们普通饮食或高碳水化合物高热量的饮食，另外一组，作为对照组高脂肪高热量饮食。

5个月后试验组没有出现过病重情况；而对照组出现了9次病重情况。试验组无人死亡，对照组3人死亡。虽然样本数不大，这个临床试验已经提供了支持低脂饮食的倾向性数据。

有一位患ALS病的网友，通过低脂全植物饮食方案，症状基本消失。

但是饮食稍不注意，一些症状就会回来，所以目前并不能确定低脂全植物饮食可以完全逆转 ALS，但是在当前全球没有任何办法治疗 ALS 的情况下，改变饮食值得一试，反正又不会损失什么。

不治之症与认知局限

在学术上，研究疾病时，我们可能总是想知道个究竟，这无可厚非。但是对于病人，了解是什么抗原发生了交叉反应导致自身免疫并不重要，了解我们的身体是如何自愈的也不重要，重要的是马上停止自我伤害，修复肠漏。只有修复了肠漏，我们的自愈力才可能启动。

在查资料的过程中，我感受到一点，我们在遇到未知的挑战时，往往把它归结为不可攻克的难题，为无法承担后果的自己找个台阶下。

我们总是往外求，等待医学的突破，希望从外部找到治疗方法。但是如果方向错了，我们只能在错误的路上越走越远；如果问题在自己，解决方法从外部是找不到的。"每个人是自己健康的第一责任人。"当我们选择面对身体的健康问题，改变自己，我们会发现，其实治愈"不治之症"可能没有想象的那么难。

5.4　肠漏与甲亢、甲减、甲状腺炎、甲状腺结节、甲状腺癌

某三甲医院职工体检时，半数女性医护人员检出甲状腺问题。这和社会上的数据基本吻合。

根据国家癌症中心发布的最新《中国恶性肿瘤发病和死亡分析》，甲状腺癌的发病率在过去十年中迅速上升，已升至到女性恶性肿瘤的第

四位。

甲亢、甲减、甲状腺炎、甲状腺结节、甲状腺癌，这些是同一类疾病还是不同种类的疾病？为什么甲状腺疾病近年来有暴发趋势？其背后的原因是什么？检查出甲状腺疾病，应该怎么办？

今天我们一起看看关于这些问题，最新的科学数据告诉我们什么。

矿物质

碘是甲状腺素的关键成分，因此甲状腺功能与碘摄入的关系很大。膳食缺碘可能造成甲状腺功能低下和甲状腺肿大。

那么是不是碘多了就会得甲亢，碘少了导致甲减和甲状腺结节？

没那么简单。研究发现，碘摄入与甲状腺健康呈 U 形曲线。在碘缺乏的情况下，甲状腺没有足够的原材料合成足够的甲状腺素；在高碘摄入的情况下，甲状腺素合成的中间体——甲状腺球蛋白会因为结合过多的碘元素，更容易被免疫系统误判为敌人，发生自身免疫反应，结果反而降低甲状腺素的生成。后文将说明，合理的尿碘范围在 150~400 微克 / 升。

甲状腺是人体单位组织硒含量最高的器官。硒参与甲状腺素的代谢并保护还原反应，所以从膳食中摄入足量的硒对于维持甲状腺的正常功能很重要。研究发现，补硒可以改善甲亢和甲减的症状。

摄入多少硒才够呢？根据欧洲的最新建议，在缺硒地区（如中国多数地区），每天每千克体重补充 1 微克硒可以使体内硒蛋白达到饱和，所以一般人每天摄入约 50 微克是比较合理的补充量。

血红素是甲状腺过氧化酶（TPO）的核心成分，因此铁对于维持甲状腺的正常功能是必要的。甲减病人常常伴有缺铁性贫血，补铁可以帮助甲减病人恢复正常的甲状腺素水平。

但是铁过量会增加癌症、心血管疾病、阿尔茨海默病等疾病的风险。根据现有数据，理想的血清铁蛋白浓度应该在 20~40 微克 / 升。

当代大多数甲状腺疾病属于自身免疫性疾病，而过量的钠摄入会通过诱导 Th17 辅助性 T 细胞促进自免反应。因此，控制盐的摄入有助于预防和改善甲状腺疾病。

漂白剂和食品包装

有两类因子可能扰乱正常的甲状腺功能：一类是碘离子的类似物，一类是甲状腺素的类似物。

高氯酸盐、硝酸盐和硫氰化物等无机盐的电离子和碘离子有相同的电荷和相近的离子半径，这些离子通过与碘离子竞争钠碘的转运体，抑制碘的吸收，从而降低甲状腺素的合成。对于本身碘摄入就不足的孕妇，这种影响更要引起重视，因为甲状腺素对胎儿的发育具有重要的作用。

生活中的高氯酸盐主要来源于含次氯酸的漂白剂和一些食物的塑料包装，硝酸盐广泛存在于多种蔬菜之中，硫氰根存在于烟草和十字花科的蔬菜之中。

波士顿植物饮食者研究发现，植物饮食和全植物饮食者的碘和硫氰根的摄入差异很大，但是与甲减指标——促甲状腺素的水平无关。该研究还发现，素食者的高氯酸钠与促甲状腺素也没有关系。

从趋势上看，我国甲状腺疾病的上升并没有伴随蔬菜消费的上升，因此对蔬菜和十字花科蔬菜的担心没有充分依据。因为蔬菜是健康饮食的必要组成部分，所以减少蔬菜的摄入不如确保膳食中有足量（但不过量）的碘。

全氟烃类物质

另一类甲状腺干扰因子是全氟烃类物质。这类物质被广泛用于食品包装、纺织、造纸、油漆制造、灭火剂制造、半导体制造等行业。不粘锅常用的表面材料聚氟乙烯就是全氟烃类物质的一员。

全氟烃是很强的甲状腺干扰因子。临床研究发现，当人体内的全氟烃类物质增加时，血液中的促甲状腺激素（TSH）升高，其他甲状腺功能指标也发生相应变化。研究还发现，人体内全氟烃类物质的浓度升高，相对应的人体基础代谢率会降低——这是甲状腺功能受到抑制的表现。

全氟烃类物质一旦进入动物体内，就很难被排除或分解，造成长期的内分泌干扰。在环境中，全氟烃类物质也不易被微生物降解，是一种长期环境污染物。2009 年，全氟烃类物质被列入斯德哥尔摩协议之持续有机污染物的名单。

由于反复进食受污染的食物和水，持续有机污染物很容易在动物体内形成富集，并且富集效应随动物在食物链中位置的上升而放大。上海的一项研究发现，红肉、鸡、鱼、动物内脏是全氟烃类物质的主要膳食来源。

在韩国的一项研究中，受试者的血液胆固醇、低密度脂蛋白、甘油三酯、尿酸都与全氟烃类物质有很强的相关性。动物性饮食是这些指标升高的共同根源。

自身免疫性疾病

自身免疫性甲状腺病很可能是最常见的甲状腺病，也是最常见的自身免疫性疾病之一。这类疾病的主要形式是格雷夫斯病（Graves disease，甲亢的一种，甲状腺素分泌增多）和桥本甲状腺炎（Hashimoto thyroiditis，甲状腺功能低下）。

自身免疫性甲状腺病的共性是，病人血清中含有抗甲状腺抗原的抗体。最常见的抗原包括：甲状腺过氧化物酶（TPO）、促甲状腺素受体、甲状腺球蛋白和最近发现的钠碘转运体。

引起格雷夫斯病抗体作用在促甲状腺素受体上，从而刺激了甲状腺腺细胞，使之合成更多的甲状腺素；桥本甲状腺炎的抗体专门对抗 TPO，从而减少甲状腺素的合成。

自身免疫性疾病有一定的遗传易感性［取决于人类白细胞抗原（HLA）亚型］，因此病人同时患有其他自身免疫性疾病（如乳糜泻等）的可能性大增。

由于自身免疫过程受到维生素 D 的调节，维生素 D 缺乏会提高自身患免疫性甲状腺疾病的风险。在怀孕过程中，为了保护和母亲基因不同的胎儿，母体处于免疫抑制状态。因此，自身免疫性甲状腺疾病在孕期受到抑制，但是孕后进入多发期。

我们在之前的文章中介绍过，自身免疫性疾病的根源在于肠道的通透性增加（肠漏），导致外源抗原进入血液。在清除这些入侵抗原时，由于分子相似性，造成交叉免疫反应，最终我们自己的免疫系统攻击了自己身体的抗原。

已知有几种原因诱发肠漏。最常见的是饱和脂肪酸、动物蛋白等食物引起的肠道内非益生菌的生长。除此之外，酒精、尼古丁、抗生素、转基因食物等可能通过破坏肠道的菌群生态削弱肠屏障，引发肠漏，从而增加自身免疫性甲状腺疾病的风险。

对麸质过敏的人，面筋蛋白也会导致肠漏。在主动选择无麸质饮食的人群中，甲亢和甲减病人的比例显著高于普通人群，这说明无麸质饮食可能有助于改善病情。

以下就几种常见的甲状腺疾病，进一步总结一下临床数据。

甲亢

一提到甲亢，许多人会认为甲亢是碘摄入过多导致的。事实并非如此。对治疗中格雷夫斯甲亢病人的碘摄入分析发现，高碘（尿碘高于300微克 / 升）不影响康复。这说明至少对于自身免疫性甲亢病人，碘的摄入不是关键因素。

在甲亢并发乳糜泻的病例中，采取无麸质饮食，可有效地逆转全部或一部分症状。这说明了避免肠漏在自身免疫性甲亢康复中的重要性。

我们知道，肠漏最重要的原因是动物性饮食。洛马林达大学的研究发现，膳食中动物性成分的多少与甲亢有剂量效应关系。动物性食物的种类和数量越多，甲亢的风险越高。全植物饮食者的甲亢风险是杂食者的一半以下。

此外，在制作香肠的过程中，可能会混入动物的甲状腺组织。有些甲亢病人是因为吃了这样的香肠而得病的。这一类甲亢属于非自身免疫性甲亢。

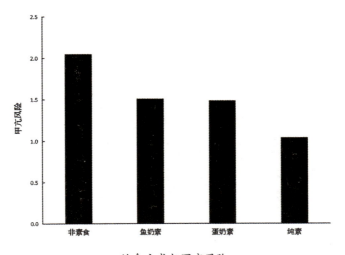

饮食方式与甲亢风险

避免动物性饮食对于甲亢的逆转很重要。以下是素友 Angela Chen（安杰拉·陈）的故事：

我叫 Angela Chen，1984 年生。2009 年，我被诊断为甲亢。在吃了两年西药之后，我怀孕了，于是停止用药。孕期甲状腺激素的指标还算勉强通过，但是被确诊为妊娠糖尿病。

于是各种饮食控制，医生要求每天一个鸡蛋、一杯奶，多吃粗粮。生完第一胎后，按照老家的习俗坐月子：不吃青菜水果，只吃肉蛋。没多久甲亢复发，被迫停止母乳喂养，又开始西药治疗。每次指标好了就停药，但是过几个月又复发，断断续续地吃了六年的药。我当时很绝望，以为我要终身服药控制甲亢。

2015 年 3 月，我的甲亢再一次复发。机缘让我遇到一位中医，他除了开药以外，再三嘱咐我，停止吃肉蛋奶。随后，我无意中听到徐嘉博士的课，了解了不吃肉蛋奶逆转甲亢的原理，更加坚定了信念。

可是我先生一听不能吃肉蛋奶就跟我急了，他怕我营养不良，每天盯着我吃东西，当时家庭矛盾到了崩溃的边缘。甲亢很容易紧张，继而会心慌、心悸，太痛苦了，这种感觉只有病过的人才知道。

我太渴望健康了，我有追求健康的权利。顶着家人的压力，我还是坚持了下来。

通过改变饮食和中药调理一个月后，我去查甲状腺功能的七项指标，指标竟然正常了，我特别开心。这期间没有吃任何西药，中药吃了一个月也停了。家人看我越来越健康，就不再管我吃素的事了。

在此，我特别感谢我的先生，每天变着花样给我做各种素食。虽然家人不接受吃全植物，但是他们吃肉也比原来少太多了，家里的饮食习惯发生了翻天覆地的变化。

2018 年 5 月，吃低脂全植物饮食三年的我生了二胎，怀孕期间也是坚持了低脂全植物饮食，孕期所有指标都正常。

当时医生再三交代我，说我怀一胎时有妊娠糖尿病，怀二胎的话估计血糖会更高，让我一定注意饮食控制。我心里偷偷乐，我学习了很多营养学知识，吃低脂全植物饮食一定不会血糖高的。事实证明，低脂全植物饮食确实很健康，怀孕期间查了两次糖耐量，指标全部通过。

二胎的孩子现在一个多月了，哺乳期我也坚持低脂全植物饮食。"素"宝宝特别好带，很安静，每天吃了睡，睡了吃，特别爱笑。

甲减

甲减往往与甘油三酯升高、胰岛素抵抗、同型半胱氨酸升高等代谢问题同时出现。这是肠漏综合征的表现。

上文提到，过高的碘摄入可能诱发自身免疫性甲减。多项研究确认了高碘摄入与桥本甲状腺炎引起的甲减（简称桥本甲减）之间的关系。

和甲亢一样，桥本甲减病人并发其他自身免疫性疾病，如乳糜泻和1型糖尿病的概率升高。给甲减病人提供维生素D可以显著减少TPO抗体。

除此以外，地域性的证据显示，甲减与全氟烃类甲状腺干扰物质相关，尤其是孕期和新生儿甲减。

另有研究发现，鱼虾等水产品中的有机砷污染显著提高甲减的风险。

低脂纯植物性饮食，既可以逆转肠漏，也避免了动物性食物所富集的环境内分泌干扰毒素，因此是防治甲减的最佳膳食方案。

甲状腺结节

一般认为，甲状腺结节是由甲减引起的代偿性增生，因此理论上不论是碘摄入过高还是过低，都可能导致结节。

上海疾控中心的数据确实印证了这一点。在尿碘低于 140 微克 / 升，或者高于 400 微克 / 升的时候，生成甲状腺结节的风险都会增加。

收纳了更多研究的荟萃分析与以上的结果略有出入，甲减时结节的发病率比低碘，高碘时结节的发病率低，但是最安全的情况还是把尿碘控制在 140~400 微克 / 升。

另一方面，多项研究发现，糖尿病与甲状腺结节相关，而控糖药二甲双胍可以帮助缩小结节。这些研究还发现，超重和高血压、甲状腺结节也有很高的相关性。这进一步说明甲状腺结节很可能是代谢综合征的表现之一。

由于代谢综合征与肉类的相关性，这就不难理解为什么在海南百岁老人的研究中，老人摄入红肉和水产品的数量越多，他们的甲状腺结节发病率就越高。

甲状腺癌

不到 5% 的甲状腺结节会演化为甲状腺癌。近年来，甲状腺癌已经成为我国女士的第四大癌症，并且仍然处于迅速增长的趋势。

研究发现，亚硝酸盐与甲状腺癌密切相关。膳食中的亚硝酸盐主要来自香肠、火腿、腊肉、干鱼等加工肉制品（作为防腐剂）。这种加工肉制品被世界卫生组织定义为 1 类致癌物。

相反，富含硝酸盐的新鲜蔬菜和水果，尤其是十字花科的蔬菜对甲状腺结节的癌化有预防作用。

个别研究发现，摄入鱼类似乎也有预防作用，可是不能得到大规模荟萃分析的确认。合理的解释可能是，比起肉类和加工肉制品，鱼类没有那么糟，但是比起植物性饮食，鱼类的劣势就彰显出来了。

除此以外，肥胖、吸烟、饮酒和碘缺乏也会增加甲状腺癌的风险。

为什么女人更容易得甲状腺疾病?

女人患甲状腺疾病的概率是男人的好几倍。这驱使很多科学家试图研究雌激素对甲状腺素系统的影响。可是到目前为止，这方面的进展甚微。

女人患各种自身免疫性疾病的概率是男人的三倍多，或许更值得提的问题是，为什么女人更容易患自身免疫性疾病?

关于这个问题，我们没有确切的答案。但是其原因很可能与女人的生殖功能和免疫反应特点有关。

在怀孕的过程中，少量含有异体抗原的胎儿细胞可以通过胎盘进入母亲体内。在孕期，由于母体进入免疫包容状态，对这些外来细胞的免疫反应受到抑制。但是孩子出生后，当母亲恢复正常的免疫功能时，母体内残留的胎儿细胞可能成为导致自身免疫反应的抗原。

另有研究发现，女人的免疫系统比男人更加敏感。这使她们对于癌症和病原体的入侵有更好的抵抗力，但是发生自身免疫的机会也随之升高。

癌症和自身免疫性疾病是免疫功能失调的两个极端。数据显示：男人更容易患癌症，女人更容易患自身免疫性疾病。

那么，得了甲状腺疾病到底要不要吃药，要不要做手术呢? 这是病人和医生之间的决定。我只想说一句：吃药也好，手术也好，营养品也好，中医也好，西医也好，如果我们不断除造成疾病的根本源头，这些手段都仅仅是暂时的缓解而已。停药还会复发，切了还可能长出来，按下葫芦又起了瓢。

健康的钥匙在每个人手上，就看我们要不要停止自我伤害。

综合本章的讨论，以下是预防和逆转甲状腺疾病的膳食方案：

（1）避免动物性食物，尤其是加工肉制品；

（2）避免高脂食物，尤其是高饱和脂肪的食物；

（3）多吃蔬菜水果；

（4）保持合理的碘（尿碘 150~400 微克 / 升）、硒（每天 50 微克）和铁（血红蛋白正常，铁蛋白 20~40 微克 / 升）的摄入；

（5）晒太阳，但受条件限制不能充分日晒时，补充维生素 D；

（6）避免烟酒；

（7）控制食盐摄入（每天少于 6 克盐或 2 克钠），注意膳食中隐含的盐，比如调味料、加工食品等；

（8）避免使用锅体表面是全氟烃材质的不粘锅；

（9）麸质过敏者避免含有麸质的食物；

（10）避免转基因食物；

（11）避免摄入被漂白剂污染的食物。

第六章
糖尿病治不好，
病人负全责！

本章讨论的内容适用于 2 型糖尿病和妊娠糖尿病，占糖尿病病例总数的 95% 以上；1 型糖尿病属于自身免疫性疾病，已在第五章讨论。

曾有一句非常经典的话："每个人都是自己健康的第一责任人。"这句话用在糖尿病病人身上最合适不过了。一个人会不会患糖尿病，得了糖尿病后能不能自愈，完完全全在于他自己。

糖尿病最大的并发症不是肾功能衰竭，不是失明，也不是截肢，而是不相信糖尿病可以被治好。当病人不相信时，病人就封闭了自己，不努力寻找疗愈的方法，其结果当然是糖尿病好不了。

在推广健康饮食的这些年里，我发现一个规律，选择相信自己的病人，他们的生活会发生重大的变化，如果能够认真践行我们建议的饮食方式，糖尿病大概率会康复。选择不相信的人，他们继续在旧的轨迹上生活，直到有一天觉醒，或者被迫觉醒。

糖尿病第一大国

根据 2018 年的数据，我国的糖尿病相关人群已经超过 2.6 亿，是全球糖尿病人群最多的国家。可是 1980 年，中国只有 0.7% 的成人是糖尿病病人，在将近 40 年后猛增到约成人总数的 15%。

更严重的是，除了已确诊的糖尿病病人，余下的中国成人里有一半处于糖尿病前期。这些人是糖尿病的预备役，随时可能发展成糖尿病。即便是 18~29 岁的年轻人群里，也有 40% 处于糖尿病前期。

所以本文所讨论的是关乎民族和国家命运的大事，因为已经有一半的中国成人在糖尿病困扰之中。

糖尿病的典型治疗方案

血糖高了，我们首先想到去医院。在标准治疗中，如果仅仅是糖尿病前期，你先不着急吃药，先尝试改变生活方式：调整饮食和运动。

什么样的饮食？控制热量摄入，少吃主食，控制体重。每天一个鸡蛋和一杯牛奶，保证优质蛋白的摄入，适量红肉，多吃鱼类和禽类。

但是往往这种饮食不能阻止病情的发展，于是我们开始口服糖尿病药；当一种药控制不住血糖，我们开始吃两种、三种药；如果血糖还是得不到控制，我们开始打胰岛素；如果胰岛素还不能有效控制血糖，我们通常会提高胰岛素的注射剂量和频率。这就是糖尿病的标准治疗方案。在这个方案下，大部分病人不能摆脱糖尿病并发症的结局。可见，对于糖尿病的治疗，传统的医疗已没有更好的办法了。

糖尿病发展和治疗都是一条单行线，我们没有看到过通过这套方案，谁的糖尿病被逆转，被治好的。因此，我们被告知："根治糖尿病，是个美丽的谎言。"

发展到这一步，我们已经深陷其中，难以自拔了。不光病人是受害者，医生也是受害者，因为医生也不相信糖尿病可以痊愈。

我曾经见到一位内分泌科的主治医生，自己背着一个胰岛素泵。我当时想，如果糖尿病病人找这位医生看病的话，他最好的结果是什么呢？估计最后也会背上一个胰岛素泵！

如果我们找一位从来没有治好过糖尿病的医生去治疗的话，其结果必然是治不好。

为什么治不好？

在讨论如何逆转糖尿病前，我们分析一下为什么这套治疗方案治不好糖尿病。

如果把胰岛素比作钥匙，胰岛素的受体就是细胞表面的锁。在 2 型糖尿病中，我们的钥匙没有问题，但是锁坏掉了，所以出现了胰岛素减敏，或胰岛素抵抗。如果想要从根本上治疗糖尿病，我们需要做的是"修锁"，即修复胰岛素的受体。

最常用的糖尿病药是二甲双胍。这类药的功能是通过抑制肝脏的生糖作用控制血糖。显然这种药不能治疗糖尿病，因为它没有修我们的锁，没有帮助我们的细胞恢复对胰岛素的敏感性。

另一类糖尿病药是硫酰基尿素。它可以促进胰岛细胞分泌更多的胰岛素。看来这种药也不能治疗糖尿病，因为它只是提供了更多的钥匙，还是没有修锁。

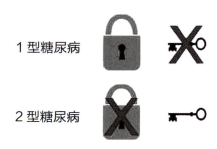

1、2 型糖尿病机制对比：前者坏的是钥匙，后者坏的是锁

阿卡波糖也是常用的糖尿病药，它的作用是抑制淀粉酶的消化。服用之后，我们摄入的淀粉类食物不能被消化成糖，不能被吸收，于是血糖得到了控制。揉揉眼睛一看，它也不能治疗糖尿病，这种药和二甲双胍一样，阿卡波糖的作用与锁不相干。

那么胰岛素呢？你肯定猜对了，胰岛素也不能治疗糖尿病，因为胰岛素本身是钥匙！

以上这些药物是最常用的糖尿病药，但是它们都不能从生病的源头上治疗糖尿病，难怪糖尿病治不好！因为我们从来没有试图真正去治疗糖尿病。我们的"治疗"方案都只是在控制血糖而已，就像这句话说的："不关上水龙头，地是拖不干的。"

碳水化合物的不白之冤

要想真正治疗糖尿病，必须关掉导致糖尿病的"水龙头"！那么这个水龙头——糖尿病的根源到底在哪儿呢？

有一种观点，认为糖尿病是碳水化合物摄入过多造成的，因为碳水化合物在消化道被消化成糖，吸收后就升高了血糖。久而久之，我们总吃碳水化合物，于是就得了糖尿病。

如果这真的是糖尿病的根源，那么我们可以合理地得出一个结论，也就是一个国家的人均大米摄入量越高，这个国家的糖尿病发病率就应该越高。

我们看看咱们国家的情况：从1980年到2010年，我国的人均大米消费量没有总体变化，一直保持在每人每年100千克上下。同期，我国的糖尿病发病率却从0.7%升高到11.6%，显然我国的糖尿病流行不是大米的原因，因为大米的消费量没有变。

还有一种说法，就是糖尿病病人不能吃水果，因为水果富含果糖。于是科学家做了一项研究：他们把糖尿病病人分成高果糖摄入组和低果糖摄入组，然后两组病人同时做三个月完全一样的营养治疗。这期间，高果糖摄入组要比低果糖摄入组多吃很多水果。三个月后，他们发现，这两组的总体治疗效果没有差别。也就是说，吃不吃水果对糖尿病的病情和治疗没有影响。

水果是完整食物，可能其所含的各种植物营养成分抵消了果糖的"危害"。那么，提纯的糖类如何呢？一项涉及 25 万人的荟萃研究，发现果糖和总糖类的摄入与 2 型糖尿病无关；而蔗糖会显著降低糖尿病的风险。

所以淀粉、水果和糖类，都不是糖尿病的真正诱因。

6.1　糖尿病的真正根源

什么才是糖尿病真正的"水龙头"呢？动物性食物！对 6 万人平均随访 11 年的新加坡华人研究发现，红肉、禽肉和水产品的摄入无不显著升高糖尿病的风险。美国洛马林达的研究发现，随着动物性食物摄入的种类和数量的增多，糖尿病的发病率越高。从 1980 年开始，我国的肉类消费增加了十几倍，糖尿病发病率也增加了十几倍。

中国健康营养调查 2021 年发表的一项成果表明，每天一个鸡蛋提高糖尿病风险 60%。这项结果和哈佛大学的研究结果完全一致。

植物性饮食逆转糖尿病

如果动物性食物是糖尿病的水龙头，那么停止吃动物制品就意味着关掉了水龙头，停止了自我伤害，糖尿病的自愈之门就打开了。

在 1979 年发表的一项研究中，20 位注射胰岛素的病人进行相当于低脂植物性饮食的低脂高碳水饮食。结果短短 16 天以后，9 位病人不需要打胰岛素了，余下的 11 位病人的平均胰岛素注射剂量从 26 个单位降低到 11 个单位。

1994 年发表了另一项研究：197 位口服糖尿病药的病人进行了非常简单的生活方式的改变，包括低脂植物性饮食和步行。26 天以后，需要服药的病人减少到 57 人。不到一个月的时间，70% 的病人得到有效的逆转。

可见，2 型糖尿病不过是一个纸老虎而已。只要我们相信糖尿病可以自愈，并付诸行动，停止吃伤害我们的食物，糖尿病的自愈指日可待。

让我们一起为这个小目标——让 2 型糖尿病成为历史而努力吧。

6.2　糖尿病的根源不是碳水，而是脂肪

上一节我们介绍了：糖尿病治不好的原因是没有治本；糖尿病的发病与动物性食物的摄入密切相关；断除动物性食物可以迅速逆转糖尿病。

可是，故事没有这么简单。为什么一些长期植物性饮食者，也会得糖尿病？没错，在上一节介绍的研究里，纯植物性饮食的人群也有 2.9% 的糖尿病病人！

这说明虽然植物性饮食降低了糖尿病的风险，但是"水龙头"还没有完全关上！

脂肪与糖尿病

1927 年有一个经典的实验。科学家把健康受试者分成两组：一组被

要求吃香肠、鸡蛋等高脂饮食；另一组吃植物性的高碳水化合物饮食。两天后，注射葡萄糖，观察血糖变化。

结果之前吃高碳水化合物饮食的一组，两小时后血糖回到正常值；而高脂饮食一组的血糖两小时后仍居高不下。

另外一项研究把 28 位受试者分成两组，分别给他们连续 12 小时注射 20% 的脂糜溶液或生理盐水，结果脂肪注射组的胰岛素敏感度当即下降 40%！

由此可见，脂肪可以导致胰岛素抵抗。

脂肪如何导致胰岛素抵抗？

我们把胰岛素比作钥匙，把胰岛素的受体比作锁。在我们的身体里，这些锁存在于我们细胞的表面（肝细胞、肌细胞等）。

当钥匙和锁相互作用时，激发了一系列细胞内的信号传递，最终打开了细胞表面的门——葡萄糖转运蛋白。当这扇门打开了，细胞外的葡萄糖进入细胞，被细胞利用。同时，细胞外和血液中的葡萄糖浓度下降。这就是胰岛素可以降血糖的原因。

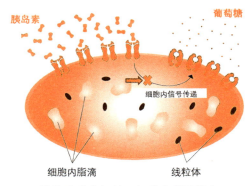

糖尿病形成机制：细胞内脂肪堆积

当细胞内有很多脂肪时，脂肪的代谢物会阻断细胞内的信号传递。这样虽然钥匙和锁可以正常工作，但是信号传不到门上，门打不开。于是葡萄糖进不了细胞，在血液中积累，导致血糖升高，这就是糖尿病。

同时细胞得不到所需要的能量来源——葡萄糖。所以糖尿病虽然是个富贵病，但是病人的细胞是被饿死的！

因此，逆转糖尿病的关键在于去除细胞内的脂肪。

如何去除细胞内的脂肪？

有一种"胆胰分流与十二指肠切换术"（BPDDS）：首先把病人一部分胃和十二指肠吸收脂肪的肠段切除，然后再把余下的胃和小肠后段连接起来。这样吃进去的脂肪不能被吸收，身体被迫消耗自身的脂肪，于是细胞内的脂肪就自然地减少了。

研究人员对 30 位超重或肥胖的糖尿病病人做了这个手术，结果术后病人肌细胞内的脂肪明显地减少或消失。他们的体重很快恢复到 70 千克，BMI=25 左右（西方人的正常体重）。同时，他们的糖化血红蛋白（HbA1c）迅速降至 6.3；83% 的病人降到 7 以下（正常值 <6.1）。

可见，这项手术可以迅速逆转糖尿病。现在中外医院对于恶性糖尿病和恶性肥胖的病人仍然提供这项手术。

可惜这个手术的后遗症太多了，其中最主要的是营养不良。因为被切掉的那段肠子对于吸收脂肪之外的其他营养素也很重要。切掉后，可能一辈子需要通过注射或打点滴来补充营养。

有没有不做手术的方法呢？我们能不能通过食物的选择模拟这个手术呢？我们能不能只选择吃没有脂肪，或者低脂肪的食物？

分析食物类的营养成分，我们发现，动物制品、植物油及坚果类食物都是高脂食物（脂肪供能比 >30%），而蔬菜、水果、全谷物类及大多数豆类（大豆、花生除外）都是低脂食物（脂肪供能比 <10%）。

可见，对降血糖最有利的食物是蔬、果、豆、全谷，是低脂全植物饮食所需的食物。

低脂植物性饮食的奇迹

低脂植物性饮食逆转糖尿病的案例比比皆是。一个朋友患糖尿病十年，他的父母也都是糖尿病病人。他以为自己的病是遗传性的，因为在他的家族里有七八位糖尿病病人。其实没有遗传性的糖尿病，是生活方式在家族里传递。这是进行低脂全植物饮食两个月后，他发给我的反馈：

"接触到你的观念，其实是一种健康意识吧！我觉得非常棒。

"我妈妈之前已经患了糖尿病，蔬果昔喝了两个多月，现在指标都正常了，药也停了，也去医院测了糖化血红蛋白，指标值正常。

"我老爹也测了，糖化血红蛋白应该正常。空腹血糖会稍微高一些。但是他现在胰岛素的注射单位也降了。他打了二十年的胰岛素了。

"所以我觉得特别开心的就是我们接受了你的观念。

"我还记得你当时跟我说的逆转糖尿病的四条：第一条，不能吃动物性食物；第二条，尽量无油或少油；第三条，不能吃精加工食品如白米白面；第四条，水果里面像西瓜、菠萝这类特别甜的尽量少吃，其他的可以适量地吃。

"我以前水果都不敢吃，现在水果正常吃。每天早上空腹血糖的正常值基本上都在五点几，偶尔四点几。餐后两小时的血糖一般都在 6.7 到 6.8 这个样子，我觉得真的很棒。"

更多科学证据

哈佛大学对于 15 万人的研究发现，4 年中每天增加 40 克红肉，升高糖尿病风险 48%，减少 40 克红肉则降低糖尿病风险 14%。

洛马林达大学的两项研究，涉及近 30 万人，发现每周吃五次鱼，提高糖尿病的风险 22%。一项哈佛大学的研究发现，糖尿病病人吃鸡蛋，20 年内的死亡率翻一番。丹麦一项针对 10 万人的研究表明，摄入牛奶或奶制品不能降低糖尿病的风险，低脂奶甚至升高糖尿病的风险。

肉蛋奶都含有动物蛋白。欧洲癌症和营养学前瞻性研究（EPIC）发现，每天动物蛋白的摄入量从 35 克增加到 62 克，糖尿病的风险升高 1.25 倍。动物蛋白促进糖尿病的结论也得到荟萃研究的支持。

2015 年，美国临床内分泌协会和美国内分泌学会共同发布了糖尿病综合护理计划。在膳食建议那一部分，明确提出糖尿病病人要遵循植物性饮食。2018 年新推出的糖尿病综合护理计划保持了对植物性饮食的推荐。

遗憾的是，我国最新版的《中国糖尿病膳食指南（2017）》，仍然把鱼、禽、蛋、畜、奶列为推荐食物。可以预期，接受这种膳食推荐的病人逆转不了糖尿病。

只希望越来越多的人跨越认知上的障碍，越来越多的病人才能早日非药而愈。

6.3　脂肪肝是如何发展成糖尿病的？

2009 年，英国科学家发布了一组令人深思的数据。他们对 6538 名健康人跟踪了 10 年，并定期记录他们的血糖、胰岛素和胰岛素敏感性等数据。

在这 10 年间，一些人先后被确诊为糖尿病。研究者拿出这些人确诊之前几年的数据和未得糖尿病志愿者的数据相比较，一个惊人的秘密被揭开了。

他们发现，病人的血糖在确诊前若干年就已经在悄悄上升，但是仍然保持在正常范围，而明确的升高只发生在确诊前的两年。同时，血糖的迅速升高期伴随着氨基转移酶的升高，这是肝脏功能持续受损的信号！

脂肪肝的形成

肝脏功能受损与肝内脂肪的堆积直接相关。脂肪肝的形成有两个重要的因素：甘油三酯积累和炎症。

甘油三酯是脂肪的储存和运输形式。它有三个来源：新摄入的、新合成的和储藏的。

（1）我们三餐摄入的脂肪，在消化吸收后，可以被直接运到肝脏、腹部或皮下储存起来。因此脂肪的摄入会鼓励肝细胞储存脂肪。

（2）当人体热量摄入大于支出，多余的碳水化合物首先在肝脏被转化为糖原。在糖原库填满后，肝脏开始利用葡萄糖合成脂肪，储存起来。另一个合成脂肪的途径是通过酒精。大量饮酒导致肝脏生成乙醛，乙醛为合成脂肪提供了最好的原料——还原型辅酶 I（NADH）、还原型辅酶 II（NADPH）。

（3）在饥饿或低热量饮食的时候，全身脂肪组织的脂肪储备被调动，通过血循环进入肝脏。其目的是在这里被氧化，提供燃料。

但是肝脏的脂肪也是一个进出平衡的动态系统。脂肪离开肝脏需要极低密度脂蛋白 VLDL。在极度饥饿的状态下，蛋白质的合成一旦受到影响，VLDL 也会"断货"，于是脂肪不能有效地离开肝脏，进出肝脏的平衡被打破，这时脂肪也会在肝脏里储存起来。但是这种情况很少见。

炎症反应对甘油三酯在肝细胞里的积累有很强的促进作用。造成炎症反应的因素包括动物性和高脂饮食引发的肠漏、铁过量，以及病毒性肝炎等。

总而言之，高脂、高热量、动物性饮食和酒精是形成脂肪肝最主要的膳食原因。运动可以帮助降低甘油三酯。

糖尿病前期

脂肪肝与糖尿病之间是怎么联系起来的呢？肝脏是调节血糖的重要器官。当血糖下降时，肝脏会把储存的糖原通过生糖作用转化为葡萄糖，释放到血液里。这一过程可以被胰岛素抑制。

我们在前文介绍过，细胞对胰岛素的敏感性受细胞内脂肪的影响。

在糖尿病前期，肝细胞内脂肪不断堆积，导致肝功能受损和胰岛素减敏，生糖作用不能被胰岛素有效抑制，致使更多的葡萄糖进入血液，血糖悄悄上升。所以胰腺必须分泌更多的胰岛素才能把血糖压下来。这时我们看到的是：血糖正常偏高、高胰岛素血症、氨基转移酶升高。这些都是肝脏不断发出的求救信号。

糖尿病暴发

当肝脏的脂肪越来越多时，脂肪肝越来越严重。这时肝脏试图通过脂肪输出的形式减轻负荷。肝脏合成 VLDL 把脂肪带走。其主要的目的地之一是胰腺。

大量脂肪进入胰岛细胞，会产生两个后果：一是抑制胰岛细胞的功能（类似于胰岛素减敏），二是导致脂毒性胰岛细胞死亡。二者都会降低胰岛素的分泌。

在这个阶段，两个过程在相对发生：一方面肝脏对胰岛素减敏，造成持续血糖升高的压力；另一方面，胰岛功能被抑制或胰岛细胞死亡，胰岛素分泌下降（胰岛功能丧失）。

当胰岛素分泌下降到再也不能控制不断升高的血糖时，血糖就像决堤一样飙升。这就是临床上我们所了解的糖尿病。

糖尿病的逆转

这里面有两个细节需要注意，它们都和脂肪相关：一是肝内脂肪抑制肝细胞对胰岛素的敏感度，二是胰内脂肪抑制胰岛细胞分泌胰岛素。

当我们通过低脂全植物饮食、轻断食、断食，或者胆胰分流与十二指肠切换术等方式，迅速减少体内脂肪的时候，这两个"抑制"被逐一拿掉。

肝脏脂肪受饮食的影响最快，所以首先发生的是肝脏脂肪下降，肝脏对胰岛素的敏感度恢复。这时很多糖尿病病人的空腹血糖可以恢复正常。这就是为什么病人在严格的低脂全植物饮食的条件下可以迅速地实现血糖逆转。

完全逆转需要胰岛功能恢复，也就是胰岛素分泌不再受抑制。这个过程需要大约两个月的时间，因为胰腺脂肪降低得比较慢。

一般病人的胰腺功能都是可以逆转的，除非他的胰岛细胞已经被长期的脂肪毒性完全杀死。这时他的糖尿病已经不是 2 型，而是变成了所谓1.5 型糖尿病（即"成人晚发自身免疫性糖尿病"）。

在之前的两节，我们提出了 2 型糖尿病可以通过低脂全植物饮食逆转。本节进一步阐述了糖尿病逆转的机理，以及糖尿病与脂肪肝的关系。

全球有 25% 的成人患有脂肪肝，中国某些地区的发病率甚至达到
45%。这并不奇怪，因为脂肪肝最大的风险因素就是现代人又爱又恨的酒
和肉。平时毫无拘束，得了病后悔不已，药物治疗又没有明确的效果。

一切痛苦，都是在叫我们醒来。脂肪肝、糖尿病及多半现代病，实际
上都是唤醒我们的方式。我们的身体在不堪重负时，不停地通过痛苦提醒
我们，必须从不健康的生活方式中解脱出来。只有停止自我伤害，我们才
可能重获健康。

6.4　糖尿病病人怎么吃？

糖尿病的根源是脂肪，那么如何做到低脂饮食呢？我们建议在选择食
物时，脂肪供能比不要超过 15%，尽量控制到 10% 以内。

这是什么概念？假设我们每天需要 1700 千卡，那么脂肪提供的热量
要尽量控制在 170 千卡以内。每克脂肪提供 9 千卡热量，我们每天的脂肪
总摄入量不要超过 20 克，也就是连半两（25 克）都不到。

注意，并不是说我们每天可以吃半两油，因为谷类、豆类、蔬菜，甚
至水果都含有脂肪，这些脂肪加在一起已经接近，甚至超过 20 克了。因
此，我们要无油烹饪，用生食或蒸煮替代煎炸炒。

除此之外，高油脂的坚果、豆类（大豆等），以及其他含油种子、调
味料也要避免。对于糖尿病病人，即使最健康的油脂来源，如亚麻籽，也
不要吃多（每天不超过 10 克），所有高脂肪的种子和水果（如牛油果）都
要尽量避免。

动物性食物就更不能吃了，因为动物制品基本都是高脂食物，最瘦的
瘦肉也含有 30% 的脂肪。我们在案板上切肉和切芹菜的感觉是不一样的，
哪种是低脂的食物，一目了然。动物制品中只有虾的脂肪含量较低，但是
胆固醇、TMAO 和环境污染物都很高，所以不推荐。

低脂全植物饮食后人为什么越来越瘦?

低脂全植物饮食之后,很多人会有体重下降的情况。减重对于身体较胖的糖尿病病人无疑是件好事,但是"瘦糖"会给人带来困惑。这是怎么回事呢?

最健康的饮食会给我们最健康的体重。吃对低脂全植物饮食,我们的体重指数会趋于理想指数 21:体重指数过高的降到 21,体重指数过低的升到 21(我国 70 年代全民平均体重指数 =21)。如果我们的体重指数已经偏低了,却还不断下降,这说明我们没有吃对。

糖尿病病人最容易犯的错误是,低脂全植物饮食避免了肉、蛋、奶、油,同时又没有增加谷类和豆类,因为糖尿病病人长期被告知要避免碳水化合物,所以他们不敢吃主食。这样一来他们的饮食又低脂又低碳水,每天主要以青菜为主,导致摄入的热量不足,吃饱了还觉得饿,于是,他们越来越瘦。即使加入水果,也不容易摄入充足的热量。

人长期处于饥饿状态,有可能会引起食欲失控,即暴饮暴食,甚至开始怀疑低脂全植物饮食的科学性。

因此,我们要按蔬果豆谷大致 1:1:1:1 的餐盘比例,不饿不吃,饿就吃饱。每餐一定要吃够热量,不然我们可能会由低血压、低血糖引发头昏、手抖、冒虚汗等一系列问题。人如果长期热量不足,就会面黄肌瘦,女士甚至有可能闭经。

关于碳水化合物的误解

糖尿病病人的饮食中要增加主食吗?碳水化合物不是会升高血糖吗?血糖持续升高不是会诱发糖尿病的并发症吗?

是的，是的，是的。不过，我们需要考虑食物对血糖的短期和长期的影响。比如，坚果和食用油，吃进去血糖不会升高很多，因为它们几乎不含糖；同样，摄入了肉、蛋、奶，血糖也不会很快升上去，但是摄入这些食物会导致胰岛素抵抗，糖耐量受损。

当我们遵循低脂高碳水化合物的植物性膳食时，每一餐之后血糖一定会升高。但是一天天过去，细胞内的脂肪会逐渐减少，细胞对胰岛素的敏感性慢慢地恢复，身体应对血糖升高的能力渐渐地增强，于是，长期血糖会趋于稳定。

因此，坚持低脂全植物饮食以后，短期可能还需要药物辅助控制血糖，同时要密切监测血糖，并随时做好应对低血糖的准备，根据身体的反应，在医生的指导下逐步减少降糖药的使用，直到完全停药。

低碳水饮食不能逆转糖尿病

低碳水饮食是一类流行的饮食方式，包括生酮饮食、旧石器饮食、阿特金斯饮食、高蛋白饮食等。这类饮食的共同特点是尽量避免摄入碳水化合物，将脂肪和蛋白质作为身体的主要能量来源，于是肉、蛋、奶、油成了膳食的核心。

很显然，这与我们强调的尽量少摄入脂肪完全相反。一些低碳水饮食的实践者确实发现自己的血糖控制住了，这真的能说明低碳水饮食可以逆转糖尿病吗？

非也。严格执行低碳水饮食，不吃精制谷物，比如白米、白面等，餐后没有太多糖类进入血液，于是血糖自然得到控制。血糖稳定一段时间后，糖化血红蛋白甚至可以降下来，因为这个指标反映的是 120 天的平均血糖水平，不受一餐一食的影响。

但是，低碳水饮食并不能改善糖尿病最根本的指标——胰岛素抵抗。而且，随着高脂食物的大量摄入，反而会加强胰岛素抵抗的情况。一旦摄入一些碳水化合物，血糖可能会变得更糟糕，因为身体应对血糖升高的能力因这种饮食而变差。

下面我们来看一项研究：科学家让9位健康受试者先后进行三天低碳水高脂肪饮食或普通饮食，观察其空腹摄入75克葡萄糖后血糖、胰岛素和糖耐量的变化。

低碳水饮食三天后，葡萄糖摄入引起更严重的血糖升高，与此同时，胰岛素升高得也更多。理论上，胰岛素分泌越多，血糖应该控制得越好。这种现象表明，低碳水饮食降低了身体应对血糖升高的能力，即导致了胰岛素抵抗。

低碳水饮食不仅不能逆转糖尿病，反而会增加糖尿病的风险。这个结论已经被荟萃分析所证明。

除此以外，在低碳水饮食中，动物性食物占了很大比例。持续摄入动物性食物会引起口臭、体臭、便秘和其他消化道系统的不适，以及各种长期的副作用，比如，引发心血管疾病、癌症、肾结石、骨质疏松等。

碳水化合物降低胰岛素抵抗

相反，健康的碳水化合物不但是糖尿病病人最好的热量来源，还可以降低胰岛素抵抗和糖尿病的风险。

荟萃分析发现，富含碳水化合物的全谷物、水果、豆类和蔬菜会降低2型糖尿病的风险，而肉类、鸡蛋、精制谷类和含糖饮料会升高糖尿病的风险。

另一项发表在《柳叶刀》的荟萃分析，收纳了到2017年为止，58个说服力最强的介入实验，共计约 5000 个受试者，发现富含膳食纤维的全谷物会降低 2 型糖尿病，以及多项心血管代谢疾病的风险。相反，高血糖指数的精制谷类略微增加 2 型糖尿病的风险。

可见，碳水化合物并不可怕，需要避免的是不健康的碳水化合物。这类碳水化合物的共同特点是，它们有较高的血糖指数。

血糖指数

为了寻找糖尿病病人最适合的食物，1980 年，加拿大的戴维·詹金斯博士提出了"血糖指数"的概念。

其定义为：空腹 12 小时，摄入含 50 克碳水化合物的某种食物后，两小时内血糖反应的累加值（相对于标准食物，如葡萄糖）。

血糖指数反映了在摄入一种食物后血液葡萄糖浓度（血糖）升高的快慢。在摄入高 GI 的食物后，血糖迅速上升；相反，低 GI 的食物使血糖缓慢上升。

在具体应用 GI 时，还要乘以食物的碳水化合物含量，得出血糖负荷（GL）。

$$GL=GI \times 碳水化合物含量（克）/100（\%）$$

比如：西瓜的血糖指数为 72，碳水化合物含量（克）/100 为 5%，血糖负荷 =3.6，并不算高。但是，西瓜吃多了还是会升高血糖的。

一般情况下，高 GI 食物会促进胰岛素的迅速分泌。对糖尿病病人来说，这无疑加重了他们胰腺的负担；对于不能有效控制血糖的病人，发生糖尿病并发症的风险提高。

高 GI 食物还容易导致体重增加。一方面，这类食物引起血糖迅速上升，使得胰岛素大量分泌，血糖随之迅速下降，当血糖降下来后我们又感觉饿了，最终导致过食。另一方面，胰岛素的作用之一是指挥肝脏细胞把葡萄糖吸收到细胞内，合成脂肪，然后运送到脂肪组织，导致脂肪堆积。

什么因素决定了一种食物的血糖指数？最重要的是食物所含的碳水化合物分子的易消化和吸收的程度。

简单碳水化合物，如单糖或双糖，很容易被消化吸收，能够迅速升高血糖；复杂碳水化合物（多糖），因为有复杂的链状结构，更不容易被消化，升糖速度更慢。

果糖作为单糖，因为其代谢不依靠胰岛素，所以果糖的血糖指数低。但是果糖在肝脏内可通过果糖激酶代谢，易产生乳酸。

食物中不能消化的膳食纤维和不易消化的蛋白质及脂肪含量越高，血糖指数越低。这些食物成分在胃里停留的时间较长，能够放慢淀粉和糖类物质进入小肠后被消化和吸收的速度。因此血糖指数受到餐食综合成分的影响。

米面被充分研磨，或者用酵母发酵，都会提高食物的血糖指数。这是因为研磨使淀粉与消化酶接触的面积增加，比如，发面的食物里面生成了很多细小的孔洞，在消化的过程中，消化酶进入这些孔洞，增加了和淀粉接触的表面积。

糖尿病病人如何吃碳水

那么，哪些植物性食物是高血糖指数的食物，应该少吃；哪些是低血糖指数的食物，应该尽量多吃呢？

高血糖指数的食物包括：精制谷类（如白米、白面）、糖、含糖饮料、西餐甜点、糯米、发面食物（包括全麦）、饼干、非原味的早餐麦片、较甜的水果（如西瓜、菠萝和葡萄）等。

低血糖指数的食物包括：全谷物（如藜麦、大麦、荞麦、燕麦、黑米、糙米、意大利面等）、低脂豆类、山药、多数蔬菜、不太甜的水果等。

低脂豆类的特点是，蛋白质和膳食纤维的含量都较高，从而降低了其血糖指数。常见的低脂豆类包括鹰嘴豆、小扁豆、红豆、绿豆、芸豆、蚕豆等，以上低脂豆类在我国也称"小杂粮"。

糖尿病病人的饮食建议

避免动物制品，包括肉、蛋、奶、水产品等；避免植物油、高脂调味料（无油烹饪）、坚果、含油种子（每天 15 克亚麻籽除外）、高脂豆类（大豆、花生）、高脂水果（鳄梨）；避免高血糖指数的食物，如精制谷类、精制糖、发面食物，以及其他的精加工食物。

坚持摄入一定量的高纤维食物：蔬菜、水果、低脂豆类、全谷物类等。

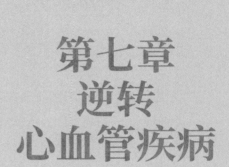

第七章
逆转
心血管疾病

非 药 而 愈

吃出健康的秘密

7.1　血脂正常为什么还会心肌梗死？

血脂是血清中各种脂类物质的总称，其中最重要的胆固醇和甘油三酯，对于评估心血管疾病的风险有重要的意义。

一项美国研究统计了 13 万因为心脏病发作而住院的人，发现 72% 的病人在发病时胆固醇处于正常水平。换句话说，大多数心脏病发作，发生在胆固醇指标正常的人群里。

那会不会是指标的制定出了问题？

正常与不正常

长期以来，我国和美国医学界都把总胆固醇的正常范围定在 5.2 毫摩 / 升以下，异常范围定在 6.2 毫摩 / 升以上，5.2~6.2 毫摩 / 升是边界水平。

2013 年，美国心脏协会和美国心脏病学会把胆固醇的正常范围下调到 4.9 毫摩 / 升。虽然这样一下子多了 4200 万高胆固醇血症病人，但是距离充分预测心脏病发作还差得远。

为什么不把标准设得更严格一些，这样达标的人就不用担心心脏病了？因为如果进一步降低正常线，大多数人就不正常了。这无疑增加了全民治疗高胆固醇血症的开销。实际上仅这一项就足以使美国的医保破产。（很遗憾，零成本的低脂全植物饮食方案被选择性地忽略了。）

这种现象从一个侧面反映了当今世人的健康状况：大多数人都是不健康的。指标正常并不一定代表健康。

什么是零风险的胆固醇水平？

那什么样的胆固醇标准才能真正反映一个人的健康状态，心脏病风险最低呢？

根据美国国立卫生院（NIH）专家小组的评估，总胆固醇要小于 4.1 毫摩 / 升。多项临床研究还表明，要把心脏病的风险降到最低，LDL-C 要低于 1.8 毫摩 / 升，甚至更低（1.3 毫摩 / 升）。

对野生动物和特殊人群的研究也能给我们一些参考：

野生哺乳类动物的总胆固醇为 1.8~3.6 毫摩 / 升，多半低于 2.8 毫摩 / 升；野生灵长类动物的总胆固醇为 2.8~3.6 毫摩 / 升；现存的部落人群的总胆固醇为 2.8~3.6 毫摩 / 升，大多数低于 3.1 毫摩 / 升。健康新生儿的总胆固醇是 2.8 毫摩 / 升。

由此可见，总胆固醇低于 4.1 毫摩 / 升、低密度脂蛋白胆固醇低于 1.8 毫摩 / 升并不是一个过分的预期。

胆固醇与心脏病

胆固醇升高会促进动脉硬化，继而增加心脏病的风险。而心脏病是我国乃至世界人口最重要的疾病死因。

当总胆固醇高于 4.1 毫摩 / 升，罹患冠心病的风险提高 1.5 倍；高于 5.2 毫摩 / 升，风险提高 3.6 倍；高于 6.2 毫摩 / 升，风险提高 5.6 倍；高于 7.2 毫摩 / 升，风险提高 11 倍。

在美国的非裔人群中有一个有趣的基因变异，其携带者的总胆固醇从普通人的平均 5.6 毫摩 / 升降到 4.5 毫摩 / 升，LDL-C 从平均 3.6 毫摩 / 升降至 2.6 毫摩 / 升，而携带人群的冠心病发病率整整降低了 88%！

可见，降低血液胆固醇就可以降低心脏病的风险。

那么，"好的"胆固醇，即高密度脂蛋白胆固醇（HDL-Ch）呢？

在人体内，高密度脂蛋白（HDL）负责把胆固醇从全身运回肝脏。HDL 就好比身体的垃圾车，当垃圾多的时候增加垃圾车是好事情，但是如果垃圾不多就不需要很多垃圾车了。

此外研究发现，HDL 在被氧化以后，也会促进动脉硬化。因此 HDL-Ch 的高低不是最重要的因素，降低总胆固醇和 LDL-C 才是关键。最根本的解决方案是，不要产生垃圾。

如何降低胆固醇

因为人体不能分解胆固醇，要降低胆固醇就要考虑降低胆固醇的摄入和合成，增加胆固醇的排出。

多项研究表明，遵循零胆固醇、低饱和脂肪、高纤维的全植物饮食者，其总胆固醇和 LDL-C 指标都显著降低。这些指标随含肉的饮食、含鱼的饮食、含蛋奶的植物饮食、全植物饮食的趋势递减。

苏联病理学家安里奇科夫（Anitschkow）是最早发现胆固醇与动脉硬化之间关系的学者之一。他发现，大多数哺乳类动物摄入鸡蛋黄后，会出现动脉硬化。当时人们已经知道胆固醇是蛋黄的主要成分之一。

作为哺乳类的一员，人类并没有脱离这个规律。研究发现，累计摄入蛋黄越多的人，颈动脉硬化的情况越严重。蛋黄摄入对颈动脉硬化的影响堪比吸烟。

但是，2015 年《美国居民膳食指南》取消了对胆固醇摄入量的限制，很多专业人士甚至公开推荐吃鸡蛋等高胆固醇的食物。

关于其幕后的利益冲突和 2015 年《美国居民膳食指南》最终版的大逆转，这里就不再重复了。需要强调的是，动物性食物和高脂食物是导致高胆固醇血症的最重要因素。因此降低胆固醇，预防和逆转心脏病的最佳饮食方案是低脂（无油）全植物饮食。

在一次关于控制冠心病方案的圆桌讨论中，心脏病专家威廉·C.罗伯茨（William C.Roberts）说："血管硬化的原因是血液胆固醇不正常，主要由于摄入胆固醇和饱和脂肪。如果我们都遵循植物性饮食，我们就不需要这次讨论了。"

我国的胆固醇及心脏病形势

20 世纪 70 年代，我国居民平均总胆固醇仅为 3.3 毫摩 / 升。在之后的 40 年里，我国总胆固醇指标持续上升：从 1992 年到 2007 年，男性总胆固醇从平均 4.65 毫摩 / 升升高到 4.96 毫摩 / 升，女性从 4.40 毫摩 / 升升高到 5.35 毫摩 / 升。

显然，约半数国人的胆固醇都不达标。即使达标了，根据前面的研究，心血管疾病的风险仍然很高。在心脏病是我国重要健康杀手的背景下，强调低脂全植物饮食的健康理念尤为重要。

美国心脏病学会主席金·艾伦·威廉是位严格全植物饮食者。十几年前，他的饮食不含红肉，但是包括鸡和鱼。他的 LDL-C 一度达到 4.4 毫摩 / 升，而遵循全植物饮食 6 周后，就降至 2.3 毫摩 / 升。

他说："我不介意死亡，只是不希望死于自己的错误。"

7.2　应该为饱和脂肪酸平反吗？

近年来多篇文章提出要为饱和脂肪酸"平反"，鼓励大家吃猪油有利健康。

如果为饱和脂肪酸平反，我建议不如直接为心脏病平反！因为大量数据说明，饱和脂肪酸（动物脂肪、棕榈油、氢化植物油的主要成分）的摄入是导致心血管疾病最重要的因素之一，而近 50% 的国人最终死于心血管疾病和脑血管疾病。

血液胆固醇与心脏病之间的关系是毋庸置疑的。近年来，饱和脂肪酸的摄入与血液胆固醇或心血管疾病的关系却有了争议。

虽然很多大型临床研究和荟萃分析充分确认了饱和脂肪酸与血液胆固醇或心血管疾病之间的联系，但是一些研究发现它们之间的关系不显著。

问题出在哪儿？

其实，问题出在个体差异上。在分析一个人群的某项指标（如胆固醇）的时候，个体之间本身就有差异。当个体差异小的时候，饮食因素的不同对指标的影响是可以区分出来的；当个体差异大的时候，饮食因素的影响可能被个体差异掩盖，于是得不出显著结论。

在这种时候，我们需要用干预实验来得出结论。比如，我们让受试者在原来饮食的基础上，增加或减少饱和脂肪酸的摄入，然后得到每个人在干预前后血液胆固醇的变化，这时候我们发现，饱和脂肪酸与血液胆固醇变化之间有很清晰的相关性。

饱和脂肪酸与血液胆固醇

为什么摄入饱和脂肪酸会升高血液胆固醇呢？我们得从细胞膜的结构说起。

我们的细胞被一层磷脂双分子层包裹着，形成细胞与外部环境之间的边界。细胞膜的功能包括：保护细胞、维持细胞形态、在细胞内外之间传递信息等。

为实现这些功能，细胞膜需要保持一定的流动性。温度会影响磷脂分子的排列密度。当温度下降，磷脂分子排列变密，细胞膜的流动性变差，信号传递受到影响；当温度升高，磷脂分子的排列变松，细胞膜的流动性变强，细胞膜的结构变得不稳定。

胆固醇对调节细胞膜的流动性有着关键的作用。在嵌入一定比例的胆固醇后，细胞的流动性会调整到一个相对稳定的区间。当温度升高时，胆固醇帮助稳定细胞膜；当温度下降时，胆固醇帮助提高流动性。因此，胆固醇对动物细胞是至关重要的。

植物细胞的细胞膜外面有一层厚厚的细胞壁辅助，因此植物细胞的细胞膜对胆固醇的需求降低很多。

实际上，植物细胞膜上也有一种类似于胆固醇的甾醇，但是其浓度要低于动物细胞膜上胆固醇的浓度。营养学上，摄入植物甾醇对外源性胆固醇的吸收有抑制作用。

磷脂分子是由 1~3 个脂肪酸分子和 1 个磷酸化的甘油分子结合而成的。脂肪酸分为饱和脂肪酸和不饱和脂肪酸。

从三维结构上看，饱和脂肪酸是一条直棍，不饱和脂肪酸则是弯曲的。在嵌入细胞膜的时候，饱和脂肪酸排列得更紧实，使细胞膜的流动性降低，因此需要更多的胆固醇来调节；而不饱和脂肪酸因为有弯曲，排列得更疏松，使细胞膜的流动性增加，于是对胆固醇的需求就会降低。

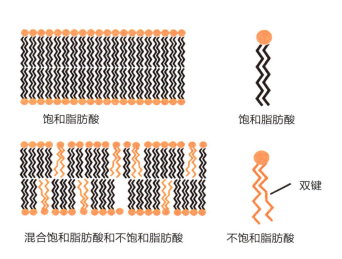

饱和脂肪酸　　　　　　　　　　　　　饱和脂肪酸

混合饱和脂肪酸和不饱和脂肪酸　　　　不饱和脂肪酸　双键

饱和脂肪酸与不饱和脂肪酸

身体在摄入饱和脂肪酸后，肝脏会合成更多的胆固醇以应对预期的细胞膜流动性下降，于是血液胆固醇就会升高。摄入饱和脂肪酸会升高胆固醇，已经被多项大规模的研究所证实。

饱和脂肪酸与心血管疾病、脑血管疾病

除了升高血液胆固醇，饱和脂肪酸的摄入还会促进肠道非益生菌的生

长，引起肠漏和系统性血管炎症，诱发动脉硬化、心血管疾病、脑血管疾病等。肠道非益生菌作用于膳食摄入的卵磷脂，还会促进生成TMAO；TMAO在进入血液后，会促进动脉硬化。

综合各方面数据，美国心脏协会在2017年发表的立场性文件中明确建议要限制和避免饱和脂肪酸的摄入。

珍爱健康，远离饱和脂肪酸

含饱和脂肪酸的典型食物包括猪油、黄油和奶制品中的主要脂肪。动物性食物的饱和脂肪酸含量普遍很高，即使看上去并不肥腻的瘦肉和鱼肉，它们也含有15%~40%的饱和脂肪酸。

除了饱和脂肪酸，动物性食物中也同时含有胆固醇，因此，避食动物制品可以同时避免两个最重要的心脏病风险因素。

在植物性食物中，棕榈油、椰子油、氢化植物油的成分主要是饱和脂肪酸。其他植物油、坚果和其他的油料种子也含有不同比例的饱和脂肪酸。

有说法认为椰子油的主要成分——中链饱和脂肪酸对健康有益，事实到底是怎样的呢？

实践是检验真理的唯一标准。科学家让三组受试者在4周里分别每天摄入黄油（动物性饱和脂肪酸）、椰子油（植物性中链饱和脂肪酸）和红花油（植物性不饱和脂肪酸），然后比较三组血液中LDL-C的浓度变化。

结果发现，虽然椰子油组的LDL-C升高不及黄油组，但是明显高于红花油组。也就是说，比起红花油，椰子油更会提高血液胆固醇水平，升高血脂。

对23项相关研究的荟萃分析发现，比较植物源的非反式脂肪酸，椰子油提高总胆固醇、LDL-C 和 HDL-Ch。椰子油至少不能降低心血管疾病的风险。

特别提醒的是，任何一种植物油、坚果或其他含油种子，所含的油脂都是混合物，都含有一定量的饱和脂肪酸，因此也应该少吃或不吃（尤其是植物油）。

除了心血管疾病、脑血管疾病，饱和脂肪酸还与诸多疾病相关，比如，阿尔茨海默病、帕金森病、多种癌症、不孕不育等。

守护健康，远离饱和脂肪酸。

7.3　如果有这类食物，全植物饮食也容易得心脏病！

高胆固醇血症是心血管疾病最重要的风险指标。我们已经介绍了膳食胆固醇和饱和脂肪酸对血液胆固醇的影响。除此之外，饮食中的反式脂肪酸也是血脂升高的重要原因。

有一次一位妈妈向我咨询，说她 26 岁的女儿体检出一大堆问题：高脂血症、高血压、乳腺增生等。这位 90 后女孩是吃洋快餐长大的。洋快餐早就被认定为垃圾食品，不仅仅因为其高热量、低营养的特点，更重要的是其反式脂肪酸的含量较高。

反式脂肪酸

反式脂肪酸是不饱和脂肪酸的一种，相对于顺式脂肪酸。

在顺式脂肪酸中，不饱和双键两侧的碳链分布在氢键的同一侧；在反式脂肪酸中，它们处于相对的两侧。因为这个小小的不同，在三维结构上，反式脂肪酸和饱和脂肪酸更像，接近一条直棍。反式脂肪酸嵌入细胞

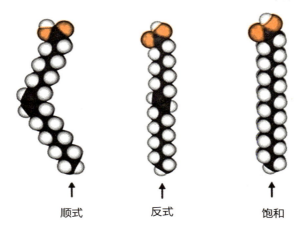

顺式　　　　反式　　　　饱和

顺式脂肪酸、反式脂肪酸和饱和脂肪酸的三维结构示意图

膜后，同样会降低细胞膜的流动性，所以反式脂肪酸同样会升高血液胆固醇。多项研究发现，反式脂肪酸不只会升高"坏胆固醇"LDL-C，同时还会降低"好胆固醇"HDL-Ch。

好胆固醇 vs 坏胆固醇

　　胆固醇、甘油三酯等脂类物质不能直接在血液里运输，需要和载脂蛋白一起形成包裹体才能被血液运送到身体的其他部位。

　　这些包裹体根据其构成，分为 VLDL、LDL 和 HDL。后二者与胆固醇有关。低密度脂蛋白，负责把胆固醇从肝脏运往全身。与之相结合的胆固醇叫低密度脂蛋白胆固醇，即化验单上看到的 LDL-C。高密度脂蛋白，负责把胆固醇从全身运回肝脏，然后通过分泌胆汁的途径排出。与之相结合的胆固醇叫高密度脂蛋白胆固醇，即 HDL-Ch。因为这些特性，LDL-C 被称为"坏胆固醇"，HDL-Ch 被称为"好胆固醇"。总胆固醇包括 LDL-C、HDL-Ch 和少量其他形式的胆固醇。

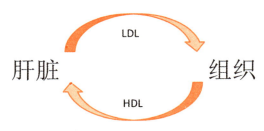

肝脏、LDL、HDL 与人体组织运行示意图

如果体内多余的胆固醇是垃圾的话，那么 LDL–C 和 HDL–Ch 的数据反映的是垃圾和垃圾车的关系：当体内垃圾（多余胆固醇）多了，我们需要更多的垃圾车（HDL）；当体内垃圾多了，但是垃圾车不够，就会出现问题；当体内垃圾少了，就不需要很多垃圾车。

最近有研究发现，HDL 在体内会被氧化。被氧化后的 HDL 同样会促进炎症和动脉硬化，因此称 HDL 为"好胆固醇"也不完全准确。

关键不在于我们有多少垃圾车，而在于要减少垃圾。LDL–C 和总胆固醇的检测值最能反映血液胆固醇含量的高低，而血液胆固醇是预测动脉硬化和心血管疾病、脑血管疾病风险的关键指标。

当摄入反式脂肪酸时，LDL 升高，HDL 下降，说明垃圾多了，垃圾车反而少了，这是非常不好的信号。哈佛大学的一项综合了 147 项研究的荟萃分析发现，比起饱和脂肪酸，反式脂肪酸更加促进血液胆固醇的生成。

为了健康，请远离这类食物

反式脂肪酸是含有双键的不饱和脂肪酸在氢化（饱和化）过程中形成的副产品。

反刍动物的胃里会发生天然的氢化反应，因此牛、羊等反刍动物的肉和奶中含有反式脂肪酸。据统计，动物制品来源的反式脂肪酸占美国人总反式脂肪酸摄入的 20%，另外，更多的反式脂肪酸是通过人工氢化植物油（植物奶油）摄入的。

由于不饱和双键不稳定，普通的植物油容易变质，保质期很短。为延长加工食品的保质期，在工业上会对植物油进行氢化，使之变成饱和脂肪酸。但是，在氢化的过程中，植物油中会产生副产品——反式脂肪酸。

氢化植物油被广泛用于加工和烘焙食品，如蛋糕、饼干、薯片、爆米花等食品中。人造黄油、起酥油、奶精等的主要成分也都是氢化植物油。据统计，美国超市里 40% 的加工食品都含有氢化植物油来源的反式脂肪酸。

在餐厅油炸的过程中，氢化植物油有时被加入油锅中，因此油炸食品也是反式脂肪酸的重要来源。

洋快餐中的油炸食品和动物制品都是反式脂肪酸的重要来源。难怪那位喜欢洋快餐的 26 岁女孩会出现各种各样的健康问题。

除了心血管疾病、脑血管疾病，有证据表明，反式脂肪酸与其他疾病也相关，如阿尔茨海默病、糖尿病、肝脏疾病、繁殖障碍，甚至癌症。

为了健康，远离反式脂肪酸！

7.4　血脂高了，如何降低？

颈动脉硬化是导致脑缺血，乃至脑卒中（部分表现为中风）的重要因素。脑卒中是我国居民致瘫、致残和致死率最高的疾病之一。

2012 年发表的一项研究对比了吃蛋、吸烟与动脉硬化的关系。科学家通过颈部超声探测，测量受试者颈动脉硬化斑块的大小，并仔细地调查了他们的饮食和生活方式，比如，每周吃多少蛋？吃不吃蛋黄？吃了多少年？每天抽几包烟？抽了多少年？……

结果发现，一个人一生中吃蛋黄的数量越多，颈动脉硬化的程度越严重。这种对应关系和吸烟数量与颈动脉硬化的关系相类似。

血液胆固醇（血脂）的水平与心脑血管疾病直接相关，而蛋黄是胆固醇含量最高的食物之一。

2019 年发表的一项研究对于 3 万人跟踪 18 年，发现每天每增加 300 毫克膳食胆固醇，提高心血管疾病风险 17%，提高全因死亡率 18%；每天每增加半个蛋，增加心血管疾病风险 6%，增加全因死亡率 8%。这项关于鸡蛋的结论和另一项哈佛大学的研究结果完全一致。也就是说，吃蛋可能缩短寿命！

《美国居民膳食指南（2015—2020）》建议：每个人应当尽量避免从食物中摄入胆固醇。除了鸡蛋，所有动物性食物，包括肉、鱼、奶等都含有胆固醇，因为胆固醇只存在于动物性食物中，而且存在于每一个动物的细胞里。

和其他动物一样，人体可以生产 100% 满足自身所需的胆固醇：肝脏合成其中约 70%，然后根据需要通过血液送往全身；因为胆固醇不能穿过血液和脑组织之间的"血脑屏障"，大脑需要合成自己的胆固醇，这部分约占总量的 20%；余下的不到 10% 的胆固醇在小肠合成。

遗憾的是，人体没有分解胆固醇的能力，因此如果还从食物摄入胆固醇的话，会导致血液胆固醇浓度的升高，从而患上高胆固醇血症。

降血脂只能吃药吗？

"有病就吃药呗！"他汀类药物是控制胆固醇的首选药物，其作用机制是抑制肝脏的胆固醇合成酶。

药物的发明者是这么想的：既然胆固醇可以合成，又可以摄入，但是不能分解，干脆自己就不要合成了。用药把我们合成胆固醇的器官——肝脏关掉，这样每天只需要从动物性食物里面摄入一些胆固醇就够了。这样既可以吃肉，又可以不得心脏病，两全其美！

这种想法显然受到了全世界人民的拥戴。第一种他汀类药物——立普妥，上市后 10 年的平均年销售额超过 100 亿美元！这是迄今为止所有药物中最畅销的一种，因为所有人都是这么想的，既要吃肉，又不想得心脏病。

他汀类药物吃上就不能停，因为一旦停药，我们的肝脏又开始合成胆固醇，血脂又上去了，所以必须天天吃。这类药是药厂最喜欢的：很多人天天在吃，还要吃一辈子，这样利润才高呢！

但是每天吃药，我们会担心药物的副作用。美国的妙佑医疗国际对 15 万没有糖尿病的妇女进行调查后发现，服用他汀类药物可提高患糖尿病的风险 50%。另一项研究发现，服用 10 年他汀类药物，女士患乳腺癌的风险升高 83%~97%。

除此之外，他汀类药物的常见副作用还包括：肝损伤、脑损伤、肌肉损伤，甚至肌肉溶解症等。真可谓"按下葫芦起了瓢"。

那么，有没有不吃药就可以降低胆固醇的方法呢？

膳食纤维帮助胆固醇排出

我们的身体虽然不能分解胆固醇，但有一个与生俱来的机制可以排出胆固醇，这就是通过分泌胆汁。

当血液中的胆固醇升高时，肝脏把多余的胆固醇拉出来，通过分泌胆汁的方式储存在胆囊里。胆汁的主要成分是胆固醇、胆酸（胆固醇的另一种形式）和胆红素（血红素破坏后的产物），还有少量的胆碱和脂肪酸。

在消化的过程中，胆汁被排到消化道里，帮助吸收脂肪类物质。如果没有膳食纤维的干预，胆汁中的胆固醇绝大部分都会在小肠末段被重新吸收进入血液循环，最终回到肝脏。这就完成了一个循环，即"肠肝循环"。

要想胆固醇不再回到肝脏，而是排出体外，我们需要可溶性膳食纤维的帮助。可溶性膳食纤维不能被人体吸收，在消化道吸收水分变成胶状物质。这些胶状物质可以使膳食摄入和随胆汁排入消化道的胆固醇"陷入"其中，阻止其被重新吸收，从而随粪便排出体外。

可溶性膳食纤维只存在于水果、全谷物、豆类、蔬菜等植物性食材中；动物性食物不含膳食纤维。因此，能够帮助降低血液胆固醇的饮食是高纤维、零胆固醇的植物性饮食。

如果我们的饮食结构是高胆固醇低纤维的动物性饮食，那么肝脏辛辛苦苦排出来的胆固醇又会被重新吸收进入血液。同时，我们随摄入动物制品而摄入更多的胆固醇和促进自身胆固醇合成的饱和脂肪酸，这样随着每一轮的肠肝循环，我们血液里的胆固醇浓度变得越来越高，肝脏的负担越来越重，肝脏分泌的胆汁的胆固醇浓度越来越高，最终在我们体内形成胆结石。

胆结石的主要成分是胆固醇和一些胆红素。胆结石与钙、草酸没有半点关系，不要又冤枉菠菜和豆腐了。

降低胆固醇的饮食

为了避免高脂血症、动脉硬化、心血管疾病、脑血管疾病，也为了预防胆结石，最好的膳食结构是高纤维低胆固醇的饮食。

下面这张营养成分表把一些代表食物分成上中下三部分：

上面 1/3 是动物性的食物，鱼、虾、肉、蛋、奶；中间 1/3 是植物性食物，蔬、果、谷、豆；下面 1/3 是高脂肪的植物性食物，坚果及其他含油种子和植物油。

部分食物的营养素对比表

食物（100 克）	热量 / 千卡	纤维 / 克	脂肪 / 克	脂肪供能比 /%	饱和脂肪酸 / 克	饱和脂肪 / %	胆固醇 / 毫克
干烤鳟鱼（淡水）	190	0.0	8.5	40	1.5	19	74
干烤金枪鱼（咸水）	184	0.0	6.3	31	1.6	29	49
蒸虾	119	0.0	1.7	13	0.5	35	211
烤瘦牛肉	183	0.0	8.5	42	3.4	43	83
烧鸡	239	0.0	13.6	51	3.8	31	88
煮鸡蛋	155	0.0	10.6	62	3.3	37	373
牛奶（生）	64	0.0	3.7	52	2.3	66	14
切达奶酪（生）	403	0.0	33.1	74	21.1	67	105
煮全麦意粉	124	4.5	0.5	4	0.1	26	0
糙米饭	111	1.8	0.9	7	0.2	22	0
豆腐（生）	76	0.3	4.8	57	0.7	16	0
煮毛豆	122	5.2	5.2	38	0.6	15	0
煮西蓝花	35	3.3	0.4	11	0.1	31	0
煮菠菜	23	2.4	0.3	10	0.0	27	0
橘子（生）	47	2.4	0.1	2	0.0	15	0

食物（100 克）	热量 /千卡	纤维 / 克	脂肪 / 克	脂肪供能比 /%	饱和脂肪酸 / 克	饱和脂肪 /%	胆固醇 /毫克
苹果（生）	**52**	**2.4**	**0.2**	**3**	**0.0**	**33**	**0**
亚麻籽（生）	534	27.3	42.2	71	3.7	9	0
核桃（生）	654	6.7	65.0	89	6.1	10	0
炒花生	585	8.0	49.7	76	6.9	15	0
炒葵花子	582	11.1	49.8	77	5.2	11	0
花生油（生）	884	0.0	100.0	102	16.9	18	0
大豆油（生）	884	0.0	100.0	102	15.7	16	0
橄榄油（生）	884	0.0	100.0	102	13.8	14	0

从表中我们发现：

植物性食物不含胆固醇，动物性食物都含胆固醇；除了植物油，植物性食物富含膳食纤维，而动物性食物没有膳食纤维；饱和脂肪酸会刺激肝脏合成胆固醇，含量最低的是表格中间的蔬、果、谷、豆。

综合以上三方面的数据，能够降低胆固醇，维护血管健康的最佳食物是中间的蔬、果、豆、谷，即低脂肪的植物性饮食（表中加粗部分）。

低脂全植物饮食降胆固醇的临床证据

坚持低脂全植物饮食和摄入他汀类药物，哪种方式降胆固醇的能力更强呢？

研究者把高胆固醇血症的志愿者分成两组：一组吃他汀类药物，一组进行低脂全植物饮食。四周之后比较两组低密度脂蛋白胆固醇的变化。结果两组志愿者的 LDL-C 都下降了 30% 左右。也就是说低脂全植物饮食一个月，就可以在没有副作用的情况下，降低胆固醇 30%。看来降低胆固醇本不应该是什么医学难题。

2012 年，我国做了迄今为止规模最大、评估最全面、代表性最强的血脂异常调查。该研究包括了全国 22 个省市的 122 家 3 个不同级别的医院，超过 700 名临床医生参与，纳入 25317 例血脂异常的门诊病人。结果发现，这些病人中 87% 采用了他汀类药物治疗，但是只有 40%~60% 的病人血脂达标。

在普通人群中，我国血脂异常病人约 4.3 亿人，冠心病死亡率以每十年 30% 的增幅上升。在 18 岁以下的青少年群体中，血脂异常的比例也高达 25%！

我们讨论的不是要不要放下碗里的鸡蛋，或者一块肉的问题，我们面对的是正在快速侵蚀我们全民健康的问题。

"开着水龙头拖地，地是拖不干的"，如果我们不主动切断疾病的根源（动物性饮食），就算吃再多的药，安再多的支架，盖再多的医院，也解决不了我国的慢性病问题。

7.5　心血管之炎症

20 多年前，美国马里兰大学的科学家做了这样一个实验，他们让受试者摄入以鸡蛋和香肠为主要脂肪来源的高脂食物，在之后的几小时里，定时测量受试者血管壁的弹性。他们观察到的结果令人惊讶：血管壁的弹性在餐后持续下降，并且在第 4 个小时达到最低值，比餐前整整下降了 50%。

血管壁弹性下降，反映的是血管在发炎：一餐高脂饮食即可导致强烈的血管壁炎症反应。第4个小时之后，血管壁的弹性开始慢慢恢复，炎症缓缓退去，但是到了第6个小时，失去的弹性也仅仅勉强恢复了不到一半。不幸的是，这时候又到下一餐的时间了。如果一个人每一餐都采取这种饮食的话，那么他的血管一直处于慢性的炎症之中。

血管炎症不但会升高高血压的风险，也是高胆固醇血症、动脉硬化最重要的诱因。

荟萃研究发现，一顿高脂餐即可显著升高血液的炎症指标白介素-6（IL-6）。炎症指标的上升对应着血管内皮细胞功能的损伤——我们的血管内皮细胞最主要的功能之一就是感受血流的应力，并根据应力的大小释放调节血管弹性的因子一氧化氮。

内皮细胞功能与气体信使

健康的血管内皮细胞功能与三种气体分子密切相关：一氧化氮、硫化氢和一氧化碳。虽然在个体水平上，其中任何一种大剂量的气体都是有害的，甚至是致命的，但是对体内的细胞而言，微量的以上气体分子可以介导对血管的保护性反应，而且在生理状态下，这些分子是我们的组织主动产生的，它们可以作为细胞间的信使。

当血流变急，血管应力增加时，内皮细胞分泌一氧化氮，一氧化氮扩散到附近的血管平滑肌细胞中，导致平滑肌放松，血管扩张；一氧化氮还会抑制血小板凝结；降低细胞耗氧量等。一氧化氮的综合效应是促进局部血流流动，改善组织供氧情况。

除了一氧化氮，心血管系统的多个酶还可以生成硫化氢，而硫化氢通过促进一氧化氮信号系统和抗氧化反应，降低血管壁炎症，增加其柔韧性。

当血管出现动脉硬化损伤时，血管内皮细胞的血红素加氧酶-1把血红素降解为还原铁Fe^{2+}和胆绿素（进一步转化为胆红素），并产生一氧化碳，一氧化碳通过多个细胞反应机制抑制心血管组织的炎症反应。

同型半胱氨酸

血管内皮细胞的功能受到多种因素的调节，比如钾离子、植物多酚、胰岛素等因素促进内皮细胞的功能，但是钠离子、饱和脂肪酸、胆固醇，以及高同型半胱氨酸血症等因素抑制内皮细胞的功能。高盐、高饱和脂肪酸和胆固醇的西式饮食是血管内皮细胞功能障碍的主要原因。

不当的饮食还会引起高同型半胱氨酸血症。同型半胱氨酸的主要危害是干扰内皮细胞合成一氧化氮，扰乱硫化氢信号系统，导致内皮细胞丧失抗氧化功能，从而促进胆固醇的氧化和动脉硬化。同型半胱氨酸还可能通过修饰蛋白质，导致血管壁组织的蛋白质变性失活，进而诱发炎症和血管损伤。涉及75项研究的荟萃分析发现，同型半胱氨酸与心血管疾病的风险有剂量效应关系。

人体的同型半胱氨酸是蛋氨酸转化的产物，而动物蛋白的蛋氨酸含量高于植物蛋白。研究发现，在摄入高动物蛋白的一餐之后，血清蛋氨酸和同型半胱氨酸的水平在几小时之内持续升高，因此动物性饮食也是高同型半胱氨酸血症的主要原因之一。

代谢同型半胱氨酸的生化反应需要叶酸和维生素B_{12}的辅助。非全植物饮食者往往叶酸摄入不足，全植物饮食者更容易缺乏维生素B_{12}，因此两类人群都可能出现高同型半胱氨酸血症。我们建议全植物饮食者有规律地服用维生素B_{12}，以保证正常的血清水平。

TMAO

高脂动物性餐食之后，另外一个血浓度飙升的指标是 TMAO。近年来，多项临床研究发现，TMAO 是动脉硬化的重要因素之一，与心血管疾病的死亡风险密切相关，是独立的预测心血管风险的因素。TMAO 的升高对应着血清炎症指标的升高，氧化应激反应的增强和内皮细胞功能的降低。

为什么高脂动物性餐食会导致 TMAO 飙升？其原因是，膳食中的卵磷脂和左旋肉碱等营养素，在肠道非益生菌的转化下产生 TMA，TMA 入血后，在肝脏内被氧化成 TMAO，并释放到血液中。

肠道菌群的健康与长期饮食习惯有关。只有长期遵循低脂全植物饮食的人，肠道菌群才能以益生菌为主导。当全植物饮食者摄入含左旋肉碱的餐食之后，他 24 小时之内的血清 TMAO 水平保持恒定，不像非全植物饮食者那样迅速并持续升高。

研究发现，升高 TMAO 的膳食因素包括肉类、蛋类，还有奶类。鱼类与血清 TMAO 的相关程度，高于红肉两倍，这是因为鱼类，尤其是海洋鱼类为应对高静液压的深水环境，在其体内会天然合成 TMAO。鱼的腥味就是鱼死后暴露在空气中时，TMAO 被细菌转化为腥臭的 TMA 导致的。

ω-3 脂肪酸

长期以来，人们一直认为鱼类含有长链不饱和 ω-3 脂肪酸，可以降低炎症。抛去 TMAO 的问题不谈，鱼和鱼油真的可以帮助预防心脏病吗？

研究发现，当受试者摄入 ω-3 脂肪酸补剂后，血液的炎症水平得以控制，动脉硬化得到控制；相反，过低的 ω-3 脂肪酸水平与早期冠脉硬化相关。

值得注意的是，并不是所有关于 ω-3 脂肪酸的数据都完全一致。比如，严格的随机交叉对照实验发现，鱼油的摄入并不能有效地改善炎症指标和血管内皮细胞功能。

另有研究表明，比较含等量的椰子油（含有植物饱和脂肪酸）、亚麻籽油（含有植物 ω-3 脂肪酸）和鱼肝油（含有动物 ω-3 脂肪酸）的高脂餐，最促进炎症的反而是鱼肝油。

更大规模的介入研究发现，鱼油补剂对于普通人和糖尿病病人的心血管事件发生率没有影响。

著名的 Cochrane（考科蓝）数据库收集了大量经过严格设计，公认没有偏倚的荟萃研究数据。一项 2018 年发表于该数据库的荟萃研究，是迄今为止最全面的关于 ω-3 脂肪酸与心血管疾病关系的荟萃研究。这项研究纳入了 79 项随机对照临床试验的数据，发现：

（1）现有的高质量证据显示，来自鱼类的 ω-3 脂肪酸（EPA 和 DHA）不会影响心脏病和冠心病的死亡率、心血管疾病的发病率、中风、心律不齐，以及全因死亡率。

（2）之前一些得出 EPA 和 DHA 有益结论的数据，甚至包括荟萃分析结果，来自高偏倚风险的研究。

（3）该荟萃分析同时发现，有较低质量的证据说明，植物来源的 ω-3 脂肪酸可能会稍稍降低心血管疾病发病率、冠心病死亡率和心律不齐的风险，虽然对于全因死亡率、心脏病死亡率和冠心病死亡率没有影响。

这个结论并不奇怪，关键在于不吃什么。饮食上做减法，停止自我伤害才是根本。鱼油富集了多种有害环境污染物，水产品是 TMAO 的主要来源；而服用植物来源的 ω-3 脂肪酸补剂也仅仅是"开着水龙头拖地"

而已，如果不同时杜绝造成自我伤害的动物性食物，就不会看到显著的效果。

肠道菌群与肠漏

除了把卵磷脂等转化为 TMA，不健康的肠道菌群还会诱发肠漏，引起系统性炎症。

高脂肪和高动物蛋白的饮食，促进肠道的非益生菌增生；非益生菌会腐败动物蛋白，产生多种有毒物质，包括牛磺酸的分解产物硫化氢。虽然在心血管组织中，局部微量的硫化氢会帮助促进血管功能，但是在肠道内，较高浓度的硫化氢会破坏肠屏障，导致肠道通透性增加，即肠漏。肠漏导致肠道内某些细菌的细胞壁成分进入血液。这种成分即内毒素，入血后随血循环流向全身，导致系统性的血管炎症。

相反，低脂肪高纤维的植物性餐食，会诱导肠道内的益生菌产生短链脂肪酸——乙酸、丙酸、丁酸。这些短链脂肪酸可以抑制局部炎症和肠漏，并在入血后帮助缓解系统性炎症。

动物抗原

近年来，哺乳类细胞的表面抗原 Neu5Gc 作为一种可能促进血管炎症的因素，进入了科学家的视野。在进化中，人类细胞失去了 Neu5Gc 的表达，但是当我们通过饮食摄入哺乳类的肉或奶时，我们的血管内皮细胞会把这种外来的多糖抗原表达在细胞膜表面。这些外来抗原会引起免疫识别，诱发持续的血管壁低度炎症，从而促进动脉硬化。

晚期糖基化终末产物

晚期糖基化终末产物是脂肪或蛋白质和糖类之间发生非酶化学反应而生成的一种加合物。在血管壁周围的组织中，AGE 可引起胶原蛋白的交联，导致血管壁变脆，并使低密度脂蛋白胆固醇更容易陷入其中。AGE 还会糖化 LDL–C，使其更容易被氧化；氧化 LDL–C 是血管壁炎症的主要原因之一。除此以外，AGE 还作用于其细胞表面受体 RAGE，诱发内皮细胞内氧化自由基的生成，最终诱导血管壁细胞的炎症反应。

膳食是人体内 AGE 最重要的来源。动物性食物，因为其高脂肪、高蛋白的特点，AGE 的含量普遍更高；而植物性食物的 AGE 含量较少，即使在烹饪之后也远低于动物性的食物。

什么是抗炎饮食？

综上所述，多种与膳食相关的机制会影响血管炎症，包括同型半胱氨酸、TMAO、肠道菌群、ω–3 脂肪酸、AGE，以及哺乳动物抗原 Neu5Gc 等。

这些机制指向同一个结论：动物性食物促进系统性炎症，植物性食物缓解系统性炎症。

在前文中我们了解到，动物性食物是外源性胆固醇的唯一来源，以及促进内源性胆固醇的饱和脂肪酸的主要来源，而且不含帮助胆固醇排出的膳食纤维，所以动物性饮食同时促进了动脉硬化的两个关键因素：胆固醇和炎症。动物性食物是我国主要的健康杀手——心血管疾病最根本的原因。

越来越多的研究发现，仅仅一顿高脂餐，即可在数小时内诱发系统性的血管炎症，显著地恶化内皮细胞功能。除了动物性食物，炸薯片、植物油等高脂食物同样会促进血管炎症。

一项研究比较了不同来源的脂肪对血管内皮细胞功能的影响，发现无论是西式快餐，还是基于椰子油、鱼、蛋的东方高脂餐，都会显著地破坏血管内皮细胞的功能；而低脂餐不会产生这种效应。所以只有做到低脂、全植物饮食的健康作用才能得到充分的彰显。

在一项持续 8 周的随机对照研究中，50 位志愿者进行全植物饮食，另外 50 位志愿者遵循美国心脏协会的推荐饮食（荤素搭配），结果全植物饮食组的炎症指标和 LDL–C 都显著降低，而 AHA 饮食没有带来期待的改变。荟萃研究也证实，全植物饮食比杂食显著降低 C 反应蛋白、纤维蛋白原和白细胞计数等炎症指标。

心血管疾病是一种生活方式疾病，膳食的改变是预防和逆转心血管疾病的唯一途径，而低脂全植物饮食就是预防及减轻心血管疾病的良方。

7.6　腰椎间盘病变

腰椎间盘病变，包括腰椎间盘突出、腰椎间盘脱出、腰椎间盘退化、坐骨神经痛等一系列疾病。一般认为，腰椎间盘问题的主要原因是外伤、过劳、姿势不当等，但是近年的临床研究结果指向了一个让人意想不到的方向：血管病变。

我们从脊柱的结构讲起。脊柱是由一节一节椎骨叠在一起构成的。根据区域，从上到下分成五大部分：颈椎七节，胸椎十二节，腰椎五节，骶椎和尾椎共五节。

脊柱是一个承受重量的结构。颈椎承受头部的重量，而腰椎要承受腰部以上的所有重量，包括头部、颈部、胸部、双臂等。因为没有其他骨骼的辅助，所以腰椎承受的重量和冲击力都是最大的，受损的可能性也大。

除了承重，椎骨还起到保护脊髓的重要作用。脊髓神经从椎骨的缝隙发出，因此腰椎如果出问题，可能影响神经系统。

腰椎间盘是相邻腰椎骨之间富有韧性的致密结缔组织，由外周的纤维环和中心的胶状髓核组成。髓核的上端和下端都被一片透明软骨保护着，这样形成一个闭合的结构，就像一块有韧性的包浆豆腐。腰椎间盘最主要的作用是承受冲击、提供缓冲。

很多韧带帮助连接各节椎骨，同时形成对椎间盘的保护屏障。只有血管和神经丛进出的部位才有"漏洞"，保证组织的血液供应。

血液供应很重要。腰椎间盘的组织细胞如果失去血液供应，就会坏死，导致"包浆"不足。腰椎间盘的突出、退化等各种病变，都与血液供应的问题有关。

就像一个汽车轮胎，当气压不足（"包浆"不足）时，椎间盘结构受压变形，发生膨出，即所谓腰椎间盘突出。这时椎间盘的结构还相对完整。当突出的椎间盘受压到一定程度，纤维环的结构破裂，"包浆"溢出，病情发展到腰椎间盘脱出，这时候问题就比较严重了。溢出的浆液可能会压迫到附近的脊神经，包括坐骨神经。神经受到压迫后，会产生下肢疼

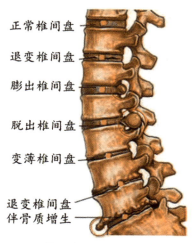

正常椎间盘

退变椎间盘

膨出椎间盘

脱出椎间盘

变薄椎间盘

退变椎间盘
伴骨质增生

椎间盘退行性变示意图

这个示意图最上面是正常的椎间盘，越往下的椎间盘退化越严重

痛、麻木的症状，甚至可能影响到排泄系统的功能。

随着腰椎间盘进一步退化，其软骨逐渐钙化，腰椎之间失去缓冲，椎骨之间慢慢地融合，有时候还会伴随骨质增生。

腰椎间盘出现病变，比较典型的症状有：坐骨神经痛、下肢麻木、腰痛等。腰椎间盘病变一般发生在 20~50 岁，和创伤性腰伤不一样，在更换姿势、咳嗽等身体运动的时候疼痛更明显。随着病情不断恶化，疼痛会越来越严重，甚至会有痛不欲生的感觉。

关于腰椎间盘突出的治疗和研究，从古代就开始了。古希腊和古埃及人认为，腰椎间盘的病变与腿部病变相关，这个后来被证明是对的。18 世纪，多梅尼科·卡徒诺准确描述了坐骨神经痛。

1938 年，洛夫（Love）等改良经椎板间入路行髓核摘除术，并作为腰椎间盘突出症手术治疗的金标准沿用至今。1970 年，CT 扫描的出现使我们能够更准确地评估腰椎间盘病变。先进的成像技术一度导致手术量大增，同时难免伴随过度治疗。

在中国古代文献里，也有对腰椎间盘突出症的详细论述。《黄帝内经·灵枢》里讲："五谷之津液，和合而为膏者，内渗入于骨空……虚故腰背痛而胫酸。"

最近的临床研究给我们带来了新的启示：2015 年同济大学的一项荟萃分析涉及五项病例对照研究，一共包括 1700 个病例和 1800 多个对照，发现超重增加腰椎间盘病变的风险 45%。

2016 年发表的济南医院的荟萃研究发现，吸烟增加腰椎间盘突出的风险 99%，增加糖尿病的风险 19%。

浙江省人民医院的研究发现，两项炎症指标，白细胞介素 -1β 和肿瘤坏死因子（TNF-α）都与腰椎间盘退化有关系。

山东大学齐鲁医院的一项病例对照研究发现，腰椎间盘突出病人的总胆固醇、甘油三酯、LDL-C、LDL 都显著升高。

哈佛大学接近十万人的队列研究，经过 16 年的跟踪，发现高胆固醇、糖尿病、高血压，这些血管疾病都显著增高腰椎间盘突出的风险。

腰椎间盘需要承重，超重会增加腰椎间盘疾病的风险很容易理解。糖尿病、吸烟、炎症因子、高脂血症、高血压等与腰椎间盘突出症的相关性，指向了另一个重要因素：动脉硬化。

著名的弗雷明汉心脏研究团队的心血管队列通过 25 年的跟踪发现，主动脉钙化增加腰椎间盘退化和腰痛的风险 60%。

动脉造影术给出了更直接的结论：近 80% 的腰痛病人有腰骶动脉堵塞。同时，腰骶动脉堵塞与腰椎间盘退化显著相关。

主动脉下行途中，在每一节腰椎之间发出一对侧分支，即椎动脉。椎动脉不断分支，最终的细小血管在椎间盘组织形成血管网，向椎间盘供应血液。

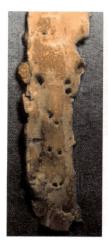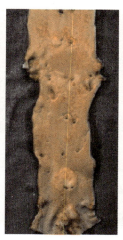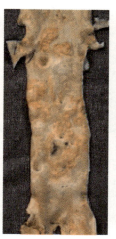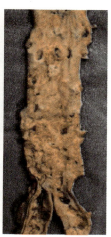

这是四位已故病人的主动脉纵切后血管内壁的照片。从左往右，主动脉硬化逐步加重。在最左边的主动脉壁上，我们能清晰地看到一对一对的小孔，这些小孔就是每对椎动脉在主动脉上分支的开口。当来自心脏的血液流经这些小孔时，部分血液通过这些开口进入椎动脉，给椎间盘供血。

随着主动脉硬化越来越严重，这些开口逐步被堵死，椎间盘组织的供血越来越不足，于是，越来越多的细胞坏死。当椎间盘的包浆得不到充分补充，抗应力的能力越来越差，逐步转化为腰椎间盘病变，从正常到突出，到脱出，直到完全退化——椎骨之间完全愈合。

在下图的 X 光影像中，左边正常人的腰椎骨被健康的结缔组织分开（两节椎骨间黑色的部分），右边腰椎间盘退化的病人的腰椎骨间的组织已经变白了，这说明腰椎间盘的软组织已经钙化了。对比动脉造影可以看到，正常人的椎动脉非常清楚；病人的椎动脉已经失去血液供应。

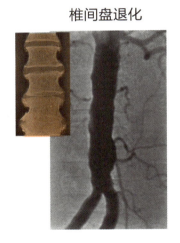

正常　　　　　　　　　椎间盘退化

有时候我们用按摩等方法，能暂时缓解腰椎间盘病变的症状。其原理是，连接主动脉和椎动脉的小孔，在按摩的时候受到牵拉，堵塞不是很严重时可能被暂时拉开，椎动脉血流暂时得以恢复。但动脉硬化这个根本问题并没有得到解决，小孔可能在一段时间后又会堵上。

可见，按摩只是一种缓解的方法，每天坚持，可能会有一定的效果。要想从根本上疗愈腰椎间盘病变，我们必须解决主动脉硬化的问题，而唯一已经被证实，能够真正地逆转动脉硬化的方法，是遵循低脂全植物饮食。而且当我们改变饮食，停止自我伤害，受益的不仅仅是我们的腰椎间盘，我们全身各处的血管都会越来越通畅，冠心病、高血压、脑卒中等重疾的风险都会大大降低。

腰椎间盘病变是多因素导致的病患，这除了和血管硬化有关，也与我们的姿势、体重，过度劳累等生活方式的因素有关。饮食是核心，其他的因素也起到促进的作用。因此，解决腰椎间盘病变要从多方面下手，培养健康的生活方式。综上所述，我们可以得出下面的结论：

（1）主动脉硬化是现代人腰椎间盘病变的主要原因。

（2）糖尿病、高血压、高脂血症、体重过重、吸烟等提高腰椎间盘病变风险。

（3）劳累、肥胖、不良姿势等多种因素也促进腰椎间盘病变。

（4）低脂全植物饮食是预防、缓解，甚至逆转腰椎间盘病变的饮食。

7.7　轻松逆转高血压

一次课后，有一位小伙子来询问饮食。如果不是他亲口告诉我，我真的不敢相信他只有 35 岁，却因脑梗影响了行动。

脑梗和脑出血是都是最严重的脑血管意外，即脑卒中。脑卒中是我国成人致死致残最主要的因素。根据《中国心血管病报告（2016）》，我国现有 1300 万脑卒中病人，每年新发约 200 万，死亡 170 万。

高血压是脑卒中最主要的风险因素。除了脑卒中，心血管疾病、动脉瘤、肾病、高血压眼病、阳痿和失忆等疾病都与高血压密切相关。

长期以来高血压被定义为收缩压高于 140 毫米汞柱，舒张压高于 90 毫米汞柱。根据这一标准，我国每年平均新增高血压病人 1000 万人，35 岁以上成人高血压的患病率是 45%。

2017 年 11 月，美国心脏协会忽然把这一使用了多年的标准下调到 130/80 毫米汞柱。按照这个标准，我国成人高血压的比例可能已经达到

60% 以上！

更令人担心的是，我国一多半病人不知道自己有高血压。在确诊的人当中，服降压药的只有很少一部分（30%），而吃降压药并且能有效控制血压的比例更是少得可怜（7%）。

什么是理想血压

这次美国的高血压标准下调不是没有道理的。一项针对 40 岁以上成人的研究发现，如果血压高于 120/80 毫米汞柱，缺血性心脏病、脑卒中和其他血管病的死亡率直线上升。收缩压每增加 20 毫米汞柱，脑卒中和缺血性心脏病死亡率翻一番。

即使用药物强行把收缩压降到 120 毫米汞柱以下，相对于收缩压 135 毫米汞柱以上的人群，心脏病死亡率和全因死亡率会显著地下降 25% 左右。当然，药物带来各种副作用和不适。

更有大规模荟萃研究发现，即使对于血压 110/70 毫米汞柱的人群，服用降压药，仍然可以降低冠心病和中风的风险。

也就是说，真正理想的血压比 110/70 毫米汞柱还要低，可能在高压 90~100 毫米汞柱，低压 60 毫米汞柱左右。

长期服药的危害

常见降压药分为几大类：利尿剂、β 受体阻滞剂、血管紧张素转化酶抑制剂、血管紧张素阻断剂，以及钙离子通道阻断剂等。

除了常见的肝肾损伤，各类降压药有各自独特的副作用。比如，利尿剂可导致脱水和电解质紊乱，β 受体阻滞剂容易诱发嗜睡和抑郁，抑制血管紧张素或阻断其受体可引起神经系统障碍，钙离子通道阻断剂与便秘相关等。有些药物长期服用，甚至会增加癌症风险。

更重要的是，药物最多只能控制血压而已，没有从源头解决问题。不把"水龙头"关掉，"地"是永远需要拖的，而且永远也拖不干，因此高血压药需要终身服用。唯一真正逆转高血压的途径是去除造成高血压的根本原因。

影响血压的因素

根据欧姆定律，血压 = 血流 × 阻力，所以我们可以通过改变血流或阻力调节血压。

血流：

我们的每一个器官需要一定的血流来维持其正常的生理功能。血流不能太高，也不能太低，基本是一个常数。如果用药物人为地减少血流，就可能导致器官供血不足。

降低血流的药物包括 β 受体阻滞剂和利尿剂。β 受体阻滞剂作用在心脏上，降低心率和心输出量，从而减少血流。因此，这种药导致嗜睡和抑郁。这类药物难以长久服用。

长期重口味的饮食方式会导致大量盐分摄入。为了维持正常渗透压，我们的身体会主动潴留水分，最终导致体液（包括血液）总体积的增加。血液体积增加导致血流，乃至血压的异常增加。最好的应对方法是减少盐的摄入（关水龙头），而不是吃利尿剂（拖地）。

其实重口味的原因，主要是动物制品本身的腥臭味，在烹饪时需要用各种调味料来掩盖。因此，当我们把餐单中的动物性食物去除的时候，高盐的问题会自然解决。

阻力：

高血压是身体对于自身异常状态的自然反应，其背后最重要的原因是血管阻力增加。当血管外周阻力增加时，我们的心脏必须做更大的功，承受更大的负荷，升高血压，以保证全身组织器官获得足够的血流。

我们必须搞清为什么血管的阻力升高了。当我们把这个原因找到并断除，高血压的"水龙头"就会被关掉。只有这时，高血压才可能痊愈，甚至不治而愈。

根据流体力学原理，影响血管阻力（R）的变量有三个：血液黏稠度（η），血管长度（L），血管半径（r）。

$$R \propto \frac{\eta L}{r^4}$$

血液黏稠度： 当血细胞计数、凝血因子升高，或者脱水时，血液成分之间的摩擦阻力升高，导致血液黏稠度增加。

我们服用阿司匹林的时候，血小板的凝结受到抑制，血黏度降低。但是这类药抑制了我们天然的凝血机制，会增加出血的风险。

每天我们通过呼吸和皮肤蒸发，失去500~800毫升水分。早起时，因为一夜没有补充水分，血黏度达到一个高点，这时的心梗发病风险也达到每天的峰值。因此，早起喝一杯白开水是很有道理的。

血管长度： 研究证明，身体的脂肪组织越多，血管的总长度越长，高血压的风险越大。因此，缩短血管长度最有效的方法是减肥。根据一位哈佛学者的估算，每减肥约0.5千克，血管长度会减少约1.6公里。持续减肥，或者保持理想体重最好的方式是遵循低脂全植物饮食。

血管半径：血液黏稠度和血管长度都不是影响血管阻力最重要的变量，最重要的变量是血管的半径，因为阻力和血管半径的四次方成反比。也就是说，血管半径略微增加一点点，血压就会有很明显的下降。所以，增加血管有效半径是最好的降压方法。

很多降压药直接或间接作用在血管壁的平滑肌上，降低平滑肌的紧张状态，从而达到放松血管的目的。

但是高血压不是因为没有服降压药造成的，只有断除导致高血压（主要是血管内径变小）的根源，才能彻底地解决高血压的问题。

影响血管半径的主要因素，包括动脉硬化、血管壁炎症、一氧化氮或内皮细胞功能，以及神经内分泌调控等。前三个因素已经在其他章节一一讨论了，并且都与饮食相关。以神经内分泌因素为主导的高血压占比较少，压力、紧张或害怕情绪等是主因，肾上腺皮质激素是最主要的介导激素。研究发现，多肉饮食可升高肾上腺皮质激素的水平，因此植物性饮食对这类高血压也有帮助。

饮食与血压

我们的食物可能会通过以上的一个或多个机制，升高或降低血压。

肉鱼蛋奶：

高脂肪零纤维的动物制品是导致肥胖的重要因素。肥胖增加血管总长度，从而升高血压。美国 AHS 研究发现，随着动物制品摄入的增加，体重增加。

动物制品是膳食胆固醇的唯一来源和饱和脂肪酸的主要来源。这些膳食胆固醇和饱和脂肪酸诱导肝脏生成的新胆固醇，共同促进动脉硬化的形成。

动物制品促进肠道非益生菌生长，最终导致肠道通透性增加（肠漏）。肠漏时，肠道细菌的细胞壁成分内毒素进入血液，最终导致系统性炎症。血管炎症在促进高血压的同时，和胆固醇一起导致动脉硬化。

在不健康的肠道菌群的作用下，肉鱼蛋里的左旋肉碱和卵磷脂产生TMA，TMA 被肝脏代谢为 TMAO。TMAO 是独立的动脉硬化风险因素，同时促进血管炎症，并影响血小板凝结。

有人认为鱼类所含的 ω−3 脂肪酸 DHA 有抗炎特性，对降低血压有帮助。但是鱼类含有很高的胆固醇和脂肪，促进动脉硬化、肥胖和肠道非益生菌的繁殖。此外，鱼类本身就是 TMA 的主要来源，是餐后血液 TMAO升高的主要原因之一。荟萃研究发现，鱼类摄入升高，至少不会降低高血压的风险。哺乳类的肉和奶还通过引入动物抗原 Neu5Gc，增加血管炎症。

此外，肉类摄入会增加血液的皮质激素水平，从而升高血压。因此，从各个角度来看，动物制品是全方位促进高血压的。

其他食物：

相反，植物性食物低脂高纤、富含抗氧化剂、植物化学物质等有利于降压的因素。一般来说，动物性食物促进高血压，植物性食物促进正常血压，因此，人的饮食越接近于全植物饮食，人患高血压的风险越低。这一点被多项研究所证实。

油、盐、糖本身不利于维持健康血压，这个观点在营养学界是没有异议的。

值得强调的是，植物油因为其高脂零纤维和促进非益生菌的特性，对于血压也是不利的，而高温烹饪植物油会增加心血管风险，包括高血压。

高血压的逆转

那么停止摄入动物性和高油食物，采取低脂植物性饮食，能否逆转高血压呢？

"二战"期间，有一位德国流亡医生沃尔特·肯普纳在美国发明了米果（rice-fruit）饮食。这种饮食提倡以米饭和水果为核心，避免所有动物制品，是一种低脂低蛋白高碳水化合物的全植物饮食方案。在降压药还没有发明的当时，米饭饮食取得了惊人的效果。往往病人的血压迅速降到正常范围，同时肾衰、心衰、视神经的高血压并发症很快得到缓解。米饭饮食成功的关键，不在于吃了什么，而在于没有吃导致高血压的肉、蛋、奶、油。

美国医生约翰·麦克杜格尔对 1600 多名病人做了 7 天的低脂全植物的饮食干预，结果在停药或减药的基础上，所有病人的收缩压比干预前服药时平均降低 8 毫米汞柱，同时血脂、血糖指标都得到显著的改善。

最近一项历时 24 周的加拿大多中心研究发现，比较美国心脏协会推荐的高血压饮食（DASH），素食能够更显著地降低血压。

保持健康血压的生活方式

需要注意的是，健康素食不会完全根除所有人的高血压，而是把高血压的风险降低。其他影响血压的生活方式因素包括，油、盐、糖的摄入，作息（是否熬夜），晒太阳，运动等。心态和情绪也会对血压产生明确的影响。而健康的素食对于建立和维持良好的心态会起到积极的作用。

以下是对保持健康血压的生活方式建议：

（1）全植物饮食。

（2）低脂高纤，避免植物油，限制高脂食物，如坚果。

（3）限盐（每天不超过6克）。

（4）适当运动。

（5）晒太阳。

（6）戒烟，戒酒。

（7）保持良好心态。

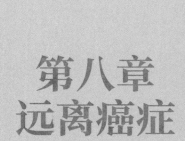

第八章
远离癌症

工作之余我喜欢长途骑行。2018 年一起骑行的队友苏苏，是一位癌症康复者。9 年前，不到 30 岁的苏苏被确诊预后最不好的乳腺癌。从苏苏被确诊到现在，亲眼看着她一步步康复的医生为她奇迹般的逆转惊叹不已。而她的康复，始于一个重要的决定——吃全植物的食物！当我们完全停止自我伤害时，我们身体的自愈力有时强大到超乎我们的想象。

8.1　癌症到底是怎么回事？

癌症的形成是个多步骤的过程。一个正常细胞通过突变、增生、血管生成，以及入侵和转移，最终发展为晚期癌症。这里面的每步都有一些因子在推动肿瘤的发展。

启动癌变第一步的因子叫启动因子，包括致癌物、自由基、辐射、病毒等。启动因子会增加 DNA 在复制时出现错误的概率，从而诱导基因突变。当突变发生在调节细胞增殖和分化的基因上时，细胞的癌变程序就被启动了。

往往同一个细胞要发生多个突变事件才会出现不能控制的自我增殖，所以一个突变的细胞可能会在我们的身体里面潜伏很多年，等待条件的成熟。

癌变的细胞还需要生长因子的促进，才开始生长，一个变成两个，两个变成四个，四个变成八个，一直分裂下去，最后长出一大团癌细胞。

当这个癌细胞团长到一定程度的时候，就不能再长了，因为最里面的癌细胞离血液的供应越来越远，产生的废物排不出去，氧气和养分又供不进来，于是癌细胞团就会停止生长。一般来说，这种癌细胞团的大小不到 1 毫米，肉眼是看不到的，但是在每个人一生里会发生几十次，甚至几百次。绝大多数情况下，它们在有机会进一步发展之前，都被我们的免疫系统清除掉了。

要进一步发展，癌组织需要一种新的因子，叫作血管生成因子。在炎症的促进下，癌细胞本身，以及参与炎症反应的细胞，开始分泌血管生成因子。在这种因子的作用下，血管逐步生长到癌细胞团里面，使得最里面的癌细胞可以获得氧气和养分的供应，于是癌细胞团进一步长大。

这个时候的癌细胞团已经比较危险了。当它长到超过 1 毫米的时候，我们可以通过影像学的办法检测出来。在体检的时候，我们通过 B 超、CT、PET—CT、核磁共振等方法，找到这样的肿瘤，再由组织学确诊，即为早期癌症。早期癌症在癌症的发展过程中已经不算早了，之所以叫早期癌症，是因为它还没有转移。

早期癌组织需要另外一个因子，即转移因子，才能进一步发展。在转移因子的促进下，癌细胞之间失去了原本相互粘连的特性，于是一些癌细胞或较小的癌细胞团开始脱离癌体，侵入到周围的血管里面发生转移。当这些进入血液的癌细胞（团）随血循环到达下一处血流缓慢、血管细小的组织时，它们就可能被卡在那里。如果条件满足，这些癌细胞（团）能够生根落户，就开始了新的一轮生长，这就是癌症的转移。

在癌症发展的全过程中，每一步都有不同的因子推动癌症的发展。这些因子，包括启动因子、生长因子、血管生成因子和转移因子等，统称为促癌因子。

癌症发展的每一步，在一定程度上都是可以避免的，甚至是可逆的。

比如，当我们体内有足够的抗氧化剂时，它们会中和自由基，避免自由基这种启动因子对我们的 DNA 的伤害。即使 DNA 发生了突变，我们的细胞还有修复系统，修复错误的 DNA。之后癌症发展的每一步，我们的身体都有抑癌因子，把癌症抑制在某一步，等待我们的免疫系统进来把它们清除掉。

我们可以把抗氧化系统、DNA 修复系统、抑制癌细胞的因子和免疫系统称为抑癌因子。

抑癌因子包括内在的和外来的两大类。外来的抑癌因子，我们已经在"植物化学物质"一节介绍了，这里不再重复。更重要的是我们内在的抑癌因子，它们是人体与生俱来的自愈系统的一部分。但是如果我们不断地激活促癌因子，即使我们有这个自愈能力，也很难阻止癌症的发生和发展。因此激活自身抗癌能力的关键，是避免摄入促癌的食物，从而停止自我伤害。

在下面的章节中，我们具体介绍几类比较重要的促癌因子，以及它们是如何通过饮食发生作用的。

8.2　为什么加工肉制品和红肉是致癌食品？

2015 年 10 月，世界卫生组织下属的国际癌症研究机构发布了一项令人震惊的研究报告：加工肉制品（指加工过可以长期常温保存的肉类，如腊肉、火腿、香肠、熏鱼等）被确认为 1 类致癌物，红肉（指哺乳类动物的肉，包括猪肉、牛肉、羊肉等）紧随其后，是 2A 类非常可能的致癌物。这项研究报告是来自 10 个国家 22 位专家对 800 余项研究综合分析后得出的。

因为这份报告会影响到几乎每个人的生活和健康，今天让我们讨论一下国际癌症研究机构得出这项结论的背景和意义。

肉类与直肠癌

在一项纳入了 42 项符合条件的分析中，令人信服的是，大量摄入红肉易导致多种癌症，加工肉制品的消费量增加也会增加多种癌症的致病率，而所导致的癌症中都提到了结直肠癌。2021 年的综合研究也指出，红肉和加工肉制品总共与十几种人类癌症有明确的关联。

早在 20 世纪 70 年代，阿姆斯特朗发现，各个国家的结肠癌发病率和其肉类消费量之间有很强的线性关系。一个国家的人均肉类摄入量越高，这个国家结肠癌的发病率就越高。

当然，这项研究结果并不能说明肉类与结肠癌之间有必然的因果关系，但是强相关性激发了科学家进一步探索的好奇心。

之后，世界各地不同的研究小组做了多项关于肉类摄入与结直肠癌关系的临床研究。比较有名的是瑞典苏珊娜·C. 拉松领导的团队分析了 1987—1990 年瑞典 61433 名年龄在 40—75 岁未被诊断为癌症的女性的队列数据。他们发现大量食用红肉可能会大大增加患远端结肠癌的风险。

世界各地的临床结果数据虽有所出入，但总体的趋势都指向：结直肠癌与红肉和加工肉制品的摄入之间有不可否认的联系。

一篇来自伦敦帝国大学的荟萃分析，涉及二十几项研究，几万病例和数十万受试者，发现每天摄入 100 克红肉者患结直肠癌的风险提高 17%，每天摄入 50 克加工肉制品者患结直肠癌的风险提高 18%。这是迄今为止数据量巨大、最严谨的研究之一。

不仅如此，这种影响还是长期的，成人患结直肠癌，其诱因可以追溯到青少年时的饮食习惯。哈佛大学的研究发现，高中期间较多红肉和加工肉制品的饮食模式，会使几十年后结直肠癌的风险提高 78%。

亚硝酸盐并非致癌物

为什么摄入红肉或加工肉制品会提高结直肠癌发病率？这要从我们经常谈论的亚硝酸盐说起。首先，不要搞错了，亚硝酸盐不是致癌物！亚硝酸盐之所以常常被认为是致癌物，是因为亚硝酸盐和蛋白质在一定条件下可以转化为真正的致癌物——亚硝胺类化合物。

亚硝酸盐至少有两个来源：

（1）蔬菜中天然存在的硝酸盐，进入人体后，在消化道与细菌的作用下被转化为亚硝酸盐。亚硝酸盐在人体内被转化为一氧化氮，后者一方面可以提高细胞的氧利用率，另一方面可以扩张血管，改善血流。富含硝酸盐的蔬菜包括，但是不限于甜菜、芹菜、生菜、小萝卜、菠菜等。

（2）在制作加工肉制品的时候，经常人为地加入亚硝酸盐作为防腐剂。

亚硝酸盐要转化为致癌物，需要和蛋白质发生化学反应。虽然动植物都含有蛋白质，可是与亚硝酸盐反应的主要是肉类蛋白，这是因为：

（1）肉类所含的血红素可以催化亚硝胺类化合物的产生；

（2）植物中富含的抗氧化剂（如维生素 C）抑制亚硝胺类化合物的生成，而红肉和加工肉制品富含血红蛋白，同时几乎不含抗氧化剂。

红肉和加工肉制品在摄入后，与肠道内的亚硝酸盐反应，生成大量的致癌物亚硝胺类化合物。

有人开始思考：如果在吃肉的同时，服用大剂量的抗氧化剂，能不能阻止致癌物亚硝胺类化合物的形成？实验数据告诉我们，吃肉的同时摄入维生素 C，可以降低尿液的亚硝胺类化合物的含量，但是不能阻止亚硝胺类化合物在肠道中生成，从而增加大肠癌的风险。

小结：

（1）选择吃植物性食物时，亚硝酸盐被转化为有益健康的物质；

（2）选择吃红肉或加工肉制品时，亚硝酸盐被转化为 1 类致癌物亚硝胺类化合物。

肉类促进大肠癌的其他机制

大肠癌是我国第三大癌症。亚硝胺类化合物仅仅是肉类与结直肠癌之间的联系之一。更多的肉类促癌机制包括但是不限于此。

肉类在高温烹饪的过程中会生成强致癌物：杂环胺类和多环芳香烃类致癌物。这些物质可以嵌入正常细胞的 DNA 结构，导致 DNA 在复制时出现错误，发生突变，引起细胞癌化。大量研究发现，杂环胺类还会促进癌细胞增生、血管生成和入侵转移。

即使不经过烹饪，肉类所含的动物蛋白也会通过提高人体内的胰岛素样生长因子 IGF-1，促进癌细胞的增长。

哺乳类的肉（即红肉）含有哺乳类抗原 N- 羟乙酰神经氨酸。N- 羟乙酰神经氨酸随红肉摄入后，表达在肠细胞和癌细胞表面，促进局部炎症和癌细胞的发展。

日本著名的新谷弘实教授是肠道健康的专家。他曾用大肠内视镜的技术，拍摄了不同饮食结构的人的肠内影像，并制作了视频。该视频直观地展示给我们，多肉多动物蛋白的饮食对于我们肠壁形态造成的惊人病理变化。

除大肠癌以外，肉类和加工肉制品也和多种其他癌症相关。一篇 2016 年的综述文章归纳了 42 项荟萃研究的结果，发现加工肉制品会提高结直肠癌、食道癌、胃癌和膀胱癌的风险；而红肉会提高结直肠癌、肺癌、食道癌和胃癌的风险。更新的 2021 年发表的综合荟萃研究指出，这些红肉和加工肉制品与十几种人类癌症有明确的相关性。

2017 年，世界癌症研究基金会、美国国立癌症研究所，以及美国癌症协会，发表了关于癌症病人生活方式的专家报告。该报告明确建议，要基本遵循植物性饮食原则，以全谷物、蔬菜、水果、豆类为中心，严格限制红肉，不吃加工肉制品。

大肠癌是我国第三大癌症。近年在都市白领人群中该病的患病率有显著上升趋势，并且病人逐步年轻化。目前我国每 4 个人中就有一个人死于癌症。我们在癌症面前有没有主动权？答案就在我们的餐桌上。

8.3　铁过量与癌症

女性比男性更长寿是不争的事实。其原因有各种各样的解释，有人认为这和女性通过月经排毒有关。

美国科学家对 1977—2006 年中的 36 种癌症的发病和死亡率做了详细的统计，发现男性比女性更容易死于癌症。根据最新的研究数据，这可能真的跟男性没有月经相关。

铁的生理作用与调控

月经是失血和铁流失的过程。为了更好地理解这些科学数据，我们从铁的生理功能说起。铁在人体内的主要功能是支持有氧呼吸、细胞能量代谢以及免疫功能。

成人体内一共有 4~5 克铁，其中约 2.5 克以血红蛋白的形式存在，帮助血液运输氧气；约 0.2 克在肌红蛋白里，帮助肌肉组织临时储氧；约 0.6 克在巨噬细胞中，是红细胞破坏后回收的产物，并且帮助其完成免疫功能；0.1 克分布在全身细胞的线粒体里面，用于细胞的能量产生。

余下的铁储存在铁蛋白中，而铁蛋白主要存在于肝脏、骨髓和脾脏中。在正常生理情况下，有少量铁蛋白在血液中循环，血清铁蛋白的浓度和含铁量反映了一个人铁储备的多少。

人体的铁量是被严格调控的。当铁储备升高时，肝脏细胞会释放一种叫铁调素的激素，作用在小肠细胞上，降低其铁的吸收率。反之，当身体需要更多铁的时候（比如，怀孕期间），肝脏会降低铁调素的分泌，肠细胞的铁吸收会增加。

铁过量与疾病

铁代谢被严格调控，是因为铁是一把双刃剑：铁过低不能充分支持生理功能；铁过量会导致大量氧化自由基的产生，引发多种疾病。

自由基破坏 DNA 可能诱发细胞癌变。研究发现，血清铁蛋白浓度越高，DNA 的氧化损伤越严重。红肉含铁量高，与乳腺癌也有很明确的关联。一项法国研究对 4600 多位女士平均跟踪 13 年发现，这些女士中膳食铁摄入较高的 1/3 与较低的 1/3 相比，乳腺癌风险提高 1.8 倍。另一项涉及六千多人的研究表明，总癌症死亡率与血清铁和转铁蛋白饱和度均呈剂量效应关系。铁越多，癌症死亡率越高。

受这个现象的启发，科学家把受试者分成两组，其中一组定期放血（减铁），另一组不放血，进行对照，然后观察他们的癌症发病率。四年半以后，放血组的内脏癌症发病率下降了 35%，死亡率下降了 61%！

铁过量产生的氧化自由基也是诱发动脉硬化的重要因素。血清铁蛋白高会显著增加冠心病的风险。当血清铁蛋白高于 200 纳克 / 毫升时，风险提高 3.5 倍。

血清铁蛋白与空腹血糖、甘油三酯和胆固醇正相关，与高密度脂蛋白负相关。因此，铁储备过高是代谢综合征的主要原因之一。

研究发现，铁蛋白高的人患 2 型糖尿病的风险提高 70%，摄入血红素铁罹患 2 型糖尿病风险提高 33%。每天每多摄入 1 毫克血红素铁，罹患 2 型糖尿病风险提高 16%。

动、植物铁的区别

人体铁的膳食来源可以分为动物性的血红素铁和植物性的非血红素铁。二者的吸收和调节遵循不同的规律。动物铁的吸收率比植物铁高很多。但是植物铁的吸收率更容易调控。

当身体铁储备高的时候，植物铁的吸收率接近于 0；当铁储备低到一定程度（20 纳克 / 毫升以下），植物铁的吸收率开始大幅上升。看来植物铁的吸收率低是我们身体主动调控的结果。这也正是植物铁的优势。

而动物铁即使在铁储备很高的时候仍然保持较高的吸收率，因此更容易造成铁过量。

所以杂食者很难达到有效的铁调控。

研究发现，全植物饮食男士的铁摄入比非素食者高 70%，他们的铁蛋白反而比非植物饮食者低 50%。两个人群的血红蛋白则没有差异。这说明我们的身体是很智慧的，当它的铁需求已经被满足的时候，过多摄入的植物铁被拦在消化道内，没有被吸收，但是动物铁吸收得太好，消化道想拦也拦不住，造成铁储备过高。

由于男士没有月经，没有天然减铁的途径，所以铁储备比较高。如果吃肉的话，由于动物铁的吸收难以调控，铁储备会更高，增加多种疾病的风险。与其吃了肉再放血来避免铁过量，不如进行可自行调节铁吸收量的植物性饮食。

在现实生活中，确实有素食者血红蛋白低于正常范围。这主要是热量摄入不足和饮食结构不合理造成的。充足的热量摄入是保证铁正常吸收的前提。深绿色蔬菜和豆类是丰富而健康的铁的来源。这些食物以及新鲜水果同时富含维生素 C，有利于植物铁的吸收。

每每听到素食者因为"贫血"被劝食肉的事例，我心中很不是滋味。吃什么是个人的选择。有必要时，医生和营养师应该在尊重个人选择的前提下，提供专业的建议，比如如何吃素可以避免铁缺乏和铁流失，而不是强迫人家接受不同的生活方式。

8.4　如何提高血液的抗癌能力？

《救命饮食》的作者坎贝尔博士在菲律宾做研究时发现，虽然所有当地人都通过吃发霉的花生摄入了大量致癌物——黄曲霉毒素，但是只有吃了较多动物蛋白的富裕人群，肝癌的发病率才大幅上升。这说明只有癌症的启动因子——致癌物，是不足以诱发癌症的。与动物蛋白相关的生长因子，在突变细胞进一步发展成癌症的过程中起到重要的推动作用。

以上两节中，我们分析了两个癌症启动因子——亚硝胺类化合物和铁过量，本节将讨论饮食与肿瘤生长因子之间的关系。

饮食与血清的抗癌能力

十多年前，加州大学洛杉矶分校的科学家做了一个简单的实验。他们把癌细胞放在培养皿里，然后取不同的人的血清滴进去，看能否杀死培养皿里的癌细胞。

当培养皿里滴入又吃肉又不运动的人的血清，只有很少的癌细胞凋亡；当培养皿里滴入吃肉但是运动的人的血清，凋亡的癌细胞数增加好几倍；当培养皿里滴入素食而且运动的人的血清，凋亡的癌细胞数进一步成倍增加。

从这个实验中，科学家得出结论，运动和吃素都可以独立提升血清杀死癌细胞的能力，而且二者的作用是可以叠加的。

受到这个实验结果的启发，人们进一步研究了血清抑制癌细胞生长的能力。结果表明，非素食者的血清只能抑制不到10%的癌细胞，而素食者的血清可以抑制70%的癌细胞，其抑制癌细胞的能力提高了整整7倍！

从杀死癌细胞和抑制癌细胞生长两个角度，我们得出同样的结论：在血清的抗癌能力上，与非植物饮食者相比，植物饮食者有巨大的优势。

IGF-1 与癌细胞的生长

那么我们需要吃素多久，血清的抗癌能力才会大幅提升呢？研究发现，仅仅 2~3 周的素食，就能使一个人血清的抗癌能力成倍地增加。

问题又来了：一个人的基因在 2~3 周内不会发生变化，那么 2 周的素食到底改变了血清里的什么成分呢？科学家取这些受试者吃素前后的血清做生化分析，然后进行对比。他们发现，素食后，血清里面 IGF-1 的浓度降低了。

IGF-1 是一种胰岛素样生长因子，是肝脏分泌出来的促进全身细胞增殖生长的因子。

既然 IGF-1 可以促进普通细胞的生长，它也会促进癌细胞的生长。当它的浓度下降，癌细胞的生长就会受到抑制，这和我们观察到的情况是一致的。（癌细胞的特点是没有限制地增长，而且对生长因子的浓度非常敏感；正常细胞的生长则会受到严格的调控，后文将对此进行讨论。）

IGF-1 的临床数据

南美洲的厄瓜多尔的一项遗传学研究结果表明：生活在一个偏远小村庄的居民几乎不得癌症！当地人在生活方式和饮食上和其他地区的人没有什么区别。不同的是，由于遗传变异，他们细胞上的 IGF-1 受体无法工作，所以即使 IGF-1 浓度再高，也不能产生足够的生理效应（细胞增生）。可见阻断 IGF-1 信号系统即可降低癌症风险，从此 IGF-1 的促癌特性有了强有力的临床遗传学证据。

关于 IGF-1 与癌症之间的关系有很多临床数据的支持。比如，荟萃分析发现，IGF-1 水平升高会显著提高前列腺癌、乳腺癌和结直肠癌的风险。

IGF 结合蛋白

有趣的是，并不是所有癌症都伴随 IGF-1 浓度的升高。研究发现，还有另一类蛋白质在控制 IGF-1 的生物活性，它们被称作 IGF 结合蛋白（IGFBP-3）。IGF 结合蛋白通过和 IGF-1 相结合，控制 IGF-1 的活性。

IGF-1 并不是身体生产出来专门促进癌症的。IGF-1 具有调节胎儿及青少年的生长发育、促进伤口愈合等重要的生理功能。只是我们需要可控的 IGF-1。

IGF 结合蛋白就好比灭火器上面的安全阀，灭火器在使用时需要打开安全阀才能发挥作用，这样就大大地提高了灭火器的安全性。

荟萃分析发现，IGF 结合蛋白的血浓度与肺癌和食道癌的风险呈负相关，当 IGFBP-3 降低，癌症风险升高。

饮食与 IGF-1

我们明确了 IGF-1、IGF 结合蛋白与癌症的关系，那么什么饮食因素会影响体内的 IGF-1 水平呢？

研究发现，摄入蛋白质会升高 IGF-1 水平。我们都知道蛋白质是促进生长的，实际上蛋白质正是通过升高 IGF-1 水平来促进生长的。尤其是在摄入"优质蛋白"，也就是各种氨基酸的比例都很齐全时，IGF-1 水平升高得更多。这就好比在各种零件都很齐全的时候，工厂就会发出开工的信号。因为动物蛋白的氨基酸配比更接近于人体的蛋白质，所以动物蛋白会使 IGF-1 水平升高更多。

摄入植物蛋白同样会升高 IGF-1 水平。虽然升高幅度不如动物蛋白，但是摄入植物蛋白会同时升高 IGF 结合蛋白水平，所以不会促进癌细胞的恶性增生。

一项研究比较了非素食者、纯素食者和蛋奶素食者体内的 IGF-1 和 IGF 结合蛋白的水平。结果发现，绝大部分的纯素食者的 IGF-1 水平比非素食者的低 13%，而绝大部分的纯素食者的 IGF 结合蛋白水平比非素食者的高出 20%~40%。这项结果印证了我们的灭火器理论，动物蛋白易促进癌症；植物蛋白是更安全的蛋白质。

值得注意的是，蛋奶素食者的 IGF-1 和 IGF 结合蛋白的水平和非素食者没有显著区别。这说明，动物蛋白，不管来源于肉还是蛋奶，都有同样的促癌特性。

8.5 动物抗原与癌症

癌组织在长到一定大小后，需要更丰富的血液供应才能继续长大。新血管的生成是在血管生成因子的诱导下发生的；而局部组织的炎症是细胞释放血管生长因子的主要原因。过强的炎症反应可能导致免疫细胞入侵并完全破坏癌组织，所以持续低度炎症为癌组织的生长提供了最理想的环境。

导致这种慢性炎症的因素很多，包括肠漏。本节着重介绍另一个与饮食密切相关的导致慢性炎症的因素——动物抗原。

Neu5Gc 抗原

二三百万年前，地球环境发生了很大变化，人类的祖先南方古猿发现，赖以生存的水果不像以前那样容易得到了，于是他们开始逐步调整觅食方式，成群结队地去更远的地方采集食物。

这期间，古人类的基因也在悄然发生改变。其中最重要的遗传事件之一，就是人类在不知不觉中丢失了哺乳类动物的标识抗原——Neu5Gc。

在正常情况下，所有哺乳类动物的细胞表面都会表达这种特别的糖分子，而哺乳类以外的动物细胞就不会表达。Neu5Gc 就好像敌我识别的信号，表明"我是哺乳类的一员"。失去表达 Neu5Gc 的直接后果，是我们的免疫系统会把所有能够表达它的细胞视为敌人，并发起攻击。

最近的研究发现，当人类通过饮食摄入哺乳类制品，比如红肉和奶制品时，这种抗原就随之进入我们的身体。不幸的是，我们的身体并不能完全代谢掉 Neu5Gc 抗原。于是有一部分 Neu5Gc 被我们特定的组织细胞吸收后，重新表达在这些细胞表面。这些组织或细胞包括：肠道上皮细胞、血管内皮、胎盘，还有癌细胞。

没错，我们的细胞骗不了人。如果你吃了红肉或奶制品，你的细胞就会表达哺乳类动物的标识抗原 Neu5Gc。

Neu5Gc 与癌症

研究发现，肉食者的癌细胞表面有强于周围组织的 Neu5Gc 信号。于是科学家开始探索这种哺乳类动物的标识抗原对于癌症的影响。

直觉上，我们认为，表达 Neu5Gc 抗原刚好能给我们的免疫系统一个识别信号，让它们来消灭这些"非己细胞"。

的确，在肉食者体内发现了大量抗 Neu5Gc 的抗体。这说明，这些抗原真的激活了我们的免疫系统。但是 Neu5Gc 信号出现在人类组织切片上，就已经告诉我们，我们的免疫系统是无法清除这些抗原的。

我们的免疫系统可以识别它，只是识别之后没有发生你死我活的战斗，而是诱发了局部的轻度炎症反应。

在分析因为器官移植而接受免疫抑制疗法的病人时，人们惊讶地发现，这些病人患某些癌症的概率显著下降。这说明，对于这些病人，免疫系统不但没有抑制癌症，反而起到了促进癌症的作用。这些数据与 Neu5Gc 研究的数据不谋而合。很可能来自红肉和乳制品的哺乳类动物的标识抗原是免疫异常和癌症发展的关键原因。

最近哈佛大学的一项研究结果表明，人血清与 Neu5Gc 相关的抗体总浓度与结直肠癌正相关。抗体浓度最高的 1/4 的人群比剩下的 3/4 的人群，结直肠癌的风险升高 2 倍。

Neu5Gc 促进癌症发展的背后可能有多种生理学机制，炎症促进血管生长因子的释放可能是促进癌症发展的重要原因。

Neu5Gc 与溶血性尿毒综合征

除了癌症，Neu5Gc 还与其他疾病相关，以下做一个简单的介绍。我们在下一节将继续关于癌症的讨论。

Neu5Gc 在肠道细胞表达的临床意义已经被证实。有一种通过食物传播的大肠杆菌叫产志贺氏毒素大肠埃希氏菌（STEC），能产生两种毒素蛋白质：志贺（Shiga）毒素和枯草杆菌蛋白酶细胞毒素（SubAB）。前者导致腹泻，而后者被发现能和 Neu5Gc 抗原发生高亲和力的结合。

当人体摄入红肉和奶制品后，肠道细胞大量表达 Neu5Gc 抗原，STEC 大肠杆菌通过 SubAB 和 Neu5Gc 抗原发生高亲和力的结合，使这种致病菌能够紧密黏附在肠壁上，进而发挥毒性，破坏大肠细胞表面结构，引发含血腹泻。

当毒素透过肠屏障进入血液，会导致红细胞溶解。另一方面，因为肾脏中过滤血液的肾小球组织也会吸收并表达 Neu5Gc，这会导致自身免疫攻击，损伤肾脏，出现溶血性尿毒综合征。

2011 年 5 月，德国暴发了溶血性尿毒综合征，多人被确认感染，甚至有人死亡。当时的调查结果是这些人吃了被 STEC 污染的黄瓜。显然，STEC 应该来自某种动物的大肠，而 STEC 在人体内发挥毒性是因为人体摄入了含有 Neu5Gc 的红肉和奶制品。

Neu5Gc 的其他临床意义

Neu5Gc 也表达在非素食者的血管内皮细胞上，因此，科学家推测，持续免疫攻击导致的慢性低度炎症反应也是动脉硬化的原因之一。

对于接受跨物种（动物）器官移植的非素食者，Neu5Gc 抗原的存在可能会促进排异反应，导致器官移植失败。

此外，Neu5Gc 抗原引发的炎症，还可能导致肠道炎症、减缓伤口愈合、损害听觉系统、增加胰岛素抵抗、造成肌肉萎缩，甚至影响喝牛奶的婴儿神经系统的正常发育。

我们吃了什么东西，在身体内会留下印记。而这些印记，有可能影响我们的健康与存活。

值得再次提醒的是，2015 年 10 月，世界卫生组织宣布加工肉制品是 1 类致癌物，红肉是 2A 类非常可能的致癌物。

8.6　餐桌上的强致癌物——杂环胺类

转移是肿瘤恶化的重要特征。癌细胞首先失去原本组织的特征（去分化），然后脱离癌体，进而入侵周围组织和血管。癌细胞的入侵能力反映了其转移能力。

癌细胞转移实验

在一项实验室研究中，科学家首先用一个含有 8 微米孔洞（相当于癌细胞直径的一半）的基质胶膜，把培养皿分成上下两部分，并在两部分中都加入细胞培养液。然后，他们在上部加入乳腺癌细胞，在下部加入一些生化吸引物，诱导癌细胞通过胶膜向下部迁移。

他们发现，普通的乳腺癌细胞是不能穿过胶膜的，但是当他们向培养皿中滴入一些烹饪肉的提取物时，有趣的现象发生了：大批癌细胞开始入侵到基质胶膜内，72 小时后，很多癌细胞已经完全穿过了胶膜，跑到了膜的另一侧。

这项研究说明，烹饪肉的提取物可以使普通的乳腺癌细胞，转化为更有侵略性的转移型癌细胞。

肉类烹饪产生的致癌物

这种从热加工过的肉类中提取出来的物质叫作杂环胺类。我们吃的肉，不管是猪肉、鸡肉、鱼肉、虾肉、蟹肉，都是动物的肌肉组织。肌肉组织含有一种叫肌酸的物质。肌酸和肌肉蛋白质在高温下会产生杂环胺类。

大量研究发现，杂环胺类不仅会促进癌细胞转移，还可以诱发DNA的突变，产生原始癌细胞；促进癌细胞的增生，并且抑制癌细胞的凋亡。

以上每一个特性都有很多数据来证明，限于篇幅，这里就不一一讨论了。总之，杂环胺类在癌症发生和发展的多个节点都会起到推动作用。

日本的一项临床研究发现，通过食物摄入的高杂环胺类可以使前列腺癌的患病风险的增加显著相关。美国的一项研究发现，高温烹饪中分泌杂环胺和苯并芘会提高胰腺癌的风险。

炸鸡里的杂环胺类

在美国，快餐厅里面卖得最多的肉是鸡肉，比如烧鸡、炸鸡、烤鸡等。那么鸡肉在烧、炸、烤的过程中会不会产生杂环胺类？

美国责任医师协会选择了美国八家主流快餐厅，买来它们的鸡肉样品做化验，看看这些鸡肉里面到底有没有这种致癌物质。结果没有一个例外，所有鸡肉都含有杂环胺类！

于是这个组织对这八家快餐厅提起了法律诉讼。因为在美国很多州都有法律规定：餐饮行业所卖的食物里如果含有已知的致癌物，就要标识出来，告知消费者。但是这八家快餐厅都没有标识。很快，其中一家快餐厅和美国责任医师协会达成了庭外和解。他们承诺会在相关州的店面贴出警示标签，提醒消费者：他们店里卖的烤鸡肉中含有一种在高温烹饪时产生的致癌化合物。

比萨里的杂环胺类

有些比萨的馅料含有香肠和火腿等肉料，那么在烤制的过程中会不会产生致癌物呢？根据一项德国研究，确实会产生。不仅如此，随着烘烤温度、烘烤时间的增加，比萨里杂环胺类的含量大幅增加。

可是，研究人员经过感官测试发现，小组成员更喜欢烘烤时间长、温度高的比萨。这似乎印证了人类在饮食偏好上的永恒的痛点——越不健康越爱吃。

毛发里积累的杂环胺类

研究者取了6位素食者和6位杂食者的头发，比较杂环胺类的化验数据。结果表明，6位素食者中有5位头发里面的杂环胺类含量低于50皮克/克的检测灵敏度，而杂食者的头发，每个人都含几百皮克/克！长期摄入动物性食物会造成这种致癌物在身体内积累，最终反映在毛发上。素食者6和其他素食者不一样，头发里面还有少量可检测出的杂环胺类，因为他是一个吸烟者。

母乳里面的杂环胺类

婴儿在加辅食之前，所有的营养都来自母乳。那么，像杂环胺类的毒素是否也会通过哺乳进入婴儿体内呢？

研究者找来一些母亲的乳汁拿去化验，结果发现几乎所有乳汁都含有杂环胺类！这组实验中只有素食妈妈的乳汁里的杂环胺类含量是零。这很容易理解，素食妈妈不摄入这种致癌物，这种致癌物自然就不会出现在乳汁里面。

可见，如果哺乳母亲的饮食不当的话，致癌物也可以通过乳汁传给后代。

停止吃肉帮助杂环胺类排出

既然摄入肉食造成致癌物在体内积累，那么停止吃肉会不会帮助我们的身体排毒？

一项实验对吃肉和停止吃肉之后 24 小时中，尿液中的三种杂环胺类的含量进行了比较。首先，科学家取 2 名素食者的尿液化验，其杂环胺类含量都是"检测不到"。然后，他们找来 10 名杂食者，收集他们吃肉之后连续 24 小时的尿液，拿去化验。结果发现，他们每个人的尿样都含有大量的三种杂环胺类；在之后的实验中，这些杂食者被要求停止吃肉 24 小时，再连续收集他们的尿液，这回多半样品已经"检测不到"杂环胺类了。

所以只要停止吃肉 1 天，我们的身体就有能力把这些致癌物排出去。我们的身体是个自愈机器，即使我们吃了致癌物，我们的身体也会努力地将其尽快排出体外。但是如果我们上顿吃，下顿吃，今天吃，明天吃，就相当于在不断地用致癌物浸泡我们身体的每一个细胞，不断地自我伤害。这样的话，不得癌症就要靠运气了。

有趣的是，在这个试验中，10 名杂食者停止吃肉 24 小时后，还有 4 名杂食者的尿液里面仍然含有第三种杂环胺类！后来确认这 4 名杂食者在停止吃肉后的 24 小时之内食用了蛋和奶。可见在杂环胺类的问题上蛋和奶也是不安全的。

肉类烹饪的产物杂环胺类是一个典型的多料致癌物：它集启动因子、生长因子和转移因子于一身。含有杂环胺类是世界卫生组织宣布加工肉制品为 1 类致癌物的，宣布红肉为 2A 类非常可能的重要原因之一。

8.7　癌症病人化疗后如何饮食有利于升白？

读者经常会问：虽然知道动物蛋白对癌症病人不利，但是病人化疗后由于白细胞很低，常被建议吃肉帮助恢复免疫力，作为病人（或病人家属）非常纠结，如何是好？

让我们先了解一下什么是化疗。当代的癌症疗法主要包括手术、药物治疗、免疫疗法和物理治疗等。药物治疗又包括化疗、激素疗法、靶向治疗等。化疗利用癌细胞增殖旺盛的特性，用有毒化学物质干预细胞生长周期，杀死快速增长的细胞。

大多数化疗药都是非特异性的，对于更新快的组织，如造血细胞、黏膜和皮肤细胞，都会造成很大伤害。因此化疗在杀伤癌细胞的同时，也会导致白细胞数量下降，损伤消化道上皮，还可能有脱发等副作用。

白细胞是我们身体免疫系统的核心成员，成年人在安静状态下白细胞总数的正常范围被定在（4.0~10.0）× 10^9/L。当这个数值降到 2×10^9/L 左右时，身体对于病原体的抵抗力可能会出现显著下降，就应暂停化疗了。

因此化疗都是按周期进行的，化疗一段时间，休息一段时间。休息期间的主要观测指标，就是白细胞数量是否恢复到正常范围，所以这个过程又叫"升白"。

通常用到的恢复方法之一是打"升白针"。升白针的有效成分是人骨髓产生的集落刺激因子。这种激素可以加快造血干细胞的增殖，促进更多白细胞成熟。

除了升白针，胰岛素样生长因子 IGF-1 对于升白也有很好的促进作用。因为摄入蛋白质，尤其是动物蛋白，会有效提高 IGF-1 的水平，所以很多病人被建议在化疗恢复期多吃动物蛋白。

但是 IGF-1 对细胞生长的促进也是非特异性的：除了促进造血细胞的生长，也会促进癌细胞的生长。因此如果在化疗恢复过程中吃含动物蛋白的食品，就抵消或减弱了化疗杀伤癌细胞的作用。相反，植物蛋白在提高 IGF-1 的同时，也会提高其制约因子 IGF 结合蛋白，因此更加安全。

研究发现，通过短期断食等方法降低 IGF-1 的有效浓度可以大幅提高健康细胞对于化疗的耐受，而不会影响化疗对癌细胞的杀伤效果。更有研究发现，短期断食可以提高白细胞的水平。

但是毕竟对于绝大多数人来说，断食只可能短期进行，是不可持续的。因此癌症病人如果要摄入蛋白质，植物才是更安全的来源。正常人按标准每天要尽量达到每千克体重 1 克的比例摄入蛋白质。豆类、谷物类等都是很好的蛋白质来源。

研究发现，锌和硒有帮助恢复白细胞的作用。因此每天应摄入一些小麦胚芽、豆类以及坚果等富含这些微量营养素的食物。

维生素 B$_{12}$ 和叶酸对于血细胞（包括白细胞）的生成很重要。一般来说，摄入足够的绿叶蔬菜和豆类就不会缺叶酸。为减少高温对叶酸的破坏，应尽量缩短高温烹饪绿叶蔬菜的时间，或摄入一定量的生绿叶菜。

成人要保证每天获得 2.4 微克的维生素 B$_{12}$。由于农耕方式改变等原因，我们很难保证从食物中获取足够的维生素 B$_{12}$，所以目前最好的补充

方式是服用维生素 B_{12} 补剂，补剂在药店可以买到。维生素 C 也与白细胞的成熟有关。维生素 C 的最佳来源是未经高温烹饪的新鲜水果和蔬菜。

一些研究发现，益生菌有益于白细胞的生成。我们提倡的低脂全植物饮食是促进肠道益生菌生长的最好方法。研究表明，钩藤、黄芪、大枣、参类等中药成分有促进白细胞生成，或者促进免疫系统的功效。因此在医嘱下服用相关中药可能有帮助。

最后强调一下：癌症的康复取决于促癌因子和抑癌因子的相互作用。总的来说，促癌因子与动物制品相关，而抑癌因子与植物性食物相关。因此，癌症病人不管处于哪个治疗阶段，都要尽量避免吃动物性食物，选择植物性食物。

2017 年，世界癌症研究基金会和美国癌症研究所联合提出癌症病人的营养方案。该指南建议，癌症病人应基本遵循植物性饮食，以全谷物、蔬菜、水果、豆类为中心；杜绝加工肉制品并严格限制红肉。除此以外，要减肥、戒烟、限酒、适当运动。不建议使用营养补剂（B 族维生素无合适的替代来源，不在此列）。

除了有效的治疗方法和健康的饮食，癌症病人更需要的是获得精神鼓励和关爱，以及保持良好乐观的心境。

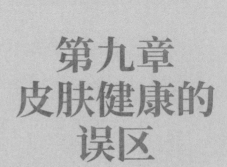

第九章
皮肤健康的
误区

9.1　你可以选择不长青春痘

记得中学时，有个同学脸上长了很多青春痘。大家都很困惑，为什么他会长青春痘呢？其实，和几十年前相比，现在中国青少年长青春痘的现象越来越普遍，甚至很多成人还在为青春痘苦恼。几十年里中国青少年及成人的皮肤状态发生这么大的变化，遗传因素不可能是主要原因。

什么是青春痘

青春痘又叫寻常痤疮，是皮囊过于活跃，分泌太多皮脂，导致皮囊堵塞，最终油脂与死亡细胞堆积造成细菌生长，诱发炎症的结果。

在西方社会中，79%~95% 的青少年都会被青春痘困扰；即使过了 25岁，40%~54% 的人还是会有一定程度的面部痤疮。

发表于 2012 年的一项中国研究纳入了太原、廊坊、海拉尔、淄博、西昌和焦作 6 个城市的 17345 名受试者，发现一些受试者从 10 岁就开始长青春痘，有的受试者直到 50 岁仍会发作。总体上，从 10 岁开始，青春痘的患病率随年龄的增长而迅速增加，直至 19 岁时达到 46.8% 的峰值。其后，青春痘的患病率逐年下降。

牛奶与青春痘

根据青春痘发病年龄段，我们不难猜测，青春痘与性激素有关。但是为什么有人长，有人不长呢？

哈佛大学做了一项涉及 47355 人的研究，发现全脂牛奶、低脂牛奶和脱脂牛奶分别提高患痤疮的风险 12%、16% 和 44%。总体上，奶类会提高患痤疮的风险 22%。这个结果不但把痤疮与牛奶关联了起来，还逆天地指出，被认为更健康的低脂和脱脂牛奶更容易导致痤疮！青春痘作为痤疮的一类，摄入牛奶或许是导致患青春痘的青少年人数增多的重要原因之一。

西方饮食特点与青春痘

对牛奶与青春痘关系的关注持续发酵，带来了更多的科研成果。研究者发现，青春痘还与西方饮食特点相关。

在人体的每一个细胞里，有一个叫哺乳类雷帕霉素靶蛋白复合物 1（mTORC1）的营养感受器，负责感知细胞环境中营养成分和激素水平的变化。

西方式饮食的特点是高动物蛋白、高饱和脂肪（主要来自动物制品）、奶制品和高甜品。这些饮食因素会提高细胞环境中的氨基酸、脂肪酸、葡萄糖、胰岛素样生长因子 IGF-1 和胰岛素。这些成分传递给细胞的信号在 mTORC1 整合之后引发一连串的生理生化反应，最终提高了皮脂腺的油脂分泌。

低脂全植物饮食让青春痘消失

让我们看一个通过饮食调整治愈粉刺的真实案例。这个案例是陕西第四人民医院营养科主任张剑琴医师提供的。

一位女中学生，15 岁开始长青春痘。之后的 5 年中用了各种祛痘产品，有的效果不好，有的当时有效但很快又复发。中药的效果也不明显，脸上的青春痘及痘印非常明显。

营养师调查后发现，这个孩子从小不吃肉，但吃鸡蛋，喝牛奶，主食是精白米面，菜里多油。营养师建议她停止摄入蛋、奶，并减少摄入食用油，不吃精白米面，改吃糙米、全麦面等。

奇迹发生了：她脸上的痘痘一天比一天少，皮肤一天比一天光滑，21 天后，痘痘全部消失！而且原本发胖的她，21 天后体重减轻，腰围变小，恢复了标准体重。

高动物蛋白、高脂肪、高精制碳水化合物的饮食结构是营养失衡的根源。除了青春痘，这样的饮食结构还会导致性早熟、肥胖、糖尿病、癌症和中枢神经系统的退行性疾病（如阿尔茨海默病）。

营养失衡是现代社会的通病。父母生怕自己的孩子营养不足，于是大量补充高蛋白的食物。实际上我们只需按低脂全植物饮食的基本原则吃饱，就可以从蔬果豆谷中获得足够的蛋白质。

相反，现代人普遍缺乏膳食纤维和植物源微量营养素，比如蔬菜水果中富含的抗氧化剂和植物化学物质等。以鱼肉蛋奶为中心的饮食结构，正是导致这些重要营养素缺乏的根源。

9.2　怎么吃才能防斑抗皱、延缓衰老？

皮肤老化表现为失去光泽和弹性，出现皱纹和老年斑，以及表皮松弛和面部脂肪结构下垂。这些是我们看得到的。

我们看不到的是：皮肤表层以下的表皮和真皮扁平化，血管减少，细胞减少，细胞活跃度降低，同时修复能力和组织通透性下降。

皮肤老化的过程

表皮和真皮扁平化的原因是血循环变差，细胞的氧气养料供应受到限制。营养不足导致细胞死亡、减少、活跃度降低，随之而来的是皮肤组织的修复能力下降。

修复能力下降表现在对抗自由基的能力降低。自由基增多欺骗了黑色素细胞，使之认为皮肤正在受到很强的紫外线照射，于是产生更多的黑色素。另一方面代谢黑色素的能力因血循环和细胞功能下降而减弱，于是造成色素沉积。这就是黑色素斑。

注意，黑色素是保护皮肤细胞免遭紫外线伤害的。因此肤色深的人天生更容易吸收紫外线，减少其对皮下组织的伤害，皮肤老化得更慢。但同时，因为紫外线都被黑色素吸收了，肤色深的人维生素 D 的合成效率降低。

自由基进入细胞，氧化脂肪和蛋白质。如果细胞的清除能力下降，受损的脂肪和蛋白质积累在细胞里，最终细胞发生病变而死亡。死亡的细胞进一步影响周围的细胞，形成连锁反应，导致成片组织损伤，不能被清除的死细胞和脂肪等内含物形成褐色脂质体堆积，即老年色素沉着，又称老年斑。

血循环不良导致皮脂腺功能降低，脂肪分泌减少，皮肤变干燥。

细胞功能下降也会导致胶原蛋白和弹性蛋白的合成减少，皮肤组织的蛋白质更新难以维持。同时，真皮组织的透明质酸（玻尿酸）合成降低，皮肤保持水分能力下降。蛋白质和透明质酸成分构成细胞外基质。细胞外基质减少，可引起皮肤松弛。

合成皮下脂肪的细胞功能减弱，导致皮下脂肪重塑机制失衡，结构变薄，与真皮的黏合度下降。同时，肌动蛋白受损不能被有效修复，皮肤应对机械力的能力减弱，在长久的面部表情变化后，皮肤不能完全回到原来的状态。真皮和表皮分离加剧，出现皱纹。

除此以外，局部炎症会加剧血管硬化，自由基损伤和脂肪变性，促进多种老化机制的运行。

皮肤老化的机制

除了细胞的自然老化，这里面有三个可以控制的退化性机制共同作用，并且相互促进：血循环变差、自由基损伤、局部炎症。

血循环变差的主要原因是血管炎症和硬化，最终使小血管变脆，失去弹性。血管炎症和硬化的根源是促炎、高胆固醇、高饱和脂肪的饮食结构。

自由基有多种来源：紫外线、空气污染（如细颗粒物 $PM_{2.5}$）、吸烟、铁过量等。一项针对中国女士的研究发现，室内工作和减少日晒可以显著减缓皮肤老化。

但是适量地晒太阳，不但是有益的，而且是必要的。表皮细胞在紫外线 B（UVB）的作用下将 7- 脱氢胆固醇转化为维生素 D_3 的前体。大约90% 的维生素 D 来自不经意的日晒。健康的维生素 D 水平帮助保护骨骼，维持卵巢储备和精子质量，并参与调节免疫系统。

日晒是不能完全避免的。我们要做的是更积极地应对自由基，其方法是摄入足量的抗氧化剂，以中和紫外线引起的自由基。研究发现，植物性食物比动物制品的抗氧化剂含量平均高出 20 倍。因此，适量地摄入新鲜的蔬菜水果是保持皮肤年轻的秘密。常见水果中抗氧化能力最强的是石榴和莓果。

除了从天然食物中摄入抗氧化剂外，有效地保持体内的抗氧化能力也非常重要。研究发现，酒精饮料可以显著降低皮下的胡萝卜素 20%~25%，并提高日照灼伤 30%~40%。胡萝卜素及其类似物是重要的抗氧化剂，普遍存在于橙色蔬果和绿色蔬菜之中。

炎症促进血管硬化，降低循环能力，同时加剧自由基造成的损伤。诱发炎症的因素很多，最重要的因素是肠漏导致的系统性炎症。而肠漏的根本原因是动物性和高脂肪饮食等造成的非益生菌生长和肠道菌群失衡。一项研究发现，服用益生菌和益生元可以加快日灼恢复。这印证了肠漏在皮肤老化中的作用。

相反，植物性膳食可以培养肠道益生菌，抑制非益生菌。益生菌在发酵膳食纤维的过程中释放抗炎的短链脂肪酸。植物所含的多种植物化学物质有天然的抗炎作用，比如姜黄素、茶多酚等。研究发现，连续 3 个月饮用绿茶即可提高皮肤血流和供氧，同时皮肤弹性、水分增加，皮屑减少。

但重要的不是吃什么，而是不吃什么。必须去除导致非益生菌生长的因素，才可能彻底阻止肠漏诱发的系统性炎症。长期的肠道健康只能通过低脂全植物饮食实现。

抑制皮肤老化的最佳方法

从以上讨论中我们发现，植物性饮食是减缓皮肤衰老的最佳膳食模式，而事实也给出了有力的证明。

澳大利亚科学家对居住在 3 个国家 4 个不同城市的近 500 名受试者进行了膳食和面部皱纹的调查。他们发现，多摄入肉类、奶制品和黄油时，人易增加皱纹；而较大比例地摄入蔬菜、豆类和橄榄油时，人会减少皱纹。莓果、苹果和茶是该受试人群减少皱纹时主要摄入的食物。

除了饮食，研究还发现，吸烟、日光浴和不良牙齿保健显著影响目测年龄。不良的生活方式可以使目测年龄增加 11 岁；而之前的研究发现，整形手术只能使人看上去年轻 7 岁。

为什么我吃素食后皱纹反而增加了？

吃素食后皱纹反而增加，是个别问题。较常见的原因是热量摄入不足。植物性食物的热量密度较低，如果谷类摄入不足，导致蔬、果、豆、谷搭配不合理，抑或饿了不吃，甚至刻意节食，就可能导致热量消耗大于摄入，于是皮下脂肪和肌肉会被征用提供热量。

此外，摄入过多油脂以及精制谷类也可能造成营养不均衡，甚至导致肠漏而影响皮肤健康。

除了饮食因素，其他因素，比如睡眠、情绪、压力等也会直接影响皮肤的状态；遗传因素，是否吸烟，以及素食之前的状况都可能影响目测年龄。

小结：如何年轻十岁？

（1）低脂全植物饮食；

（2）多吃新鲜的蔬菜、水果；

（3）不要过度晒太阳，不用日光浴床；

（4）保持口腔卫生；

（5）戒烟戒酒；

（6）远离空气污染；

（7）保持优质睡眠和愉快的心情，像小孩一样对世界充满善意和信心。

9.3　到底要不要补充胶原蛋白？

常有人问：如何补充胶原蛋白？

俗话说，吃什么补什么，那么是不是吃猪脑就补人脑，吃猪的胶原蛋白就会补人的胶原蛋白？答案当然是否定的。

胶原蛋白的消化吸收

胶原蛋白是动物体内最丰富的蛋白质，占哺乳类身体蛋白质的30%。植物和微生物不含胶原蛋白。

我们摄入的任何一种蛋白质，都会在消化道内被消化成单个分子的氨基酸（有时候是短肽），然后才能被吸收。进入身体后，这些氨基酸和体内现有的氨基酸一起被我们的细胞利用，构建所需要的蛋白质，包括胶原蛋白。

所以即便人摄入动物的胶原蛋白（猪皮、海参等的主要成分），动物的胶原蛋白在进入我们的血液之前也已经被消化成氨基酸了，而不是"现成"的胶原蛋白。

所以，我们没有必要摄入任何胶原蛋白，吃了也没有直接的帮助。

胶原蛋白的氨基酸构成

有些读者可能会说，即使动物胶原蛋白被消化了才会被吸收，但因为其氨基酸成分和人体胶原蛋白的氨基酸成分比例相似，所以理论上动物胶原蛋白还是最好的构成人体胶原蛋白的材料来源。这种说法有些道理，但是不尽然。

胶原蛋白是比较简单的蛋白质，它的结构里有很多"甘氨酸—脯氨酸—X 氨酸"和"甘氨酸—X 氨酸—羟脯氨酸"的重复序列结构。其中"X 氨酸"表示除甘氨酸、脯氨酸和羟脯氨酸外的其他氨基酸。甘氨酸、脯氨酸和羟脯氨酸加起来占胶原蛋白序列的一半。因此，胶原蛋白是一种不完全蛋白。

胶原蛋白有这么偏的氨基酸比例，在大量合成的情况下，会不会造成体内氨基酸的失衡呢？胶原蛋白主要的三种构成氨基酸都不是必需氨基酸，都可以从其他氨基酸转化而来。所以在合成胶原蛋白时，虽然这些氨基酸消耗较多，但对体内氨基酸平衡的影响并不大。同样，因为有氨基酸之间复杂的转化关系，摄入胶原蛋白并不表示我们一定会增加皮肤里面的胶原蛋白。

此外，植物性食物，如豆类、种子和绿色蔬菜，本身就含有丰富的甘氨酸和脯氨酸，所以素食者也可以轻松地满足胶原蛋白合成的氨基酸需求。

要注意的是，如果在饮食中热量摄入不足，那么蛋白质和其他重要营养素的摄入也可能不足。热量不足时，即使摄入了足量的蛋白质，也可能会被征用，转化为热量。总之，这样的饮食结构不仅胶原蛋白的合成会减少，身体的其他功能也会受到影响。所以摄入足够的热量是保持皮肤健康年轻的非常重要的因素。

维生素 C 和肾上腺皮质激素

影响胶原蛋白平衡的另外两个营养生理因素是维生素 C 和肾上腺皮质激素。

胶原蛋白的合成不是一步完成的，首先要生成"原胶原蛋白"。原胶原蛋白需要经过羟化才会变成成熟的胶原蛋白。这个羟化过程需要维生素 C 的辅助。所以我们是否摄入了足量的维生素 C 会直接影响胶原蛋白的生成情况。水果蔬菜是维生素 C 最好的来源。

另一方面，肾上腺皮质激素会加速胶原蛋白的破坏。肾上腺皮质激素是人的"紧张激素"。当人体处于压力和应激状态，比如持续的紧张情绪和炎症反应时，会释放肾上腺皮质激素。

典型的促炎饮食，如西方式饮食（高脂肪类、肉类、精制碳水化合物、酒类），会升高体内肾上腺皮质激素的水平，是导致胶原蛋白流失的主要原因之一。

近年的研究发现，妇女在怀孕时摄入大量的肉类和鱼类，会提高后代长大后的肾上腺皮质激素水平。换句话说，我们的皮肤健康，与我们的母亲怀孕时的饮食也有关系。

透明质酸

皮肤的丰润程度不单单取决于胶原蛋白的含量，皮肤组织中的透明质酸至少起到一半的作用。

透明质酸是在皮肤细胞表面生成的一种多糖，其特性是保持皮肤里的水分子。所以，说一个人的皮肤"嫩得可以挤出水来"是符合科学认知的。和胶原蛋白一样，皮肤的透明质酸水平随年龄增加而降低。研究发现，大豆蛋白多肽类可以促进皮肤细胞合成透明质酸。而藻类和薯类食物含有天然的透明质酸。

那么使用透明质酸类护肤产品对皮肤有没有帮助？帮助不大。皮肤不是用来吸收营养的，而是用来保护体内组织的。所以，外来物质对皮肤的穿透性都不大。

一些特殊的技术，如脂微球，可能在一定程度上会提高皮肤的渗透性，但是很难达到最需要透明质酸的真皮层。即使透明质酸勉强进入真皮层，其在皮肤组织里面的分布与自然生成的仍有很大差别；而且随着皮肤里透明质酸的流失，我们需要不断地补充透明质酸。总之，最好的方法还是提高我们细胞自身生产透明质酸的能力。

小结

要想保持皮肤的弹性，就要避免动物性食物、高脂肪食物、精制碳水化合物；不吸烟，不饮酒；多吃新鲜蔬果与豆类，保持积极乐观的心态。

9.4　为什么吃素后脸色发黄？

造成脸色发黄的可能原因有：热量摄入不足，膳食不平衡，运动、晒太阳不够，作息不规律，以及生病或吃药等。

最大的可能是热量摄入不足导致"面黄肌瘦"。现在很多人不敢吃谷类，这样的饮食结构完全背离了我们祖先所提倡的"五谷为养"。全谷物是膳食热量的主要来源，同时还能提供蛋白质和其他重要的营养素，所以一定要按比例吃够。同时要吃饱，不要刻意节食。

这一章我们讨论另一种情况，就是植物色素的沉积。

类胡萝卜素

类胡萝卜素家族的抗氧化剂，包括 β－胡萝卜素和番茄红素等，呈黄、橘黄、红等颜色。这些色素是脂溶性的，摄入后会分布到皮下脂肪。如果类胡萝卜素摄入过多，我们的皮肤就会呈现黄色。这是正常现象。类胡萝卜素即使摄入很多，也不会对身体造成伤害。如果不喜欢肤色发黄，停止摄入类胡萝卜素含量高的食物，过几天皮肤上的黄色就会褪去了。

在日常生活中，富含类胡萝卜素的食物包括胡萝卜、木瓜、红薯、番茄、西瓜、哈密瓜、橙子、深绿色蔬菜等。

平时，叶绿素的颜色会盖住深绿色蔬菜所含的类胡萝卜素的颜色。但是当叶绿素褪去的时候，类胡萝卜素的颜色就呈现出来了。到了秋天，树叶变黄、变红，就是这个道理。

植物中的抗氧化剂让人的皮肤更年轻

实际上，类胡萝卜素优良的抗氧化性能可以保护我们的身体免受自由基的侵害，并降低罹患某些癌症的风险，在皮肤组织里可以减少皮肤的衰老。研究发现，皮肤组织中血清番茄红素的含量越高，皮肤在紫外线照射的情况下受到的保护越强。

人和其他动植物在夏天的阳光下持续暴晒，会在其体内产生大量的自由基。这些自由基对人和其他动物的组织都会造成很大伤害。人和其他动物自身生成抗氧化剂的能力有限，但是可以躲到阴凉处，人还可以撑起遮阳伞。

植物不能移动，于是大自然为它们准备了另一个解决办法：植物细胞可以合成很多不同的抗氧化剂，以保护其组织免受自由基的伤害。正是这些抗氧化剂使植物呈现出五颜六色的样子。

科学家把植物放在各种能够产生自由基的环境下做测试，发现除了电磁辐射，植物在紫外线等各种环境压力下，都会生成更多的抗氧化剂。因此，阳光直射过的蔬菜水果，其抗氧化剂的含量更高。

值得注意的是，和天然食物相反，提纯的胡萝卜素和番茄红素补剂在临床上反而会增加罹患各种癌症的风险。

多蔬果让肤色更有魅力

科学家让白人受试者每天摄入不同量的蔬菜和水果，然后用光谱手段检测他们的肤色。结果发现，摄入蔬菜和水果越多的人，皮肤的黄色和红润程度越高。

随后在双盲的条件下，评价者被要求随机评价受试者肤色的健康程度。结果评价者普遍认为，肤色越接近红黄的颜色，受试者越健康，越有魅力。

这种心理认知可能是长期进化的产物。人摄入越多的蔬菜水果，越有肤色优势，越被认为更健康，更适合繁衍后代。

其他因素导致肤色发黄

如何区分色素沉积和其他因素造成的肤色改变？

类胡萝卜素过多造成的肤色发黄经常明显地反映在手脚心上，巩膜（眼白）不会上色。而黄疸、药物等因素造成的色素沉淀会使眼白发黄。

如果不确定，最好去医院做个全面检查，排除疾病和其他因素的可能性。这样你就可以放心地变黄了。

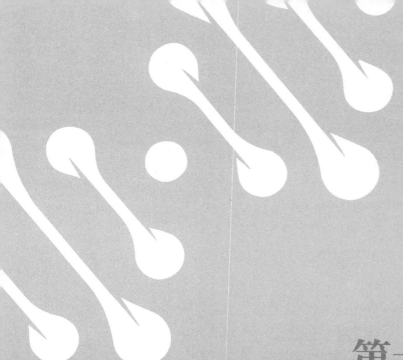

第十章
低脂全植物
饮食实践指南

非 药 而 愈

吃出健康的秘密

10.1　你可能吃的是假素！

经常有素食者问我：我吃素食多年了，为什么还有糖尿病、高血压、高脂血症？为什么过敏性鼻炎、湿疹还没好？为什么还长甲状腺结节、子宫肌瘤？为什么一直很消瘦，容易累，低血糖、低血压，手脚冰凉？

也有刚加入素食者行列的女生问我：

我是女生，吃素食为什么会月经量减少？素食会不会很寒凉？

…………

素食不是可以激活我们的自愈能力吗？没错，健康地摄入素食可以停止饮食上的自我伤害，启动自愈力，因此很多人摄入素食后各种疾病都不治而愈了。但是如果吃得不合理，仍然可能还没有完全停止自我伤害，个别人甚至产生了新的自我伤害，所以才无法变得健康。

所以吃素吃不好，反而可能造成大家对吃素的误解。但是就像运动姿势不对会造成伤害，不能因此得出运动不利于健康的结论，我们不能因为某些人吃素没有收获健康，就说吃素不好。那么，如何才能吃对素食？以下是素食者最常遇到的几个问题。

是否还在摄入蛋奶制品？

蛋和奶是动物性食物。它们含有大量动物蛋白、动物脂肪、胆固醇等。它们的细胞结构和物质形式与其他动物制品没有区别。从科学的角度看，蛋奶素不能算素食，所以我们当然收不到素食的红利了。

是否在吃锅边素？

举个例子，从肉炒菜中只挑出菜来吃，就是吃锅边素。锅边素不能算健康的素食。在烹饪过程中，植物食材会被动物性成分或其在烹饪中产生的不健康物质所污染，这样的食物吃下去仍然会把这些不健康物质带入体内。另外锅边素通常无法讲究营养搭配，容易造成摄入者营养不平衡。

是否摄入了很多油脂，比如煎、炸、炒的食物？

任何食用油都是混合物，都含有对身体不利的饱和脂肪酸，植物油也不例外。植物油和动物制品一样，摄入后仍然会促进肠道非益生菌的生长，最终导致肠漏和毒素入血，引起一系列的炎症和免疫性病变，统称肠漏综合征。原发性高血压、高脂血症、糖尿病、肥胖症、过敏症、自身免疫性疾病等"基础疾病"都与肠漏有关。

和动物脂肪一样，植物油脂也是高热量密度的食物。长期大量吃高油脂的食物会促进肥胖。

在人类所需的两种必需脂肪酸中，ω–6 脂肪酸在体内可转化为促进炎症的衍生物，而 ω–3 脂肪酸有抗炎的作用。因此 ω–6 脂肪酸和 ω–3 脂肪酸的比例很重要，一般建议不要高过 4:1，最佳比例是 1:1。除了少数植物油，如亚麻籽油、紫苏籽油等，多数植物油中的脂肪以 ω-6 脂肪酸为主。所以一般来说，吃越多油，这个比例就越不平衡，可能诱发炎症性病变。

即使亚麻籽油也只有新鲜冷榨的最健康，因为不饱和脂肪酸容易被氧化，且在加热的过程中还会生成自由基。后者是促进炎症和氧化损伤的元凶之一。

不要误会，人需要脂肪，但是不需要油。摄入健康脂肪最好的方式是从全食物中摄入，比如每天吃不超过一小把坚果和含油种子，如亚麻籽。尽量吃生、蒸、煮，避免煎、炸、炒。

是否摄入了很多精制碳水化合物和糖？

这类食物包括精白面、精白米、精白糖（"三白"）等，属于高热量低营养的问题食品。谷类的主要营养存在于糊粉层和胚乳中。糊粉层中含有丰富的膳食纤维、矿物质、B 族维生素和优质脂肪。精米精面去掉了这些营养成分。如果再进一步洗米，水溶性的 B 族维生素会流失殆尽。

"三白"被摄入人体后可引起血糖迅速升高，刺激胰岛素分泌，促进体重增加和炎症，加重脂肪肝和糖尿病。70 年代时，我们也吃大米、白面，但是那时候的细粮不像现在打磨得这么精细。

因此我们提倡吃全谷物，例如糙米、藜麦、小米、荞麦等。

是否摄入过多的盐？

其实，人类不需要很多盐。如果我们只吃生食，理论上我们不需要盐，也不需要水，因为这些食物的电解质自然平衡。食物在煮熟后，部分电解质流失了，我们才需要盐。根据世界卫生组织的建议，我们每天不要摄入超过 6 克的食盐或 2 克钠。摄入过量的盐可能引起高血压和水肿，升高体内炎症水平。

是否摄入了足够的热量？

热量摄入不足，是吃素食不成功最常见的原因。健康素食高纤低脂，动物性食物则高脂零纤。除非摄入大量的油脂，否则素食的热量密度天然地低于杂食。所以，饮食结构从杂食转为素食后，我们需要摄入比吃杂食时体积更大的食物，才能满足我们身体的热量需求。如果我们以前吃一碗饭，吃素后还吃一碗饭可能就不够了，所以我们会感到素食容易饿。

感觉到饿就说明我们的身体需要进食了，所以吃素食后除了三餐吃饱，我们可能还需要多餐，辅以健康的零食，才够满足热量和营养需求。如果饿了不吃，吃饭时还要吃七分饱，再加上有些人过午不食，那一定会饿出营养不良来！营养不良时，我们会面黄肌瘦、发无光泽、手脚冰凉，出现低血压、低血糖的情况，女性甚至会在经期出现闭经的情况。难怪人家会说素食没有营养。吃素食一段时间后，随着身体的适应，我们可以恢复一日三两餐的饮食习惯。

是否补充了维生素 B_{12}？

除了摄入 ω–3 脂肪酸和晒太阳，素食者最容易忘记的是补充维生素 B_{12}。维生素 B_{12} 对我们的造血、血管和神经系统的健康至关重要。

动植物都不能合成维生素 B_{12}。我们的肠道细菌合成的维生素 B_{12} 也不能直接吸收（因为吸收肠段更靠上消化道）。从前，我们过着传统的农耕生活，用发酵后的粪便和有机物做农家肥，饮用未灭菌消毒的井水。现在这些生活方式已经很难实现了，饮食缺乏维生素 B_{12} 成为人群中的普遍现象，对于动物也如此。

为了解决动物缺乏维生素 B_{12} 的问题，全世界每年生产大约 40 吨的维生素 B_{12}，大部分用于饲料添加。所以非素食者通过肉、蛋、奶可以间接获取维生素 B_{12}，素食者口服维生素 B_{12} 补剂是最保险的办法。我们鼓励所有素食者不定期查验自己的维生素 B_{12} 和同型半胱氨酸的水平，并根据结果来调整维生素 B_{12} 的摄入量。

是否有规律地睡眠、运动和晒太阳？

关于素食"寒凉"的问题，总会被对素食感兴趣的人反复提到。自然界中，人类的近亲大猩猩、猴子等天天吃生的水果、树叶也不会出现寒凉的身体状况，所以人的身体是否感觉寒凉，除了与食物有关，也与人的生活方式有关。人类的灵长类近亲作息与自然同步，天天在户外运动、晒太阳，这些是健康生活方式的一部分，可惜到了 21 世纪，真正能做到这些的人不多。

我们如果不能完全做到，根据个人的具体情况，可以通过吃加热过的食物，多吃温热性的食物，以及多咀嚼来帮助平衡素食"寒凉"的问题。

除了以上提到的素食者需要注意的问题，活得开心，保持积极阳光、无忧无虑的心理状态也是健康生活方式的重要元素。

素食很简单，但要把素食吃得健康，还是要讲究方式方法的。如果能做到"健康饮食的核心要素"，我们就会离疾病越来越远。

吃素食的小伙伴们，你们吃对了吗？

10.2 素食者轻松起步的六点建议

如何开启你的健康素食之旅？这六点可能帮你少走弯路。

不做糊涂的素食者

认真学习关于素食的知识的过程中，任何疑惑都可能成为你前行的障碍。所以在开始素食饮食前要充分研究，才能在素食饮食的路上有更加明确、笃定的信念。

公众号"非药而愈"就是为你写的。仔细阅读公众号中的历史文章，观看公众号下方链接里的视频。读完看完后如果还有问题，请在后台留言，我们对每一个问题都会认真对待，尽快回复的。

熟悉本书第二章"健康饮食的核心要素"，并牢记其中的原则。

除此之外，有很多书和纪录片可以帮你更多地了解素食饮食的各个维度。这里提供几部经典的作品：纪录片《地球公民》和《刀叉下的秘密》，以及图书《救命饮食》。

设计食谱

吃什么？怎么做？一开始你可能无从下手。这里提供一个最简单可行的初期食谱设计方案。每周有 14 顿中餐和晚餐，考虑到外出就餐和重复的因素，有 10 个菜谱一周基本就可以搞定了。

首先在你平时已经在吃的素食菜肴中选择 3 道最喜欢的；其次在你平时爱吃的荤食菜肴中找 3 道可以用素食食材替代的，比如，西红柿炒鸡蛋中的鸡蛋可以用豆腐代替，肉炒青椒中的肉可以用大豆纤维蛋白代替；再次在网上或微信朋友圈里找 3 道你觉得不错的素菜菜谱（公众号"非药而愈"的菜谱栏提供了丰富的选择）；最后让你的亲人或朋友推荐 1 道素菜。怎么样？一周的菜单轻松搞定！

注意在开始时一定要做足够量的饭菜，保证吃饱。因为素食的平均热量密度比肉食要低，你的身体需要摄入更大体积的食物来满足它的热量需求。

做得好吃是享用素食很重要的一点。有时间可以报名素食烹饪班，提高厨艺，不要委屈了自己的味蕾。

避免诱惑

素食初期，你难免被习惯或诱惑驱使而不易坚持，所以在开始前一定要把冰箱清理干净，只放健康的植物性食材。如果和他人共享冰箱，可以留出一层专门放你自己的食物。

出门时，你要尽可能地绕开诱惑你的街区和摊点；聚会时，要准备好预案，荤餐厅一般都可以做素菜的。同时，要设计好被劝吃肉时的回答话术，比如"我在进行一个体重管理计划"。

不要空腹出门。去超市前确保不饿，人饿的时候会饥不择食，什么计划和决心都忘到九霄云外了。保险起见，出门随身带上健康零食，比如水果、水果干等。

正能量社交

坚持写日记。把吃素食后的心得体会、遇到的问题及解决方法记录下来。"非药而愈"的公众号有一个方便的打卡链接。

在微信朋友圈分享食谱和照片也是个好方法，它可以帮助你吸引同道之人以及从他人的赞许中获得正能量。

和素食者交朋友。你可以加入线上或线下的素食社群，听线上或线下的素食讲座，参加素友聚会，或者到素食餐厅认识新朋友。

刚开始吃素时要保持低调。我们有充足的信心，但是没必要见人就劝他吃素，以免引来不必要的争辩和负面情绪，我们要尊重每一个人的选择。随着时间推移，当人家看到你身心的变化时，自然就会被你吸引。

好的心态

首先要从思想上肯定"吃素食是健康的饮食方式"，同时，在改变饮食方式的路上也要做好迎接挑战的准备。每一件不顺心的事都是学习的机会。就好像游戏里的关卡，当我们通过了一关，我们就明确地超越了原来的自我。

期望值不要太高。一旦过高的预期得不到满足，这个体验就可能侵蚀已建立的信心。合理的预期，轻松的心情更有利于享受素食给身体带来的好处。

万一在吃素的过程中没有守住底线，也不要过分自责。就好像学走路的人跌倒了，爬起来继续往前走就行。学走路就不要怕摔跤，谁都知道走路终将变成本能。

要善于处理来自环境的压力。我们周围的人往往多是非素食者，他们对你的态度也不都是支持的。他们也许会质疑或劝说，其初心都是为我们好。所以我们要对持不同意见的身边人保持理解和尊重，避免同他们争辩，同时又要坚持我们自己的原则。我们不是为了别人而活，我们要有自己的底线。

参加 21 天健康挑战

不要给自己太大压力，担心做不到"一辈子不吃肉"。压力太大往往会把自己尝试一下的机会都错过了。可以尝试做一次 21 天素食挑战，就是 100% 地坚持 21 天的健康的植物性饮食。

我们可以跟自己的身体对话："你已经吃了一辈子的肉了，现在给你放 3 周的假休息一下，尝试 21 天不同的饮食。"

经过 3 周的健康的植物性饮食，我们的体重、血糖、血压、血脂等身体指标都会向好的方向变化。可以在 21 天素食挑战开始前和结束后分别做一次体检，看到前后对比的数据是最好的培养信心的方法。

心理学上，21 天是养成一个习惯的周期。21 天后不但我们的味觉会适应新的饮食方式，我们在心理上也会更适应，不再抗拒。

近年的研究发现，我们的意识和肠道菌群有很大关系。当我们感觉饿的时候，很大程度上是这些细菌需要吃东西了。肠道里的细菌不断地发出生化信号，生化信号作用于我们的大脑，使大脑产生饥饿的感觉，直到我们进食这些细菌需要的食物，它们的需求才得到满足。

比如，我们平时爱吃大鱼大肉，就会在肠道中培养喜好多肉高脂环境的细菌。我们饥饿时，如果吃低脂素食，就不易满足这些细菌的需求，有时吃了很多低脂素食还是觉得饿。但是只要我们坚持，饿的时候就吃，而且只吃蔬果豆谷，1~2 周后喜欢低脂素食的细菌就会逐渐被培养起来，再觉得饿时，吃低脂素食就容易感到满足了。

21 天很快就会过去，我们收获的将是健康的饮食习惯和生活方式。这可能对你，甚至对你周围人的一生都有长久有益的影响。

10.3　如何从一日三餐中摄入更多的营养？

经常看到有人说，黄豆比肉类的蛋白质高，因为每 100 克黄豆的蛋白质含量为 36 克，肉类为 20 克。其实，这样的说法并不科学。

营养评估的科学载体不是重量，而是热量

评估之前，要确定这 100 克黄豆是干重还是湿重，显然 100 克干黄豆比 100 克湿黄豆蛋白质的含量要高。查一下营养价值的公共数据库，我们会发现，每 100 克干黄豆大约含 36.5 克蛋白质；而 100 克湿黄豆含 13 克蛋白质。

同样，比较不同食物的其他营养素含量，如钙、铁、维生素 C 等也面临同样的问题，所以重量并不是比较食物营养素多少的最好载体。

那么什么是科学的评估载体？热量！

一个原因是，食物的热量不会因为它的存在形式（干 / 湿）而改变；另一个原因是，我们每天的热量摄入，对于每个人的身体需要和生活方式是相对固定的。

基于这些特点，营养学家提出了"能量密度""营养素密度"及"营养质量指数"的概念。能量密度是每克食物或饮料中含有的能量，选用 100 克食物为计量单位，查找或计算其能量数值，查询推荐的成人能量参考摄入量，代入能量密度公式求出能量密度。

公式为：$能量密度 = \dfrac{一定量食物提供的能量值}{能量推荐摄入量}$

营养素密度是食品中以单位热量为基础所含重要营养素（维生素、矿物质、蛋白质）的浓度。公式为：

$$营养素密度 = \frac{一定量的食物提供的营养素含量}{相应营养素推荐摄入量}$$

营养质量指数可观、综合地反映食物能量和营养素需求情况。

$$营养质量指数 = \frac{营养素密度}{能量密度}$$

如何评估食物的营养

首先蛋白质不等同于营养。蛋白质仅仅是众多人体必需的营养素中的一种。除了蛋白质，很多营养素，尤其是微量营养素，对我们的健康起至关重要的作用。对蛋白质的崇拜导致了其他营养素摄入的严重失衡，以及很多现代的健康问题。

因此比较食物的"营养"高低要把所有的营养素都考虑进去，然后除以食物的能量。于是美国的营养学家乔·富尔曼医生提出了 ANDI 的概念。ANDI 根据常见食物的单位能量中能提供给身体多少微营养来对它们的营养价值进行排名。

食物的总营养密集度指标

从下页图中我们看到，总营养密集度指标最高的食物是生绿叶蔬菜和其他绿色蔬菜；其次是非绿色非淀粉类蔬菜。下面是豆类、水果、淀粉类蔬菜、全谷类、坚果种子。这些都是我们应该优先选择的高营养价值的食物。它们有一个共同特点，就是它们都是植物性食物。

往下走包括鱼虾肉蛋奶。这些食品的热量高，营养低，按定义属于垃

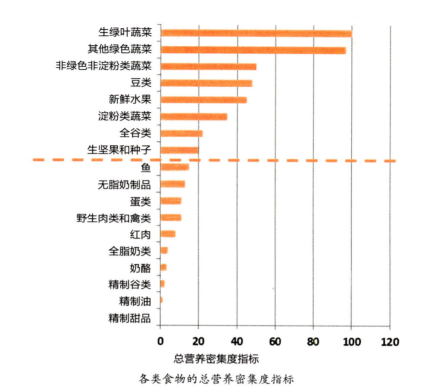

各类食物的总营养密集度指标

垃圾食品。垃圾食品还包括精制谷类、精制油、精制甜品。

所以，素食不一定健康，但是想健康要吃素。

高营养价值的饮食

总营养密集度指标的概念获得了营养学界的广泛认同，也被很多研究所验证。

美国国家健康营养研究比较了肉食者和素食者的营养素摄入。结果发现，所有素食者的膳食纤维、维生素 A、维生素 C、维生素 E、维生素 B_1、维生素 B_2、叶酸、钙、镁、和铁的平均摄入均高于非素食者。作者得出结论，素食者的饮食总营养密集度指标高，其营养价值高。

一天之中摄入最多营养素的有效方法是以蔬菜（尤其要包括深绿色蔬菜）、水果、豆类和全谷类为基础的植物性饮食。

回到开头的问题，豆类的营养远高于肉类，不是因为每 100 克含更多蛋白质，而是因为更高的总营养密集度。

10.4 外出用餐攻略

常被人问：你常驻哪里？

我回复：酒店。

这几年，一年中有 9~11 个月在各地巡讲，外出用餐的次数有很多。关于如何在外出用餐时吃得健康，我有一些经验可以分享。

我的旅行包

出远门时，做好饮食规划很有必要。这可以帮你保证最基本的营养需求，避免不健康的食物，并省去很多觅食的时间。

我一般不吃酒店的早餐。一方面，酒店的食物不一定健康安全；另一方面，早餐时需要摄入一些每天必需的营养物质，这些在外面吃不到。

早晨起来烧一杯开水，泡 1 勺亚麻籽粉就可以当早餐了。随之服下的还有维生素 B_{12} 和维生素 D（如果预计当天晒不到太阳）。

一般我还会随身带一点复合维生素。虽然不常吃，但是在需要熬夜或吃不到蔬菜水果的情况下，偶尔补充一片是对身体有帮助的。

除了以上特制的早餐粉，我还会带一些杂粮的代餐粉。代餐粉很方便携带，如果没有合适的食物吃，有开水就饿不着了。市面上的代餐粉品牌很多，我们最好选择那些没有动物成分、脂肪较低、以（有机）杂粮为核心的产品。

随身带一顿量的水果。这样在没有可吃的食物时，首选用水果代餐。有时还会备上几袋坚果（20克装，生的最好），以备不时之需。（高血糖人群或减肥者不要吃。）植物配方的能量棒也可以作为零食，要避免过度加工和含添加剂的食品。

为了吃水果方便，我的旅行包里必备一把刮皮刀。这样在没有水的情况下，削皮就可以吃了，很方便。有次下山的途中，我们几个人在路边买到桃子，就地刮皮开吃，引来很多羡慕的目光！

有了刮皮刀，在没有素食餐厅时，到水果摊或超市买些蔬果就可以解决一餐。在乘飞机时，刮皮刀不可随身携带，要随行李托运。

葡萄、樱桃等水果不能削皮。对于这些水果，用碱水浸泡去除农药残留物的效果最好，所以我的包里还备了一小瓶小苏打。

我随身还携带小喷瓶的环保酵素，用来清洁空气，湿润皮肤，或者处理伤口。没有小苏打时，环保酵素也可以替代小苏打去除农药残留物。

我的背包里一直有一只约250毫升的不锈钢杯，可以用它冲泡代餐粉，也可以用它喝茶。一杯两用，体积适当，很方便。不锈钢汤匙也是必备的餐具，除了吃早餐，也可以用它来挖西瓜里的果肉吃。

常备餐巾纸。另外，还有一小瓶消毒酒精凝胶或几片湿纸巾，这样需要的时候也可以把手擦干净。

挑选食物

外出时，挑选食物要以蔬果豆谷为核心。

在购买或接受食物之前，一定要仔细阅读配料表和营养成分表。

要熟记常见的动物成分，如明胶或胶原蛋白、鸡精、乳清蛋白、动物油、甲壳素、凝乳蛋白酶等。不标明植物来源的卵磷脂、乳化剂、钙粉、起酥油、香辛料、硬脂酸镁等都可能来源于动物。

氢化植物油和棕榈油都是有害的植物成分。有时厂家把它们标注为"精制植物油"。

很多食品添加剂都对身体有害。一般来说，如果食物以外的添加成分超过3种，就要提高警惕，考虑是不是需要吃它了。

营养成分表主要看胆固醇、饱和脂肪、脂肪、热量、糖和盐的含量。纯植物性食物不含胆固醇，所以胆固醇含量如果大于0，就一定有动物成分。

一般来说，每餐不要摄入标识量超过3克的脂肪。因为我们吃的很多食物没有标识，实际摄入的脂肪要比自己已知摄入的多不少。

尽量避免摄入精制糖；盐每天不要超过6克，甚至更少。

如果包装没有标签，就当它不合格。这样比较保险，因为有些食品有动物成分我们无法通过感官分辨。

如果食物有异味，就不要吃了，很可能已经发霉了。比如，黄曲霉毒素就常见于发霉的食物中，是1类致癌物。

餐厅用餐

餐厅用餐，事先要有明确的底线。我的底线是全植物饮食（无动物成分），所以我会尽量到素食餐厅用餐。点菜时，要具体说明不吃什么，而不是简单的"素食"，因为每个人对于这个词的理解是不同的。

不得已需要在非素食餐厅用餐时，我一般不吃生的菜，因为不知道在制备菜品时，荤素是否分开。如果荤素没有分开，生菜中可能会有寄生虫卵。

最好让餐厅无油烹饪。如果厨师不会做，可以点蒸菜或烫菜，配上盐或醋就可以了。如果所有菜的油都很大，可以用开水涮一两遍再吃，这样会健康一些。

因为成本问题，现在很多食堂都承包出去了，所以有些朋友在食堂吃不到营养全面的素菜。在这种情况下，可以尝试提建议：开素食窗口。

在未开素食窗口时，可以暂时自带餐食，或者准备电热炊具自己做饭。比如，可以准备一个电饭煲煮熟谷类和豆类，配上蔬果沙拉，这样就可以满足一天蔬果豆谷的营养需求了。

乘飞机前可以打电话订好素餐。如果没有预订，我也会问一下有没有素餐。一般情况下，机组乘务人员都会多准备一套素餐。更重要的是，只有我们素食者都主动问这个问题，航空公司才可能重视起来。希望不远的将来，素食将成为不需要预订的标准餐之一。

聚会

不必要的社交也是一种自我伤害，要尽量避免。参加必要的社交时，要坚持用餐底线，避免吃对身体有伤害的食物。

去聚会时，预先准备好一套话术，应对预期的被劝吃的情况。比如，"我在执行一个减肥计划，不能吃……"当你这样说时，大多数朋友会理解并支持你的。

如果你刚刚开始吃素食，坚持素食的意志还不够坚定，就不要太高调，以免引来不必要的关注。即使所有食物都不能吃，也可以放两片在盘子里，多说话，喝茶水。当人家看到你的嘴巴在动时，就不会注意你吃不吃了。

当你已经通过健康的素食饮食获益时，面对朋友饭桌上的"劝吃"行为，你可以回复："我在执行一个健康饮食计划，并且已经获得了很大的利益……"这时你分享吃素的机会来了。

万一在聚会时吃了不健康的食物，比如油大的炒菜，聚会后要学会通过更严格的饮食管理，甚至轻断食，进行自我调整。这样才不至于在用餐的底线问题上不断退让，直至半途而废。

在亲友家聚会时，可以预先和主人打个招呼，说明自己的饮食偏好。这样主人会有所准备。当然，你也可以自告奋勇地贡献一道菜，和亲友分享健康美味的素食。

不管你是出远门，还是在家附近用餐，外出吃饭都是开阔视野、提高适应能力的机会。学会管理自己，我们就会从这些机会中学到很多东西。外出用餐可以丰富我们的菜谱和生活，比如发现新的健康食材，新的烹饪方法，好吃又健康的素食餐厅，或者结识同为素食者的朋友。

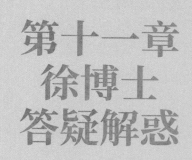

第十一章
徐博士
答疑解惑

非 药 而 愈

吃出健康的秘密

11.1　PURE 研究和生酮饮食——碳水化合物真的那么不堪吗？

"人们最爱听关于自己坏习惯的好消息。"这是营养学家约翰·麦克杜格尔博士经常说的一句话，用在低碳水饮食上很贴切。这种饮食真的很顽强，国外现在即使是不支持素食的营养学者，绝大多数都不同意这类以肉类为主的饮食。可是到了中国，它显然又有了新市场。

碳水化合物真的会让我们生病吗？

美国神经科医生戴维·珀尔马特医生认为，谷物里面的碳水化合物和麸质蛋白（面筋）是阿尔茨海默病、肥胖症、糖尿病及几乎所有现代病的根源。他主张要避免所有含碳水化合物的食物，包括小麦、水稻、玉米、土豆、藜麦、含糖水果等。

那我们还剩下什么可以吃的？鱼、虾、肉、蛋、奶、坚果，以及无糖的蔬果。没错，和我们一直推荐的健康饮食结构几乎完全相反！

珀尔马特医生主张人类的饮食习惯要回归旧石器时代，来和我们的基因结构相匹配。他认为，人类身体的基因与结构是数万年以来逐渐进化而来的。在这个过程中，绝大部分时间人类食物的主要来源是高脂肪的肉和坚果。几千年以前农业化以后，富含碳水化合物的谷类才成为人类的主食，这造成现代的饮食习惯与旧石器时代的基因结构不匹配。现代饮食习惯导致现代病。

可是临床和考古数据表明，该理论的几块"基石"都有很大问题，甚至是完全错误的。这些基石包括：

（1）现代病与碳水化合物、麸质关系的假设；

（2）史前人类以高脂食物为膳食核心的假设；

（3）基因结构几千年不变的假设。

现代病、碳水化合物与血糖指数

有说法称，碳水化合物是诱发阿尔茨海默病、糖尿病等现代病的原因。

这种说法基于以下理由：糖尿病病人患阿尔茨海默病的概率增加；胰岛素抵抗提高认知障碍的风险。胰岛素抵抗使葡萄糖无法有效进入脑细胞，导致脑细胞退化和死亡。布朗大学的神经学家苏珊·德·拉·蒙特首先提出阿尔茨海默病是 3 型糖尿病的观点。

现代医学在碳水化合物上犯的错误和在糖尿病上所犯的一样。血糖水平失衡不是因为我们吃了太多谷物，而在于动物制品和高脂食物摄入过多。通过避免谷物和高血糖指数的食物来控制血糖不能治好糖尿病，而断除动物制品和高脂食物可以实现糖尿病的完全逆转。

低脂全植物饮食是已经被反复证明的，唯一可以逆转糖尿病的方法。

对大脑健康也是如此。多项研究发现，富含胆固醇、饱和脂肪酸的动物制品会提高认知退化的风险，而高碳水化合物的植物性饮食可以降低阿尔茨海默病的罹患风险。最近的科学数据表明，患阿尔茨海默病的病人的大脑内堆积了过多的铁，而红肉的摄入是造成铁过量的主要根源。

葡萄糖是大脑和人体细胞优先的能量来源。而碳水化合物是葡萄糖的储存形式。如果避免碳水化合物，我们的身体会把蛋白质转化为葡萄糖，脱下的氨基变成尿素和尿酸等物质，这样会增加肝肾的负担；或者代谢脂肪产生酮体，向大脑提供这种不理想的能量载体。

高蛋白、高脂肪、低碳水化合物的饮食被大量研究证明会提高死亡的风险。

需要指出的是，现代人摄入过多高血糖指数的精制碳水化合物，在一定程度上促进了脂肪堆积、胰岛素减敏和糖基化炎症反应。但是我们完全可以通过吃较低血糖的全谷物，实现较缓慢的葡萄糖释放。这就是为什么我们反复强调要吃全食物。

麸质与炎症

又有观点表示，谷物促进炎症，炎症引发现代病。

谷物与炎症之间有两条线可以扯上关系：一个是晚期糖基化终末产物；另一个是醇溶蛋白。

晚期糖基化终末产物是糖和蛋白质结合后的产物。它在人体内形成后，可以激活一系列氧化和炎症反应。除了加工食品中含有该物质，该物质也容易在人体血糖高时产生。因此，AGE 是结果，不是原因，关键在于避免人体持续的血糖升高和过多摄入加工食品。

醇溶蛋白是麸质的主要成分之一。麸质指存在于麦粒中的蛋白质，又称为小麦蛋白。近年的研究发现，醇溶蛋白或其未完全消化的产物可以直接作用于小肠细胞，诱发暂时的肠黏膜的通透性增加，即肠漏。对麸质过敏的人，这种肠漏的时间大幅延长，引发炎症，严重的会导致小肠绒毛的免疫性损伤。这种自身免疫性疾病叫乳糜泻。在西方人群中，乳糜泻的发生概率为1%~3%。我国的发病率更低。因为某些谷物中含有麸质，不主张谷物饮食的人，在某种程度上是把很少数人才有的对麸质过敏的现象扩大到全人类，这是很不科学的。

如果怀疑自己对麸质过敏或不耐受，可以去医院做一个测试。如果结果是阳性，采取无麸质饮食是减少伤害的明智做法，但并不是所有谷物都含有麸质。只要避免小麦、大麦、黑麦、燕麦等含麸质的谷物，以不含麸质的大米、小米、玉米、荞麦、高粱、藜麦等为主食，就可以做到无麸质饮食。

研究发现，人体可以根据肠内的环境信号，主动调节肠漏和肠道的免疫功能。肠漏很可能是一种自我保护过程，帮助肠壁细胞短时间内冲走有害细菌和有毒物质。但是对于麸质过敏的人，这种机制的调节会出现问题，本应该是短暂的肠漏反应，变成长时间的肠漏，从而导致毒素入血，继而对身体造成系统性伤害。

近年来，乳糜泻发病率在世界范围内处于上升趋势。这说明除了遗传易感性，还有外界因素的参与。有学者认为，外界因素是转基因作物或用于转基因作物的除草剂——草甘膦。但是这种说法尚未被完全证实。

证据确凿的是，多数现代人都有的肠漏是由所摄入的动物性食物和高脂食物引起的。这些食物滋养大肠内的非益生菌。非益生菌的增殖传递给肠细胞不友好的信号（硫化氢增多，丁酸减少），引起肠漏和强烈的免疫反应。肠道通透性增加导致细菌毒素入血，诱发系统性炎症。

此外，摄入动物制品后肠壁和血管壁表达出来的动物抗原Neu5Gc，铁过量，以及其他AGE也可能造成系统性炎症，这里就不一一讨论了。

总之，造成炎症的最重要的因素之一，是动物性食物和高脂食物，而不是谷物。

古人类吃什么?

另一个假设是,史前绝大多数时间,人类食物的主要来源是高脂肪的肉类与坚果,即所谓的旧石器饮食。这种说法没有足够的科学依据。根据现有的考古资料,我们尚不能确定史前人类膳食中动植物性食物的比例。

至少一项大规模研究发现,3 万年以前(旧石器时代),中国人在还没有发明农耕时,就已经在食用野米了。比较研究还发现,古人类的维生素 C、膳食纤维和类胡萝卜素的摄入是现代人的 3~10 倍。这说明那时候我们的饮食更接近于植物性饮食。

古人类与现代人饮食中微量元素含量对比

	古人类饮食	现代人饮食
维生素 C /(毫克 / 天)	604	59~115
钙 /(毫克 / 天)	1956	863
维生素 E /(毫克 / 天)	33	5.2~6.0
叶酸 /(微克 / 天)	357	208~317
类胡萝卜素 /(微克 / 天)	5560	1846~2048
铁 /(毫克 / 天)	87	9.5~17.2
纤维 /(克 / 天)	104	15
锌 /(毫克 / 天)	43	7.1~13.6

人类是很少数失去合成维生素 C 能力的动物之一。作为身体最重要的抗氧化成分之一的维生素 C,人类居然失去了合成它的能力,那么唯一的解释就是,人类在发展过程中一直可以从植物化的膳食中获得足够的维生素 C,因此,合成维生素 C 的基因没有选择优势,该基因在进化中逐渐失活了。

人类膳食基因的演变

另一个有趣的发现是，比起多数灵长类，人类的基因组里含有更多拷贝的负责消化淀粉的基因 AMY1。这说明在进化中，人类对谷物和其他淀粉类食物越来越依赖，于是消化淀粉能力更强的基因组合被选择并传递下来。

有趣的是，现代人 AMY1 基因的拷贝数显示出多样性。拷贝数越多，患代谢病的概率越低。可见，我们基因演变的方向是越来越能有效地消化利用淀粉。这种进化趋势使我们更适应新石器时代依赖于农耕的饮食模式，而不是旧石器时代。

植物性膳食是否适合人类？

PURE 研究是一项关于大规模饮食与死亡率的研究，涉及 18 个国家，13 万人，跟踪 7 年。研究人员发现，摄入最多碳水化合物的人群（提供 80% 热量），比起最少的人群（提供 45% 热量），死亡率提高 28%。他们还发现，摄入最多脂肪和饱和脂肪的人群，死亡率较低。于是，这些研究人员得出：碳水化合物不好，要多吃高脂肪的食物。

这篇报告最大的问题是，研究人员没有意识到，研究中涉及的人群多数来自经济发展非常落后的国家，高碳水化合物低脂肪的膳食结构反映的是他们贫困的生活状况。而贫困对应的是更差的健康保障。生存环境、新生儿死亡、传染病等都是拉低预期寿命的重要因素。一项涉及 20 万人的印度研究发现，财产最少的人死亡率升高 300%！

在众多因素中，如果研究者不能发现并考虑到因素之间的关联性，其结论可能是误导性的。

古今中外的数据反复证明，在饮食上，比起食肉，植物性饮食的生活方式更健康、更长寿。和之前讨论过的高蛋白饮食一样，旧石器饮食、阿特金斯饮食、生酮饮食等都是同一类的饮食结构。这些不健康的饮食方式之所以很容易被人接受，是因为我们不愿意改变自己爱吃肉的习惯。

11.2 关于低碳水饮食

最近流行"黑"碳水化合物。关于碳水化合物，减肥人士怕吃了长胖，糖尿病病人怕吃了升糖，原发性高血压的病人说它会增加心脏病的风险，癌症病人说癌细胞喜欢碳水化合物……于是，各种"低碳水"饮食方式轮番登场，如生酮饮食、高蛋白饮食、旧石器饮食、阿特金斯饮食等。

在低碳水的餐盘中，脂肪供能比达到 60%~90%；蛋白质 6%~40% 不等；碳水化合物占比非常低，只有 2%~26%。有些流行的饮食方式的倡导者甚至建议我们避免所有形式的碳水化合物，包括小麦、水稻、土豆、玉米，甚至水果。杜绝碳水化合物，可能造成低血糖和热量不足，势必需要摄入更多的脂肪以及蛋白质。

以脂肪作为能量来源，会导致大脑反应迟钝、肌肉无力，因为大脑和肌肉的最理想的燃料是碳水化合物。膳食长期以高脂肪食物为主，尤其是动物性脂肪，会促进动脉硬化，增加患心血管疾病和痴呆的风险。

燃烧蛋白质的后果之一，是产生很多含氮废物，如尿素和尿酸。代谢这些物质会增加肝脏和肾脏的负担。用高蛋白，尤其是动物蛋白，来替代碳水化合物的饮食，还会增加患癌症、心血管疾病、骨质疏松和肾结石的风险。

科学文献中支持低碳水饮食的临床数据非常少，而反对该饮食方式的数据有很多。总之，现有的证据表明低碳水饮食是一种比较危险、没有充分证据支持的饮食。

低碳水饮食的作用

低碳水饮食一直饱受争议，从阿特金斯饮食被发明以来，不断有人做相关的健康调理和疾病逆转方面的探索，比如，减肥，治疗癫痫、糖尿病、阿尔茨海默病，甚至癌症管理。

癫痫是大脑过于活跃的异常放电现象。大脑细胞的正常能量来源是葡萄糖。在葡萄糖不足时，大脑可以利用脂肪的代谢物——酮体。在生酮状态下，大脑抑制回路增强，脑细胞活跃度降低，于是癫痫发作减少。研究发现，对于吃药无效的顽固癫痫病人，采取生酮饮食可以降低发作频率50%。

值得思考的是，对于普通人，大脑受到抑制会有什么结果？有一点是明确的，生酮饮食的高脂肪和动物蛋白是造成血管狭窄性阿尔茨海默病最重要的风险因素。

低碳水饮食在减肥人群中被实践得最多。总之，不管什么饮食，只有热量摄入低于热量消耗，才可以减肥。最近发表的一项研究发现，至少一部分生酮饮食导致的减重来自脱水，而不是减脂，因为碳水化合物会在体内和水分结合。当碳水不足时，水分会相应地流失。

关于为什么这种饮食对于一些人有效，以及有什么副作用，请参考第十一章第一节。

糖尿病病人因为要控制血糖升高的情况，所以被建议尽量避免摄入碳水化合物。有些病人在采取低碳水饮食后，确实发现血糖有所控制。这是预料之中的：不摄入碳水，血糖是不会升高的；长期不摄入碳水，糖化血红蛋白也会降下来。但是低碳水饮食不能改善糖尿病的核心问题——胰岛素抵抗，反而会使胰岛素抵抗有所加重，所以血糖的稳定仅仅是假象而已。

迄今为止最全面的荟萃研究，涉及2017年以前的4个队列，一共 8.5 万人，跟踪了 3.6~20 年，发现低碳水饮食会增加 32% 患糖尿病风险。

还有，在个别案例中，研究人员发现生酮饮食让自己感受更好了，过敏减轻甚至不见了。一种可能是，1% 左右的亚洲人对麸质过敏，生酮饮食避免谷类后，面食不吃了，自然就避免了麸质，所以与麸质过敏相关的症状减轻。实际上，只要这 1% 的人群避免含麸质的谷类，如小麦、大麦、荞麦、燕麦即可，无须避免所有谷类。毕竟"五谷为养"，谷物可以滋养我们的身体。

癌细胞在代谢的过程中偏向利用糖酵解提供能量。有人提出，当我们用酮体来代替糖作为能源，会产生自由基，导致癌细胞的死亡。有道理，可是自由基也可以杀死普通细胞。

另外，人体在代谢脂肪，产生酮体的同时，会导致微酸性的细胞环境，这种环境会促进癌细胞的生长和转移。

所以，从理论上来讲，"低碳水饮食抗癌"站不住脚。从已有的数据分析，关于低碳水饮食对于癌症是否有效，目前尚无明确的结论。但是低碳水饮食的很多副作用很显著，比如，高胆固醇、低血糖、心肌疾病和消化系统的问题。

低碳水饮食的短期和长期危害

低碳水饮食的特征是以高膳食胆固醇和饱和脂肪酸为主。不幸的是，这些刚好是心血管疾病的主要风险因素。

瑞典的一项研究涉及 43000 人，跟踪了大约 16 年，发现减少 10% 的碳水化合物，或者增加 10% 蛋白质的摄入，会显著增加心血管疾病、缺血性心脏病、缺血性中风的风险。

　　癫痫儿童遵循生酮饮食短短 6 个月，除了"好胆固醇"HDL 以外的各项血脂指标就大幅升高。这些结果无疑给已经患病的幼小身体增加了更多负担。

　　另一项队列研究发现，摄入蛋白质会提高心力衰竭的风险 33%，而奶类蛋白质可提高心力衰竭的风险 49%。以高蛋白、高奶类（包括奶酪）为主的饮食搭配是低碳水饮食最典型的特征。

　　动物蛋白的含硫氨基酸比例高，在体内代谢后会形成硫酸根。硫酸根在被肾排出时，会导致钙的流失。临床研究发现，生酮饮食增加骨质疏松和肾结石的风险。

　　此外一项涉及数千患儿的病例对照研究发现，低碳水饮食会增加新生儿 30% 的神经管畸形风险。研究者认为，这可能是生酮饮食的营养素摄入量远偏离均衡标准值的结果。

　　低碳水饮食还会产生消化道系统的不适，比如口臭、体臭、便秘等。

　　坎贝尔博士在《救命饮食》中写道：在 24 周里，28 个受试者中，68% 的人表示他们出现了便秘，63% 的人出现口臭，51% 的人有头痛，10% 的人掉头发，还有一个女性月经量增加。低碳水饮食的副作用还包括草酸钙导致的肾结石，呕吐，高胆固醇，一些谷物维生素的缺乏症以及女性来月经时的痛经。受试者尿液中的钙流失还会升高 53%……

　　总之以下是生酮饮食有记录的短期副作用：

　　（1）营养素摄入失衡（较少摄入蔬菜水果）；

　　（2）便秘（缺乏膳食纤维）；

　　（3）恶心、疲乏、头疼、肌肉疼、口臭（酮体的影响）；

　　（4）影响血管功能，提高 LDL（促进动脉硬化）；

　　（5）运动成绩下降。

　　以下是生酮饮食的长期风险：

（1）提高全因死亡率；

（2）提高直肠癌风险；

（3）富集更多的环境毒素；

（4）增加婴儿出生的缺陷；

（5）损伤血管功能，加重心脏病。

全因死亡率

哈佛大学的护士研究和医护工作者随访研究，涉及 8.5 万女士和 4.5 万男士。结果发现：低碳水饮食增加 12% 的全因死亡率。

动物性的低碳水饮食，显著提高 23% 的全因死亡率，14% 的心血管死亡率，28% 的癌症死亡率。植物性的低碳水饮食，显著降低 20% 的全因死亡率，23% 的心血管疾病的死亡率。看来低碳水饮食本身不是提高全因死亡率的重要的决定因素，更重要的是该饮食中的食物的来源，是动物性的还是植物性的。

因为绝大多数研究中的低碳水饮食是动物性食物为主，所以我们不难理解为什么收纳 17 项研究、涉及 27 万人的荟萃分析发现，低碳水饮食会显著提高全因死亡率。

美国心脏协会关于低碳水饮食的立场

美国心脏协会在 2001 年发表了关于低碳水饮食的立场性文件，到现在为止他们仍然没有改变立场。该文件指出：

没有长期的科学证据证明低碳水饮食的有效性和安全性。高蛋白饮食（指低碳水饮食）美国心脏协会是不推荐的。因为这种饮食会使我们减少对健康有益的食物的摄入量，从而减少获取健康食物所提供的一些重要营养素。遵循低碳水饮食的人，可能会提高患很多疾病的风险，包括心脏病、肾病、骨骼疾病、肝病等。

高碳水好不好？

我们现在知道，我们的身体不是为燃烧脂肪和蛋白质设计的，碳水化合物是它最好的热量来源。但是如果摄入碳水化合物势必导致血糖升高，而血糖调节能力有问题的人摄入碳水化合物后，血糖可能持续升高，那么持续升高会造成不良结果，应该如何掌握这个平衡？

一项哈佛大学涉及 43 万受试者的荟萃分析发现，碳水化合物的摄入量与死亡风险成 U 形曲线。当碳水化合物摄入比例低于 55% 的时候，死亡风险急剧上升；当碳水化合物的摄入比例高于 55% 的时候，死亡风险升高速度会放缓。

仔细分析发现，碳水化合物摄入比例低于 55% 的这部分人主要遵循多动物蛋白的西式饮食。高于 55% 的人群来自亚洲，他们的碳水化合物以精米精面为主。

值得注意的是，研究发现，如果吃对的话，碳水化合物摄入比例高于 55% 的人仍然可以继续降低死亡的风险。

有趣的是，该研究还发现，当用动物蛋白或脂肪替代碳水化合物时，死亡风险显著提高 18%；而用植物性的成分替代碳水化合物时，死亡风险显著降低 18%。现有数据不断地在说明：动物性的食物是不利于健康的。

那么如何吃对碳水化合物？涉及 185 项临床研究的荟萃分析结果表明，高膳食纤维的高碳水食物如全谷物，可以改善多项心血管代谢指标，并且降低结直肠癌、冠心病、糖尿病和死亡的风险。所以，碳水化合物的形式是影响人身体健康的关键。健康饮食应该避免精米精面。

代糖

精制糖可以说是升糖最快的碳水化合物。由于担心精制糖对健康不利，人类发明了代糖，如阿斯巴甜等，来增加食物中的甜味，并期望因此减少热量的摄入。

遗憾的是几项队列研究发现，代糖会增加 2 型糖尿病、心血管疾病和中风的风险。

实验还发现，吃代糖反而有可能摄入更多甜味剂和热量。科学家让受试者分成三组，分别摄入雪碧、代糖雪碧和水。喝完后让他们从糖果、水和口香糖中选择最想吃的食物。结果喝完代糖雪碧的这一组，马上选择吃糖果的人远远高于另外两组。

这是因为，当我们摄入甜的食物，大脑会根据口腔感受到的甜度自动预估该食物带来的热量，反馈性地抑制进一步进食。当实际摄入与预判不符时，大脑的预判被否认，身体会补偿性地增加摄入，导致最终摄入的热量反而更高，长期下去会对健康造成负面影响。

一项涉及近 6 万人的丹麦研究发现，阿斯巴甜增加早产的风险。

此外，阿斯巴甜在体内代谢后会产生致癌的甲醇和甲醛。虽然临床研究尚不能完全确认阿斯巴甜与癌症的关系，但根据保守原则，我们最好避免。

结论：选择健康的碳水化合物

（1）科学数据并不支持低碳水饮食；

（2）食物的来源更重要，动物蛋白和脂肪提高各种健康风险；

（3）碳水化合物的形式很重要，精制碳水化合物提高风险；

（4）低脂全植物饮食是合理的选择。

11.3　为什么现代人吃那么多肉还长寿？

不时有人会这样问我："既然吃肉不健康，现代人为什么肉吃得越来越多，平均寿命反而越来越长呢？"

其实用同一个逻辑，你也可以问："既然 $PM_{2.5}$ 有害健康，为什么前些年空气污染越来越严重，人的平均寿命反而越来越长呢？"

决定寿命的因素

寿命是由多种因素综合决定的，不同因素可能在寿命等式中起到不同的作用，有的加分，有的减分，单拿出一个因素来恐怕无法解释综合的结果。

拉低预期寿命的主要因素有：婴幼儿死亡率、战争、非正常死亡、营养不良和传染性疾病等。当这些因素减弱了，预期寿命就增加了。社会保障的改善，生活水平的提高，以及医疗、诊断技术的进步会延长预期寿命。

另一方面，不健康的生活方式、环境恶化、生活压力等会减少预期寿命。

而遗传因素对延长人的预期寿命这件事可能加分，也可能减分。

在计算一个族群的预期寿命时，所有成员各种原因的死亡都计算进去了。1990—2015 年，中国人口的预期寿命从 69 岁升高到 76 岁。婴儿死亡率从 5% 下降到 1%，不要小看这 4% 的下降，因为死亡的婴儿寿命小于 1 岁，将他们的预期寿命和成人的放在一起，算平均数，就会把预期寿命拉下好几岁。婴儿死亡率下降 4% 对平均寿命增长的贡献超过 30%。

除此以外，传染性疾病，尤其是呼吸道传染性疾病的有效防治也对 1990—2015 年间我国预期寿命的增加起到重要作用。

婴幼儿死亡率的下降以及传染性疾病的防控与经济发展、医疗保障改善和医学进步相关。总之，与经济发展相关的因素是 1990—2015 年间国人平均寿命提高的主导因素。

长寿不一定健康

对延长人的预期寿命这件事，减分的因素随着我国经济的发展不断积累势能。比如，中国的心血管疾病发病率在迅速飙升，它会使人的预期寿命缩短。癌症发病率也显著增加，根据 2020 年世界卫生组织的报告，中国的癌症死亡人数占全球癌症总死亡人数的 30%，远远高于我国人口占世界人口的比例。这些疾病属于非传染性疾病，多数为慢性病或富贵病，与生活方式密切相关。

慢性病的特点是带病生存。因此虽然我们的预期寿命增加了，但是健康的生命年数不一定增加。健康和长寿是两码事。长寿但不健康是个世界趋势。过去 30 年，全球人均寿命增加了，但是增加的主要是带病生存的年数，健康的年数并没有增加，甚至在减少。

随着时间的推移，非慢性病因素趋于充分改善，比如，婴幼儿死亡率

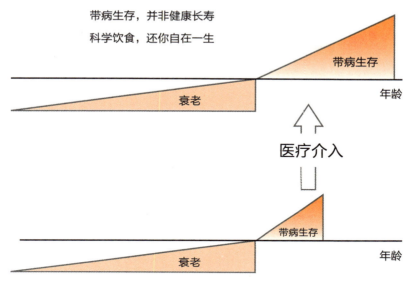

健康长寿、医疗介入与带病生存关系示意图

降到一定程度，就很难进一步降低。这个因素在预期寿命的提升中所占的比例也随之降低。

这样，加分的项目越来越少，同时不良饮食和生活方式等减分项目越来越占主导地位。如果任由其发展的话，我们的预期寿命可能会出现负增长。

这种情况已经在美国发生了。2005 年《纽约时报》指出，当前这一代美国人将是 200 年来第一次比他们的父母活得更短的一代。

所以说，长寿不一定健康，而不健康的生活和饮食方式可能还会缩短寿命。同时，健康也不一定长寿。这是因为婴幼儿死亡、战争、饥荒、传染病等因素提高了夭折率，拉低了平均寿命。比如，20 世纪 70 年代，南非黑人出生时的预期寿命比美国黑人、美国白人等人群要短。但是如果统计 50 岁以上的人群中 70 岁的人所占的比例，南非黑人会高于以上提到的其他人群。这说明一旦通过了夭折高发的年龄段，健康的生活方式，比如饮食，将占据生命预期的主导。

我们真正要追求的是既健康又长寿，无疾而终。

巴马神话的破灭

对全球长寿之乡的分析可能会给我们一些启迪。

2014 年，我国广西巴马地区健在的百岁老人数量达到了 90 人，占该地区总人口 0.03% 以上，是国际长寿区标准的 4 倍多。巴马是中国长寿老人密集度最高的地区，是世界五大长寿地区之一。

巴马长寿研究所所长陈进超说，1991 年巴马长寿的人大多数都非常健康。那时的百岁老人高血压或冠心病患病率仅占 4.3%。

但是 2017 年发表的一项研究证实，这种情况正在改变。在巴马地区登记的 90 岁高龄以上的当地居民中，总代谢综合征患病率为 28%，高血压患病率为 61.1%，高血糖患病率为 39.1%，高脂血症患病率为 28.0%。

随着经济的发展，生活方式，尤其是饮食方式的改变正在悄悄地侵蚀着巴马的荣誉。巴马正在从健康长寿往不健康长寿发展。实际上现在巴马的预期寿命仅为 76 岁，和全国平均预期寿命持平，远低于排在前三位的香港（84 岁）、上海（83 岁）和北京（82 岁）。

巴马式转变已经在另一个世界级长寿地区——日本冲绳发生过。1949—1972 年，随着经济的发展，冲绳人的饮食和体力劳动模式发生了巨大改变，越来越西化。随之而来的是亚健康的增加以及带病生存人口的上升。

如何健康地长寿

因此，我们需要学习的，是巴马式转变发生以前，世界各个长寿地区生活方式的共同特点。

《蓝色地带》一书的作者分析了三个世界长寿地区，即日本冲绳、意大利纳蒂尼亚和美国洛马林达居民的生活方式，并总结出以下共同特点：

（1）素食；

（2）食用豆类；

（3）定期低强度运动；

（4）不吸烟；

（5）良好的家庭和社会关系。

素食或基本素食这一点在全球各个长寿地区的特点中出奇地一致。

1991 年以前，巴马百岁老人的饮食特点是"四低一高"：低盐、低糖、低脂肪、低动物蛋白，高纤维。他们吃的是自己种的无污染蔬菜和粗粮，主食是玉米、大米，并配以野菜、红薯等。

冲绳曾经是日本最长寿的地区。有人说，冲绳人吃很多鱼，所以长寿。但是 1949 年的调查结果指出，当地人 98% 是素食者，鱼类摄入人均每天只有 15 克，还不及日本其他地区的 1/4。

巴基斯坦的罕萨是另一个世界知名的长寿地区。罕萨饮食基本是生的植物性食物，包括水果、坚果、种子和一点点酸奶。

对美国洛马林达地区 10 万居民的跟踪调查显示，素食者在当地的比例很高。素食者的男性平均寿命为 87 岁，比非素食者的男性平均寿命高 11 岁；而素食者的女性平均寿命为 89 岁，比非素食者的女性平均寿命高 9 岁。

长寿的饮食秘密是素食。这一点也在最近发表的大规模荟萃研究中被证实。

对长寿的欲求驱使全国各地的学者、病人和退休人员来到巴马，希望获得巴马人的长寿密码。不同的研究得出各种各样的结论，涉及的领域从巴马的水、空气、微量元素到地磁、负离子、远红外线等。为了长寿，人们煞费苦心，可是很少人关注饮食。或许人们总是选择忽略关于纠正自己坏习惯的消息吧！

当然，长寿是多因素的，心态、起居、运动、遗传等因素都很重要。但是饮食是重中之重，因为"You are what you eat！"。（"人如其食！"这句西方谚语指饮食可反映一个人的性格与生活环境。）

"病从口入。"我们老祖宗这句话在当前这个舌尖上的社会更值得我们每一个人深入思考。

11.4 生机饮食能够帮助我恢复健康吗？

生机饮食近年来在国内外悄然传播。不少践行者表示生机饮食让他们的身体很获益。但是也有朋友表示食生带来不适。关于生机饮食的研究实在太有限了。本文试图挖掘生机饮食的理由和证据，并温馨提示：选择生食要谨慎。

什么是生食

生机饮食在全植物饮食的基础上，又加了食生和有机两个条件。其本意是吃有生命力的食物，简称生食。

典型生食者的菜单包括：所有水果、蔬菜、芽苗、坚果、种子、海菜和其他未加工的有机食物。因为不可以烹饪或加热，浸泡和生芽是生食者特殊的食物制备方法。

关于生食者应该怎么吃，没有统一的意见。但是在生食金字塔里，新鲜蔬菜和水果要占 60% 以上。然后依次是芽苗类，脱水、发酵食物，坚果种子类、藻类、麦草、香料等。

一些生食者在一段时间会选择以某一类较单一的食物为主，比如，瓜果、芽苗或蔬果汁。

理论上，生食比起素食更不容易满足人体的营养需求。但是对完全食生的"超级铁人"（完成3倍量的铁人三项项目，11.4公里游泳、540公里自行车、125公里跑步）运动员的研究发现，即使是极限强度的运动，全植物生食也可能满足营养需求。

毕竟80万~100万年的用火历史在人类450万年的进化过程中，仅仅是较短的时间。烹饪的历史更要短得多。我国一项考古研究发现，直到六七千年前，我们的祖先仍然主要以水果和坚果为食。人的生理结构和我们生食的灵长类近亲几乎没有什么差异。

生食者给食物的分类

生食的理由很多。我们先看一些关于生食的观点。

生食者把食物分为：毁灭性、退化性、惰性、活性和再生性食物。对人体的作用依次变好。

毁灭性的食物破坏身体的器官和细胞，使身体失去自愈的能力。这些食物是有毒的。通常这样的食物包含化学成分、防腐剂、合成成分、人工色素和人工调味剂。用铝锅烹饪过的食物和用激素饲养的动物制品也属于此类。

退化性食物的破坏性是逐步显现的。它们会使身体变弱，最终造成疾病。这类食物包括肉类、烹饪过熟和包装的食物、过期和腐烂的食物、罐装食物、含无机物质的食物、加工食品、用油烹饪过的食物、冷冻时间太长的食物、匀浆和工业化处理过的奶制品、含未知或未标示物质的食物等。

惰性食物需要时间和能量消化，留给身体的营养非常少。这些食物可能稍微能帮助维持生命。这一类食物包括烹饪过的水果、蔬菜、谷类、豆类，冷冻食物，高温干燥的食物。

活力食物含有很多关键的营养，可以使身体机能处于最佳状态。这些食物可以构建和维持身体的正常机能。它们包括鲜活有机的食物、全食物、高氨基酸食物、高活性酶的食物、低温干燥的食物。

最强大的食物是再生食物。这类食物可以帮助修复机体，促进长寿和疗愈。这类食物包括芽苗和叶绿素丰富的食物，新鲜、野生和手摘的食物等。

肠道菌群

烹饪可以改变食物表面的菌群特性。

酵素圈的好友兰贞帮我做过一个实验。把一头白菜分成两半，一半烫熟，一半洗净，然后分别用同样的方法制作环保酵素。结果生的那一半做成了酵素，烫熟的那一半坏掉了。

你可能会说，当然是这样了！熟的白菜没有生命力了，酶死了，细菌死了……

酶的事这里不讨论，这项实验至少说明蔬菜材料上的细菌或其他活性成分对于酵素的形成是必要的。来自红糖、水或环境里的其他细菌不足以提供制备环保酵素所需要的有益菌。

同样的情况也可能发生在我们的肠道里。研究发现，相当一部分生鲜蔬果所含的细菌可以在通过胃液和肠液之后保存活性。生食蔬果可以显著地改变粪便的菌群结构。

水知道答案

水分子不是以简单的 HO 的结构存在的。水分子之间可以通过氢键构造出超分子结构。这种结构可以由成百上千个水分子构成。

理论上相对稳定的势能状态可以发生于很多种（或者无数种）有序的水分子构象。环境的扰动可能导致这种超分子结构的构象发生变化。因此水可以储存信息，这些信息有好的，也有不好的，就像江本胜博士《水知道答案》里面描述的那样。而加热或烹饪会破坏食物中水的超分子结构，从而丢掉这些信息。如果生鲜蔬果中含有"好的"信息，烹饪的过程可能使之丢失殆尽。

生食营养研究

研究发现，蒸煮可以显著降低某些营养素在食物中的含量，也可能增加另一些营养素的生物利用率，还可以部分灭活农药等有害物质。

烹饪后损失最多的是食物自由基的中和能力，而发芽有时会提高某些抗氧化剂的水平。长期生食者摄入的抗氧化剂水平比普通人高1~2 倍。

豆芽提取物可以提高细胞的生存力，而生豆和熟豆没有这样的作用。根据研究发现，生豆、熟豆、芽豆在神经保护和抗癌能力上各有千秋。

美国希波克拉底健康研究所对于生食 12 周志愿者的调查显示，生食可以显著提高生活质量，尤其是可以改善心理健康和总健康状态。情绪和免疫状态也获得了明显的改善。

生食历史

生食不是现代人的发明。

1947 年出土的《死海古卷》里面记录了公元前一个叫爱色尼人的犹太宗派。这个宗派的饮食传统是以生的素食为核心。其中一卷记录被认为是耶稣基督和他的门徒之间的对话。有一段是这样写的：

"不可以杀人，或动物，或进入你嘴巴的食物。因为如果你吃了活的食物，你会获得活力；如果你杀死你的食物，死的食物也会杀死你。因为生命只能从生命而来，从死亡只能得到死亡……因此，不要吃被火烧、冰冻毁灭的食物。"

有人推测，希腊哲学家毕达哥拉斯曾经到过爱色尼人聚居的地区，并带回了素食和生食的理念。这些理念影响了苏格拉底和柏拉图，并被现代医学之父希波克拉底继承。

现在美国的希波克拉底健康研究所就是基于这种理念建立起来的。

身为语言学家的埃德蒙·波尔多·塞凯伊（Edmond Bordeaux Szekely）博士在读研究生的时候，发现并翻译了《爱色尼人和平福音》（*The Essene Gospel of Peace*）。塞凯伊也是一位生食美食家和素食主义者。

根据其中的生食原则，塞凯伊在塔希提岛的一个部落治好了很多麻风病人，之后他到墨西哥开了一个健康诊所。在三十多年的时间里，他用这种方法治疗了 12 万多的病人，其中 90% 的病人完全康复，包括很多被认为患有不治之症的病人。

瑞士苏黎世的马克斯·伯彻－贝内（Max Bircher-Benner）医生通过自身试验，自我疗愈了黄疸和无法进食之症，进而发现了生食的力量。

后来他有个病人不能消化任何食物，包括煮熟的食物，直至病人的身体慢慢被消耗殆尽。伯彻－贝内医生发现生活于公元前 500 年的毕达哥拉斯曾经用生食治愈过消化不良的病人。于是，他对这位病人使用了毕达哥拉斯的方法，病人随后痊愈。

于是伯彻 – 贝内医师开始研究生食疗法，他发现不管疾病多严重，生食都是一种非常有效的疗愈方法。他于 1897 年成立伯彻 – 贝内诊所，该诊所是世界最受尊敬的疗愈中心之一。

其他著名的当代生食者包括：创建巴德维疗法的德国化学家约翰娜·巴德维（Johanna Budwig），创建生命之树禅修中心的加布里埃尔·卡曾斯（Gabriel Cousens）博士，以及创建葛森疗法和生命绿洲疗愈中心的马克斯·葛森（Max Gerson）等。

抗营养素

为了保护自身的生存，自然界的植物会合成一些植物化学物质，以对抗病毒、虫害，防止动物过多或在未成熟时采食。这些物质在一定条件下可能抑制某些营养素的吸收，造成肠道不适甚至肠漏，统称"抗营养素"。

抗营养素主要存在于种子类食物和某些蔬菜中，包括植物凝集素、草酸、植酸及单宁等。生食者受抗营养素的影响更大。

植物凝集素主要存在于豆类、谷类以及茄科食物中，如果未经处理，摄入大量植物凝集素可能会导致肠漏和其他消化道症状。煮熟可以非常有效地去除植物凝集素。生食者应该避免这些食物。

草酸的主要来源是十字花科的食物，如菠菜、羽衣甘蓝、西蓝花等。摄入过多草酸会抑制钙的吸收，吸收过量草酸可能升高患肾结石的风险。值得庆幸的是，浸泡、发酵、发芽，以及健康的肠道菌群和益生菌，可以破坏绝大部分草酸，因此健康全植物饮食和生食者一般不需要过度担心。反而，不健康的饮食习惯不仅会促进酸性内环境，还会增加草酸吸收，升高患肾结石的风险。

植酸主要存在于种子类食物的皮壳中，全谷物、坚果和豆类含有较多的植酸。植酸可以螯合二价阳离子，如锌离子、钙离子等，抑制这些营养素的吸收。浸泡、发酵以及发芽可以显著降低植酸含量40%~90%，但是烹饪不能破坏植酸，因此植酸不可能完全避免。素食者可以通过蔬果和豆谷分开吃的方法，降低植酸对于矿物质营养吸收的影响。生食者要控制坚果的摄入量。但是另一方面，植酸对健康有很多益处，包括减少自由基，抑制癌细胞，抑制草酸钙肾结石的形成，等等。

不成熟的水果含较多的单宁。单宁可以抑制消化酶的功能，因此我们应该尽量摄入自然成熟的水果。

其他潜在的抗营养素，如麸质、氰化物、硫氰酸盐等已经在其他章节讨论。

总而言之，以下方法可以帮助减少抗营养素可能造成的危害：浸泡、发酵、发芽、烹饪。如果你在摄入某些食物后出现消化系统的症状，请根据自己的情况调节饮食。

因为生的豆类和谷类含有胰蛋白酶抑制因子、植物凝集素和植酸等抗营养素，以及单宁、皂素等刺激消化道黏膜的物质，所以谷豆类不宜生食。发芽的过程可能去除其中的一部分，但不是全部，所以也要控制进食芽类食物的量。

食物的寒凉问题

生食，乃至素食最常遇到的争议之一是食物的寒凉问题。

根据我个人的理解，寒热是身体的功能状态。而食物的寒热特性指的是它们被摄入后对身体功能状态的影响。温热的食物增强血液和能量的流动；相反，寒凉的食物减弱血液和能量的流动。

食物温热，可能是因为其促进血管扩张，或者增强心肺功能；食物寒凉，可能是因为它们含有收缩血管的植物碱，或者其物理状态（温度等）促进血管收缩，或者长期摄入导致血管堵塞。所以，某些短期被认为温热的动物制品，长期摄入的效果可能是寒凉的。

一般的植物性食物更接近于平性。可以考虑避免苦瓜、冬笋、莲藕等较为寒凉的食物，选择平性或温热的素食。

尽量选择有机、自然农耕生产的食物，因为这些食物在生长过程中吸收了更多阳光和好的环境能量，同时被有害物质污染得较少。

需要的话，可以加热一下。比如，蔬果昔加热到 40 ℃ 再喝，对营养成分不会造成很大破坏，但是更容易被身体接受。

运动、晒太阳、合理睡眠、艾灸等能促进能量和血液流通，都是升阳气的。我们可以看到天性好动的猴子、猩猩没有四季调温的住所，却能够整天吃生冷的水果，而不觉得寒凉。

善升阳，喜升阳。保持肯定、正能量的心态，胸怀坦荡，做利他之事，而不是疑神疑鬼，背后算计，对于阴阳的平衡也很重要。

福州中医院的张丽芬医师告诉我，她吃素前属于寒凉体质，一吃蔬菜水果就不舒服，甚至腹泻。可是接触到素食，后来生食以后，她发现身体在逐步变化，对于以前觉得寒凉的食物不再排斥了，而且身体感觉更好了。她的秘诀之一是多咀嚼。

"毒物兴奋效应"认为，当我们对身体做有限的刺激，使之暂时离开平衡状态时，身体会对刺激做出反应，恢复到平衡状态。当我们反复训练自己，我们的身体对不平衡状态的适应能力就会增强，直至养成更强的适应力和自愈力。

当然，最重要的还是观察身体的反应。如果吃了后感觉不好，就需要调整吃的方式，或选择更适合自己的食物或烹饪方式。

生食的注意事项

以蔬菜和水果为主的生食，有低热量、低蛋白、电解质平衡等特点。

一个橙子大约含 62 千卡热量。如果完全以橙子为食，我们一天需要吃 35 个橙子以获得 2000 千卡。蔬菜的热量更低。一个约 500 克的苹果含有 0.6 克蛋白质，如果完全以苹果为食，我们一天要吃 80 个苹果才能达到 50 克的膳食标准。因此生食要配合一些香蕉、牛油果、坚果和其他种子类等高热量食物，以保证热量和蛋白质的供应。

我本人进行过一年半 70%~80% 的生食。我当时的食谱主要是加了亚麻籽的蔬果昔和水果干。我发现，生食的那段时间几乎不需要吃盐，也很少感觉渴。这可能因为生食的电解质是天然平衡的。

一些人担心未烹饪的食物中可能存在寄生虫卵。这种担心有道理，但不用过度担心，因为可以在人体内繁殖的寄生虫只能来自动物。由于物种的区别，寄生在植物上的虫在人体内不可能生长。

但是如果蔬果在种植或制备的过程中被动物的成分污染，寄生虫卵在人体内繁殖的风险就会增加。所以，要仔细了解蔬菜种植过程中是否使用过未灭活粪便，以及荤餐厅是否把素的凉菜和荤食分开准备。

和素食一样，生食也需要注意维生素 B_{12}、$\omega-3$ 脂肪酸和维生素 D 等营养素的补充。另外，要想给身体补充维生素也要晒够太阳。我建议，生食不需要做到 100%，根据自己的感觉，循序渐进，尽量增加生食比例就好。并不是每个人都适合吃生食。

这就好比一盆炭火，在火力旺的时候，加一些水不会对火焰产生影响，反而可能使之烧得更旺；相反如果火力很弱，一点水就可能把它扑灭。

说了这么多，你的计划是什么？

查阅参考文献，请扫二维码

非药而愈公众号

图书在版编目（CIP）数据

非药而愈：吃出健康的秘密 / 徐嘉著 . -- 长沙：湖南科学技术出版社，2023.6
ISBN 978-7-5710-2244-0

Ⅰ . ①非… Ⅱ . ①徐… Ⅲ . ①全素膳食－食物养生
Ⅳ . ① R247.1

中国国家版本馆 CIP 数据核字（2023）第 086657 号

上架建议：健康生活

FEIYAO ER YU: CHICHU JIANKANG DE MIMI
非药而愈：吃出健康的秘密

著　　　者：徐　嘉
出　版　人：潘晓山
责任编辑：刘　竞
监　　　制：邢越超
策划编辑：李齐章　李美怡
特约编辑：彭诗雨
营销支持：李美怡　文刀刀　周　茜
封面设计：主语设计
版式设计：梁秋晨
封面插图：视觉中国
内文排版：百朗文化
出　　　版：湖南科学技术出版社
　　　　　　（湖南省长沙市芙蓉中路 416 号　邮编：410008）
网　　　址：www.hnstp.com
印　　　刷：三河市天润建兴印务有限公司
经　　　销：新华书店
开　　　本：680 mm×955 mm　1/16
字　　　数：289 千字
印　　　张：21
版　　　次：2023 年 6 月第 1 版
印　　　次：2023 年 6 月第 1 次印刷
书　　　号：ISBN 978-7-5710-2244-0
定　　　价：59.80 元

若有质量问题，请致电质量监督电话：010-59096394
团购电话：010-59320018